U0121566

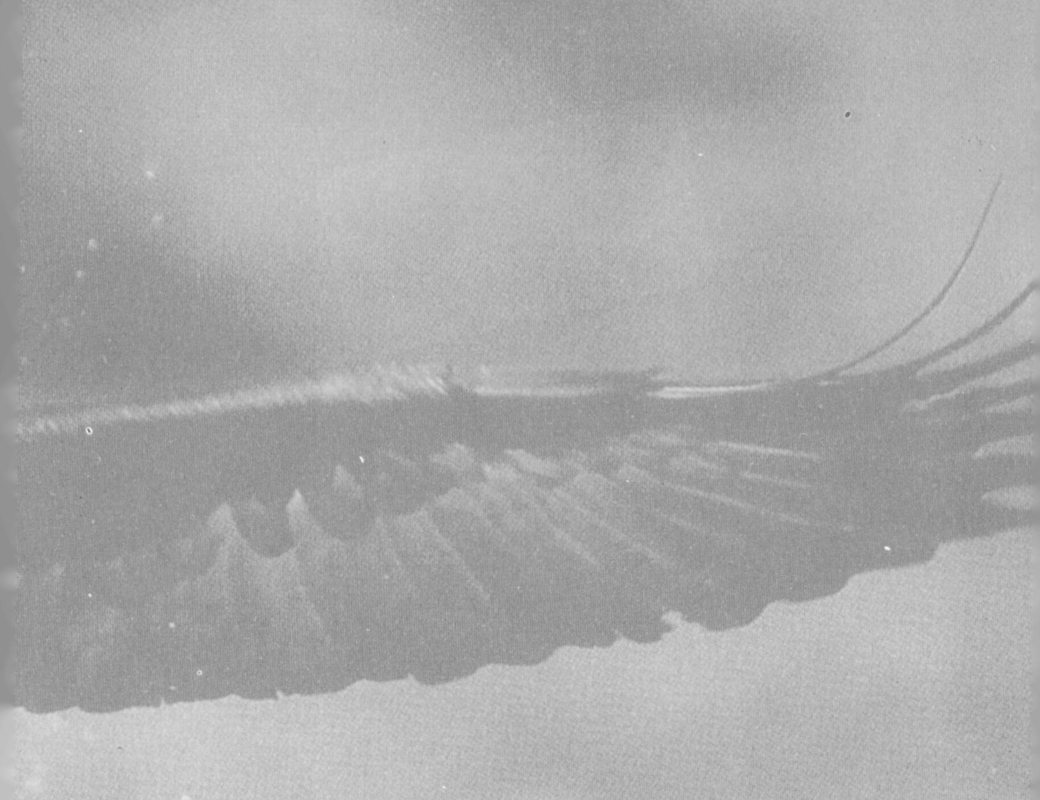

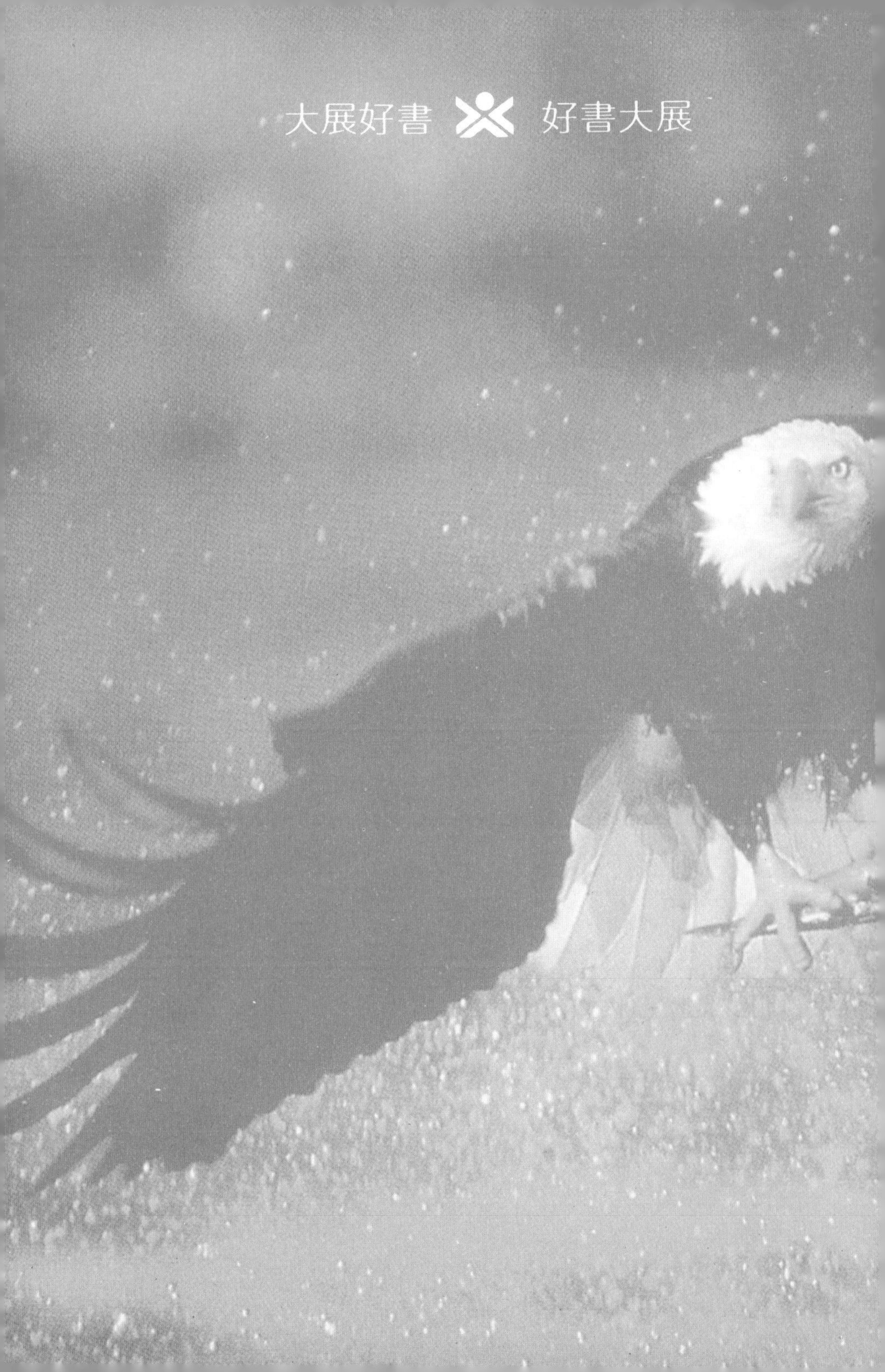
大展好書 好書大展

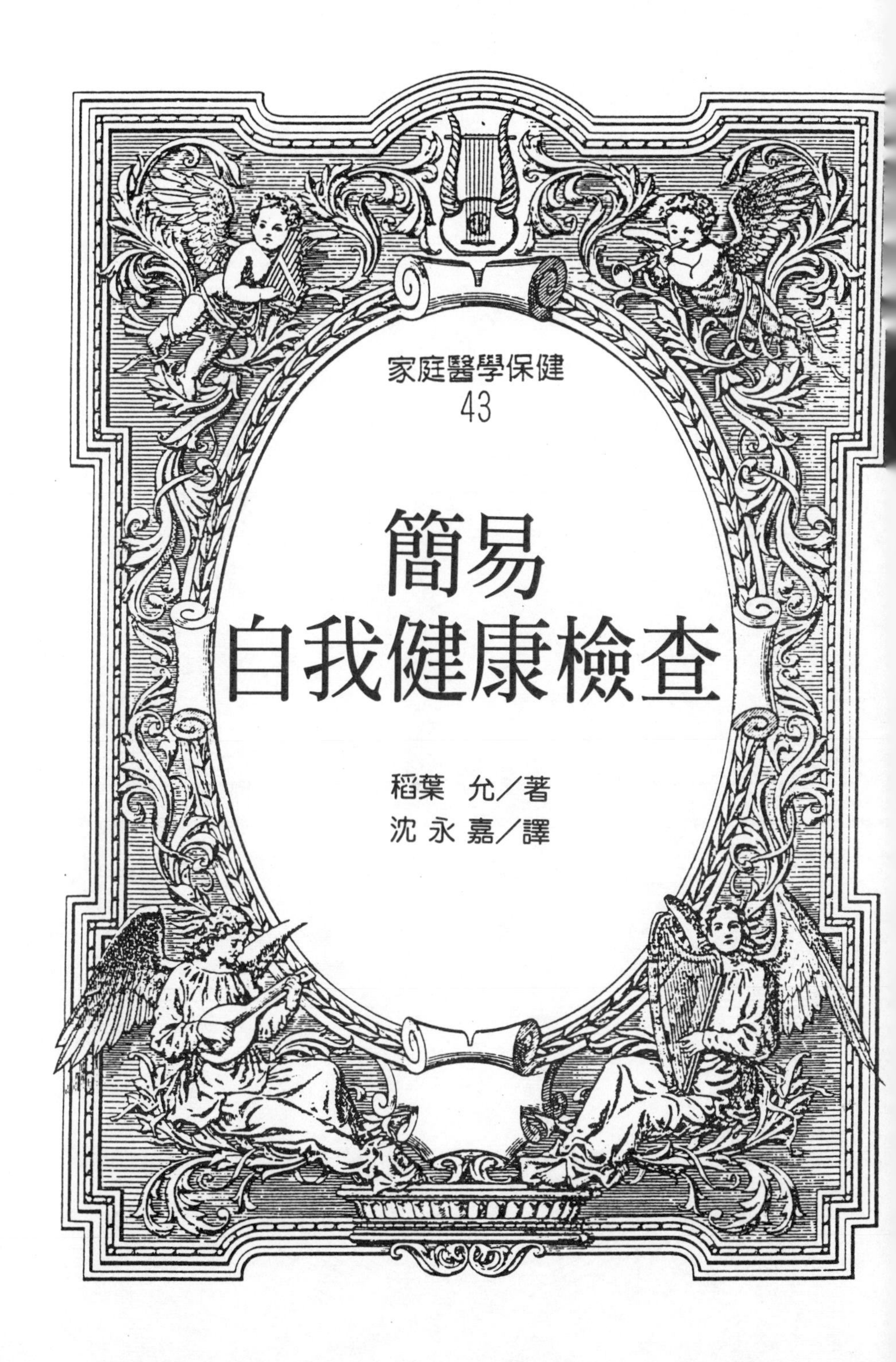

家庭醫學保健

43

簡易
自我健康檢查

稻葉 允／著

沈永嘉／譯

就醫前先讀讀看 ——代替前言

名校約翰・霍布金醫科大學的創立者奧司朗博士送給那些即將懸壺濟世的學生這麼一句話：

「仔細傾聽患者，他們告訴你病名為何。」

不論是多麼優秀的名醫，都不是在患者之前，「默默地坐著卜卦」即可十猜九中病患的毛病所在，所以身為一名醫生，首先必須要問「怎麼啦？」以及有無自覺的症狀。問診是檢查時非常重要的一環，而患者也會依序告訴醫生他所擔心的症狀，這些就成了醫生在判斷病名時的首要線索。

此外，自覺症狀也是患者判讀自己身體真的有了毛病，或是自己太過神經質，還是太過疲勞才發病的「身體唯一信號」，具有重要含義。因此，奧司朗博士才會向年輕的醫生強調「自覺症狀的問診」是診斷時的基本步驟，同時也是最重要的一個環節。

但是事實真的如此嗎？我雖然無意提及日本醫療制度的重重問題，可是對於三分鐘的診察實在是看不過去，尤其是愈有名的教學醫院愈有「等三個小時卻只看了三分鐘」的例子。

「……」（至少也要問你怎麼啦？或打個招呼）

「我胃痛。」

「好，躺下。」

「最近很忙？會不會是胃潰瘍啊？」

「彎起膝蓋，你去預約喝鋇。下一位。」

這哪是問診啊！至少也要詢問一下是從何時開始的？痛法如何？哪裡會痛？如果不問清楚，怎麼算是問診呢？

一般而言，醫生對初診的患者必須先進行①問診②視診③觸診④打診⑤聽診，接著再有計畫地⑥血液檢查、尿液檢查與檢體檢查，以及⑦血壓、內視鏡、X光、心電圖及MRI（斷層掃描）等全身檢驗，因為醫生的任務就是廣泛地收集資訊，以便達成正確診斷疾病的使命。

但是對患者問診所打聽到的自覺症狀，只能獲取部分的診斷必須資訊量，即使是占卜師或名偵探，也無法僅從這些症狀就找出病名。此外，如果光從症狀就診斷是得了「胃潰瘍」，萬一其實是急性胰炎；那就太危險了。可能就是因為如此，愈是年輕的醫生愈會省略問診，而傾向於立刻依賴檢查。

尤有甚者，許多患者都會有摀著胸口喊「胃痛」的錯誤，可是胃的位置是在肚臍四周，但是心窩卻是腹部各種神經的集中處，所以除了胰炎之外，膽石症、盲腸炎或腸炎也都是有可能的毛病。因此，假如患者有「心窩在兩天前開始有刺痛感，而且又發燒到將近三十八度」的症狀那還有話說，可是立刻判斷為「胃潰瘍」就太大膽了。

所以，在就醫之前必須先學會找到高明的醫生，並且確實學會能夠「在三分鐘之內將所有的自覺症狀都告知醫生的表達能力」，然後在事前稍微預演一遍即可。也就是說患者不需要將自己訓練為刺探自己疾病的名偵探，而是儘可能地成為一名能夠「在短時間內向醫生提供更多資訊」的情報提供者。

即使是再小的自覺症狀也都不可以忽略，歐美人士非常注意在如廁時的「Nature calls me（自然在呼喚著我）」的表現，就算只是一點點的疲勞或頭痛的輕微症狀，也都是叫做自然的身體在呼喚我「不要太過勉強」的證明，倘若對這些信號置之不理，結果只會走向現在流行的過勞死之路。

日本醫療的問題就出在醫生太忙，忙得沒有時間「傾聽」患者的訴苦，而且很多患者又拙於「說話」，若是不多聽幾次也得不到要領的例子可謂俯拾皆是。

現在只要利用本書的圖表，就可以在最短的時間內將所有的症狀都告訴醫生。

可是不論圖表再如何詳盡，也只能達到向醫生訴說症狀的標準而已，絕對不可以單靠它就做最終的判斷。縱然在你按圖索驥後發現是癌症，但是也只不過是有此可能性而已，萬萬不可為了這個檢查結果而苦惱不已，務必要與醫生商談一下。

圖表式自覺症狀的檢查方法

①**圖示症狀的開始使用法**　首先聆聽自己的身體，從最擔心的症狀及身體有變化的部位開始著手，例如感冒既符合「頭痛」（十八頁），也有「發燒」（二十八頁）的症狀，像這種重疊了數種情況時，就必須核對數個圖表。

②**觀察可疑的症狀**　書中所記載的病名（包括總稱、症狀在內）終究只是一個標準而已，受檢者本人還是得留意疾病的程度及傾向等參考資料，至於正確的診斷仍然需要親赴專科醫院，經過醫生綜合的診斷、檢查後才能夠下判斷。

③**緊急程度標示的看法**　說明中都附有×的標示，×表示為了慎重起見，最好儘早就診，××表示明天就得走一躺醫院，×××表示必須立刻就醫治療。雖然×的類別有三種，不過有的病症會有急速地變化，所以也要配合狀況進行適當的應對。

④**其他的注意事項**　檢查圖表內的□表示可先按其指示做立即的處理。一般而言，雖然是相同的疾病，但是老年人有不併發疼痛的傾向，由此可知，

症狀的呈現方式及強弱等都有年齡差異與個人差異。

⑤其他的注意重點　許多嚴重的病症根本沒有自覺症狀，千萬不要自作聰明地下結論，一有疑問就委託專科醫院為你處置。

⑥就診科別的判斷　有些疾病會橫跨兩個科別以上，在此只記載單一科別的毛病，不過像是胃潰瘍容易被誤診是左肩痛，而狹心症則易被誤判為牙痛，就診時務必小心分辨。

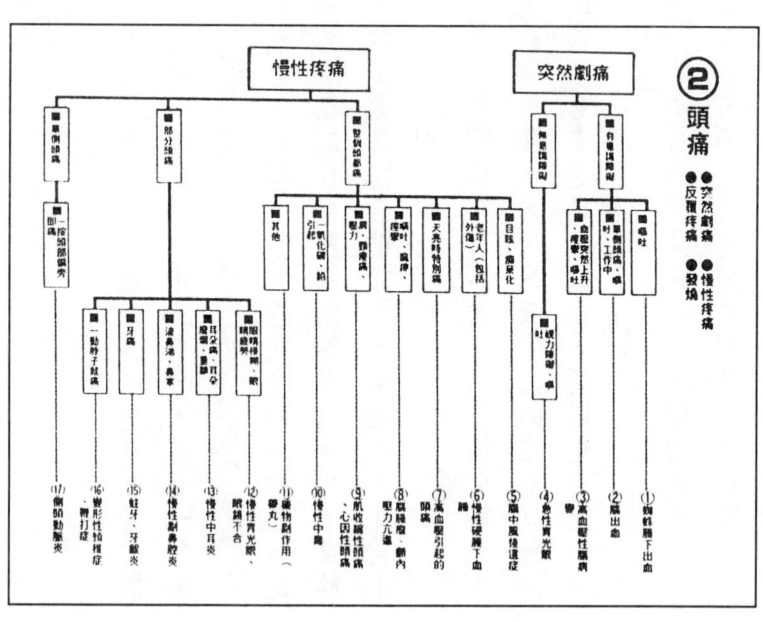

目錄

第三章　判讀「身體的異常」

●外科、皮膚科、眼科、耳鼻喉科、泌尿科

第四章　判讀「女性與小孩」

●婦產科、小兒科

第一章 判讀「心情不好」

■內科A

①疲勞、倦怠

●疲勞持續一週以上

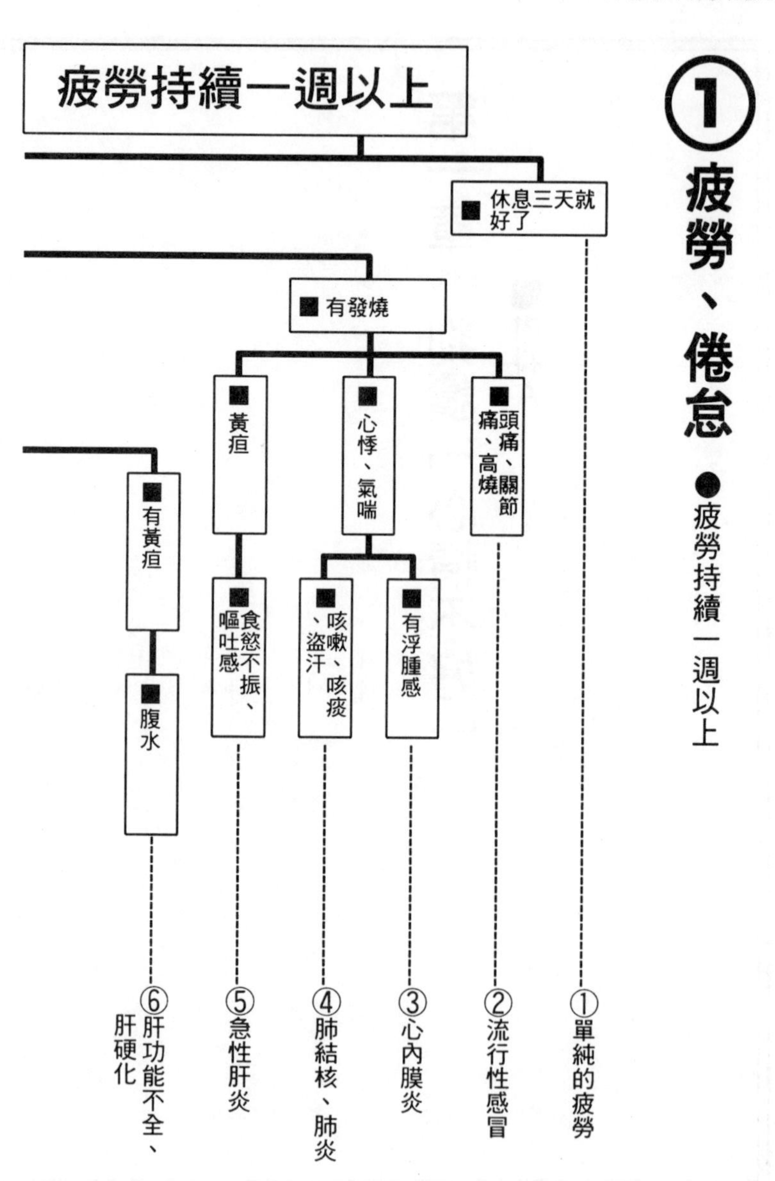

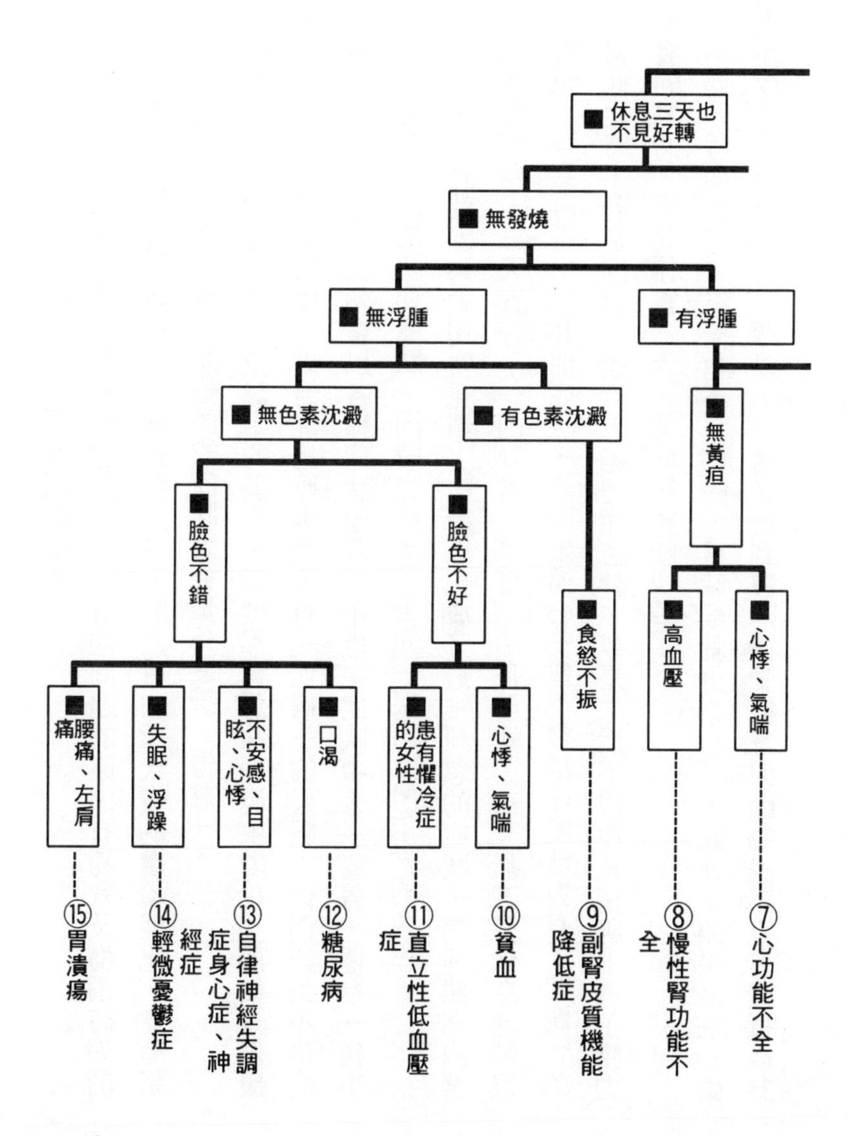
■休息三天也不見好轉
■無發燒
■無浮腫
■有浮腫
■無色素沈澱
■有色素沈澱
■無黃疸
■臉色不錯
■臉色不好
■食慾不振
■高血壓
■心悸、氣喘
■腰痛、左肩痛
■失眠、浮躁
■不安感、目眩、心悸
■口渴
■患有懼冷症的女性
■心悸、氣喘
⑮胃潰瘍
⑭輕微憂鬱症
⑬自律神經失調症身心症、神經症
⑫糖尿病
⑪直立性低血壓症
⑩貧血
⑨副腎皮質機能降低症
⑧慢性腎功能不全
⑦心功能不全

「這一陣子總是持續疲勞，提不起幹勁！」

最近有這些自覺症狀的人愈來愈多，發生這些問題的原因有初秋及梅雨時節的季節轉換，以及好發於新生、社會新鮮人身上的九月病所代表的環境變化，會有這類毛病的人可謂不勝枚舉，而他們的症狀大多是「疲勞、倦怠」。

在季節轉換之時，由於空氣中的濕度、溫度都會急速地發生變化，即使是健康的人可能也難以適應環境，更何況是原本就藏有「疾病」的人呢！他們如果不生病才真是怪事。身體的失調會以各種症狀出現，在這些症狀中，「疲勞、倦怠」幾乎可以說是所有毛病的初期症狀，同時也扮演著告知「疾病上門了」的角色。

但是，或許就因為太司空見慣了，所以也成了最被疏忽的症狀，嘴裡雖然掛著「大概休息個兩、三天就好了」的計畫，事實上卻是連兩、三天都不肯休息地輕視這項警訊，等到再產生了其他症狀，才開始擔心「會不會是什麼地方有了問題」？

當此之時，若是因日常生活太過埋頭苦幹，或是生活不規律及精神上有了壓力才引發的毛病，只要休養三天，就能夠解除疲勞了。

不過，假如休息了三天也不見好轉，這時候就得小心了。此外，如果是在不斷地工作後導致疲勞持續一週以上，務必要到醫院接受檢查，因為說不定有最近成為熱門話題的「過勞死」，或是初春多見的「急性肝炎」等重大疾病潛伏在背後的可能性。倘若再有發燒、浮腫或黃疸（萬一尿色變黃時就要注意）等症狀，就更有走一躺醫院進行診斷的必要。

從圖表看出的可疑病症

1.可以簡單治好的單純的疲勞，只要充分地休養，並且多多攝取營養，做一些輕微的運動即可。 □無病

2.**流行性感冒** 發高燒超過三十八度以上，全身疲倦及關節痛是此病的特徵，有時還會產生肺炎及心肌炎等併發症。 ×內科

3.**心內膜炎** 以風溼熱及感染為發病原因，是覆蓋在心臟內側的心內膜發炎的一種疾病。 ×循環系統內科

4.**肺結核、肺炎、慢性支氣管炎** 肺結核的特徵是咳嗽、咳痰、微燒及全身疲勞，是一種感染了結核菌的肺部疾病，最近有增加的傾向。 ××內科

5.**急性肝炎** 這是受到肝炎病毒感染而使肝臟發炎的疾病，A型是感染了糞便中的病毒，B型及C型則以性行為及血液製劑為感染途徑。 ×××內科

6.肝功能不全、肝硬化 這是肝細胞壞死而導致肝臟機能降低的狀態，初期只有疲勞感，所以一般人大多不會發現，通常要到惡化後有了黃疸、腹水等現象時才會感覺身體出了問題。 ×××內科

7.心功能不全 這是心臟功能降低，使得血液難以送達全身的狀態，如果有心肌梗塞、瓣膜症及疲勞等因素，亦會引起心功能不全，若是有嗽咳、或許也有肺水腫的可能。 ×××內科

8.慢性腎功能不全 腎功能一旦開始減退，首先就會出現缺尿、浮腫的症狀，等到惡化後還會併發尿毒症，可能必須洗腎。 ××內科

9.副腎皮質機能降低症 有時還會併發低血壓、失眠等毛病。 ××內科

10.貧血 這是血液中紅血球的數量減少的病態。貧血症狀的範圍很大，包括手部指甲變形、微燒、臉色蒼白、目眩、心悸、氣喘、頭痛及昏昏慾睡等。 ×內科

11.直立性低血壓症 這是在站立時血壓降低而引發頭暈目眩的毛病，有時候會成為性無能及性冷感的原因。 ×內科

12.糖尿病 這是因為胰島素、荷爾蒙的不足而無法將血糖代謝為能量，致使血糖太高而引發了併發症（腎功能不全、神經炎、心肌梗塞、腦梗塞及失明等）的疾病

。　××內科

13. 自律神經失調症、身心症、神經症　這三種病症很難區別，但是不管為何種，都屬於調節呼吸及血壓的神經系統的異常病態。　××內科

14. 輕微憂鬱症　原因不詳，如果憂鬱的狀態持續兩週以上，又找不出其他神經系統的問題，有時候可能會被判定是輕微憂鬱症。　×精神科

15. 胃潰瘍　這是因為壓力而造成胃壁糜爛（潰瘍）的疾病。初期大多不會有自覺，必須等到惡化後才會有空腹時腹痛、胃悶及打嗝的症狀。從這個角度來看，腰痛、左肩痛的毛病可以算是較為初期的珍貴危險信號。　×內科

②頭痛

●突然劇痛 ●反覆疼痛

●慢性疼痛 ●發燒

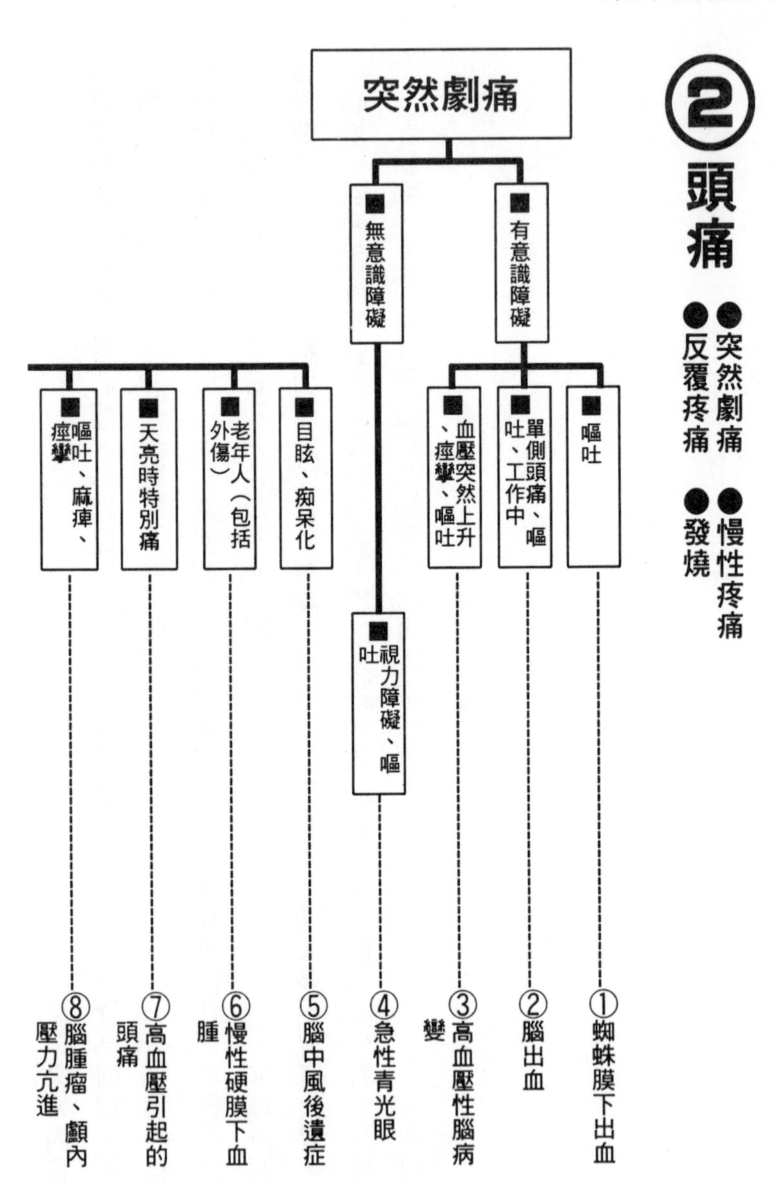

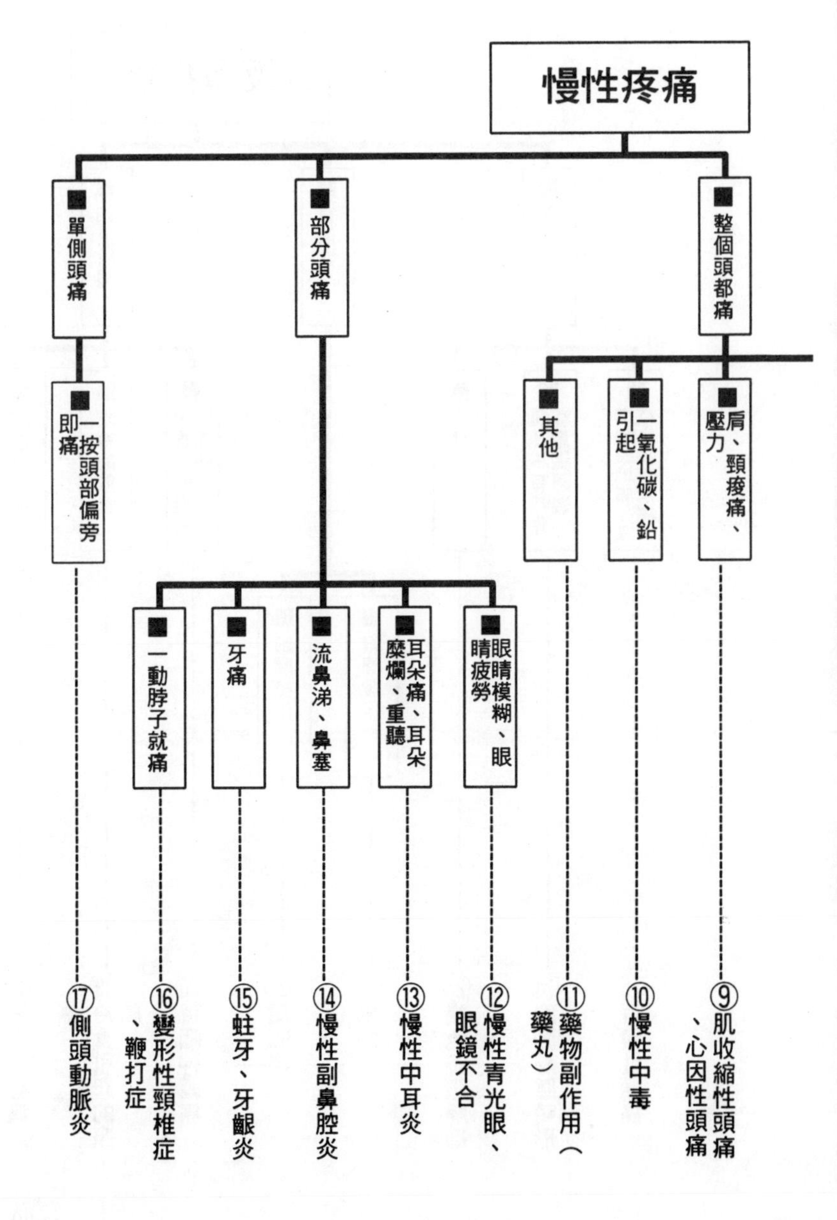
慢性疼痛
單側頭痛
部分頭痛
整個頭都痛
一按頭部偏旁即痛
其他
一氧化碳、鉛引起
肩、頸痠痛、壓力
一動脖子就痛
牙痛
流鼻涕、鼻塞
耳朵痛、耳朵糜爛、重聽
眼睛模糊、眼睛疲勞
⑰側頭動脈炎
⑯變形性頸椎症、鞭打症
⑮蛀牙、牙齦炎
⑭慢性副鼻腔炎
⑬慢性中耳炎
⑫慢性青光眼、眼鏡不合
⑪藥物副作用（藥丸）
⑩慢性中毒
⑨肌收縮性頭痛、心因性頭痛

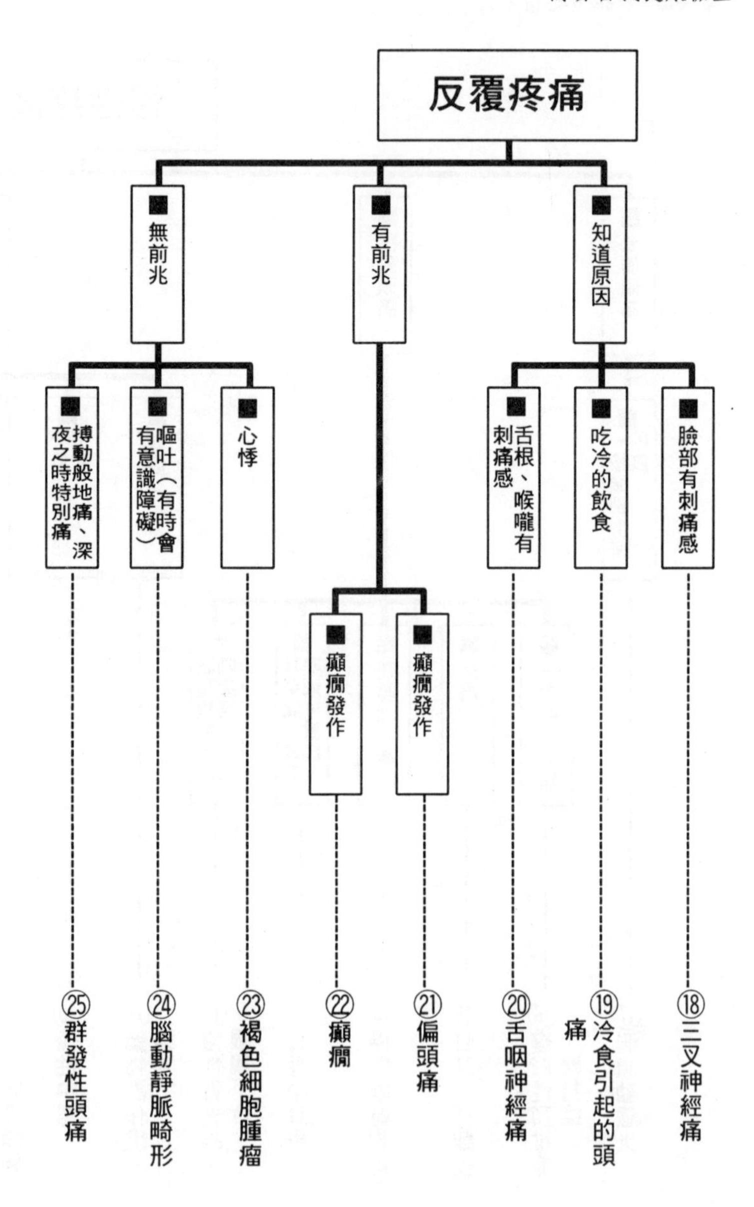
反覆疼痛
無前兆
有前兆
知道原因
搏動般地痛、深夜之時特別痛
嘔吐（有時會有意識障礙）
心悸
癲癇發作
癲癇發作
舌根、喉嚨有刺痛感
吃冷的飲食
臉部有刺痛感
㉕群發性頭痛
㉔腦動靜脈畸形
㉓褐色細胞腫瘤
㉒癲癇
㉑偏頭痛
⑳舌咽神經痛
⑲冷食引起的頭痛
⑱三叉神經痛

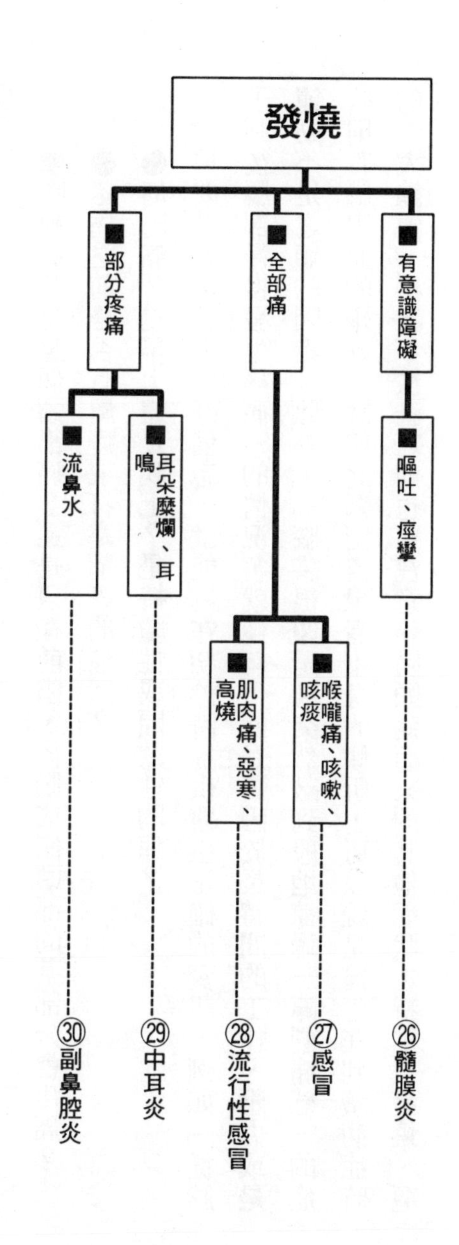
發燒
部分疼痛
全部痛
有意識障礙
流鼻水
耳朵糜爛、耳鳴
肌肉痛、惡寒、高燒
喉嚨痛、咳嗽、咳痰
嘔吐、痙攣
㉚副鼻腔炎
㉙中耳炎
㉘流行性感冒
㉗感冒
㉖髓膜炎

一般所說的頭痛是指顱內的疼痛，亦即頭部的血管及神經等的疼痛使組織受到刺激而引起的感覺。頭痛的原因非常廣泛，從蛀牙以至於腦出血都包括在內，因此在就醫之前必須要先將自覺症狀做某程度的整理。

●何時開始痛？是突發性的還是慢慢產生的？是緊張時會痛還是站起身時會痛？

●怎麼痛的？是敲打般的痛還是陣陣的痛？抑或是絞緊般的痛？是鈍痛還是劇痛？

●哪裡痛？是整個頭都痛？還是只在前頭、後腦或側頭部的某部分會疼痛？

●疼痛之前是否有肩痠或打寒顫等的症狀？

●何時痛？是早上還是晚上？是持續性或間歇性的痛？

只要針對這五項做好備忘，就能夠在初診時提供醫生正確的資訊，例如「從脖子到後腦部慢慢發生疼痛」的情況，就極有可能是肇因於長時間的工作、壓力或是運動不足之類的因素。此外，「腦袋很像是被突然敲到般地掠過一陣劇痛感」的症狀則有腦出血的嫌疑。諸如此類出自患者本身的傾訴，可以說是醫生在判讀病症時的一大線索。再者，檢查之前也要注意伴隨頭痛而來的其他症狀，特別是發燒、嘔吐等現象大多是重病的表徵，務必多加留心。

從圖表看出的可疑病症

1. **蜘蛛膜下出血**　這是腦部血管破裂，在蜘蛛膜下造成出血的狀態，屬於腦中風的一種。特徵是腦部會突然掠過一陣劇痛，務必立即送醫處理。　**×××腦外科**

2. **腦出血**　亦是腦中風的一種，大多是在活動時突然發作的，即使是停止出血，腦部也會因為血塊的壓迫而使組織受到破壞，引發手足麻痺或意識障礙的毛病。此病多見於高血壓患者，有時候也會在排便、排尿時發作。　**×××腦外科**

3. **高血壓性腦病變**　這是血壓急速上升，導致整個腦部都產生浮腫的腦部症狀，有時只要降低血壓，就能夠治好，亦不會留下後遺症。　**×××循環器官內科**

4. **急性青光眼**　這是不再分泌滋潤眼球的房水，導致眼壓急速升高的視覺機能障礙，大多是壓力所引起的，但是卻容易被誤診為眼睛之外的疾病。　**××眼科**

5. **腦中風後遺症**　腦中風中的主要病症有腦梗塞（一種是血管窄化的腦血栓，另一種是被異物阻塞的腦栓塞）、顱內出血（腦出血及蜘蛛膜下出血）等，有時候會引起慢性頭痛或目眩的後遺症。　**×腦外科**

6.慢性硬膜下血腫 腦部被硬膜、蜘蛛膜及軟膜三種膜所覆蓋，慢性硬膜下血腫就是在硬膜與蜘蛛膜間長出血塊的病症。 ×腦外科

7.高血壓引起之頭痛 高血壓（最大值一百六十以上，最小值九十以上）本身不易出現症狀，不過有時候也會併發頭痛、耳鳴的症狀。 ×內科

8.腦腫瘤、顱內壓力亢進 隨著腦腫瘤發生部位的不同，症狀亦會不盡相同，其中較多的症狀是因為腫瘤使顱內壓力升高的頭痛。 ××腦外科

9.肌收縮性頭痛、心因性頭痛 這是被俗稱的肩膀痠痛及壓力所引起的頭痛。 ×內科

10.慢性中毒 這是一氧化碳等物質與血液中的血紅素結合所造成的缺氧的狀態，病症的程度會隨頭痛的強度而增加。 ×內科

11.藥物副作用 肇因於某種降壓劑、心臟病藥及避孕藥等所引起的問題。 ×各科

12.慢性青光眼、眼鏡不合 有時候會伴隨發生眼睛疲勞、視力減退等現象，所以容易被誤以為是老花眼。 ×眼科

13.慢性中耳炎 這是位於鼓膜內側的耳小骨（擔任傳送聲音給腦部之任務的中耳）發炎而產生的疾病，有時不會痛。大多數的病例都有重聽的毛病。 ×耳鼻喉科

14. **慢性副鼻腔炎** 這是俗稱的鼻蓄膿，有的時候會有頭重、注意力不集中的症狀，發病的原因有過敏以及發炎兩種。 **×耳鼻喉科**

15. **蛀牙、牙齦炎** 有時候不經蛀牙的過程就會惡化成牙髓炎、牙根膜炎等，而牙齦炎則是牙齦發炎的毛病，再惡化下去可能會引發牙周炎。 **×牙科**

16. **變形性頸椎症、鞭打症** 這是老化、車禍及操作鍵盤的工作所導致的頸椎變形病症，有時也會肇因於視力障礙、過度疲勞及壓力等問題。 **×整形外科**

17. **側頭痛脈炎** 這是兩側的側頭動脈發炎，進而併發偏頭痛、視力減退等症狀的疾病，除了頭痛之外，還可能會有發燒及食慾不振的現象。 **××腦外科**

18. **三叉神經痛** 這是屬於臉部知覺神經的三叉神經受到病毒等的刺激而掠過劇痛的病症。有時候可能也是由腦腫瘤、帶狀疱疹等的毛病而引發的。 **×神經內科**

19. **冷食引起的頭痛** 這是俗稱的冰淇淋（Ice Cream）病。 **□無病**

20. **舌咽神經痛** 如果舌咽的知覺神經有潰瘍等的發炎或刺激時，舌頭與喉嚨便會產生劇痛，尤其是在吞嚥食物或打噴嚏時更會有發作般地疼痛。 **×神經內科**

21. **偏頭痛** 這是腦部等處的血管在收縮後突然擴張而引發的疼痛，一般的特徵是疼痛只發生在單側，並且陣陣地痛上數小時，有遺傳的傾向。 **×神經內科**

22. 癲癇　這是一種反覆短暫發作，會有意識喪失及抽搐的病態，並且以頭痛、有嘔吐感之類的自律神經症狀為主要毛病。　×神經內科

23. 褐色細胞腫瘤　主要是長在副腎髓質上的腫瘤，而且因為血糖中的脂肪增加，會有頭痛、發汗及高血壓的毛病，惡化後可能會引發心功能不全。　××內科

24. 腦動靜脈畸形　由於動脈與靜脈互相連結，容易引起血流障礙，還會併發痙攣及出血。　××腦外科

25. 群發性頭痛　主要是發生在眼球附近，大多會併發發作般的疼痛，以疲勞過度及飲酒過多的男性較多見，每次持續的時間在二十〜三十分鐘左右。　×神經內科

26. 髓膜炎　這是在腦部的軟膜及蜘蛛膜發炎的病症。一般而言會有劇烈的頭痛、嘔吐等症狀，一旦惡化，脖子就無法轉動，而且會發生意識障礙。　×××內科

27. 感冒　感冒是以病毒感染為發病的原因，主要症狀為鼻塞、咳嗽及打噴嚏，對體力沒有自信的人，最好儘快到醫院接受治療。　×內科

28. 流行性感冒　這是一種在感冒時特別併發高燒、惡寒、腰痛及關節痛的病症，又可再分為A、B、C三型，每年流行的類型不一定。　×內科

29. 中耳炎　發病的原因有時可能是鼻炎、咽頭炎。（參考13）　×耳鼻喉科

30.副鼻腔炎 慢性（鼻蓄膿）時會有頭重感，如果是急性，特徵即為疼痛會轉移（擴大）到側頭部。（參考14）

×耳鼻喉科

「該不該去泌尿科」的十項核對單

- ■臉部、眼瞼、腰部及腳部等處產生浮腫。
- ■多尿、缺尿（少尿）或無尿。
- ■血尿或像有黃疸般地排出深黃色的尿液，抑或是有含膿的尿、濁尿等。
- ■半夜的排尿次數增加。
- ■壓背部的腎臟部分會有痛、刺痛感。
- ■頭痛、目眩及肩膀痠痛。
- ■腎臟有痛感、但是躺下來就不痛了。
- ■有高血壓、貧血。
- ■排尿時會痛，而且還有殘尿感。
- ■尿道搔癢。

以上只是列舉部分的症狀，若是符合其中任何一項，就一定要接受檢查。

③ 發燒

●短期（未滿一週）高燒（38℃以上）
●長期（一週以上）微燒、高燒

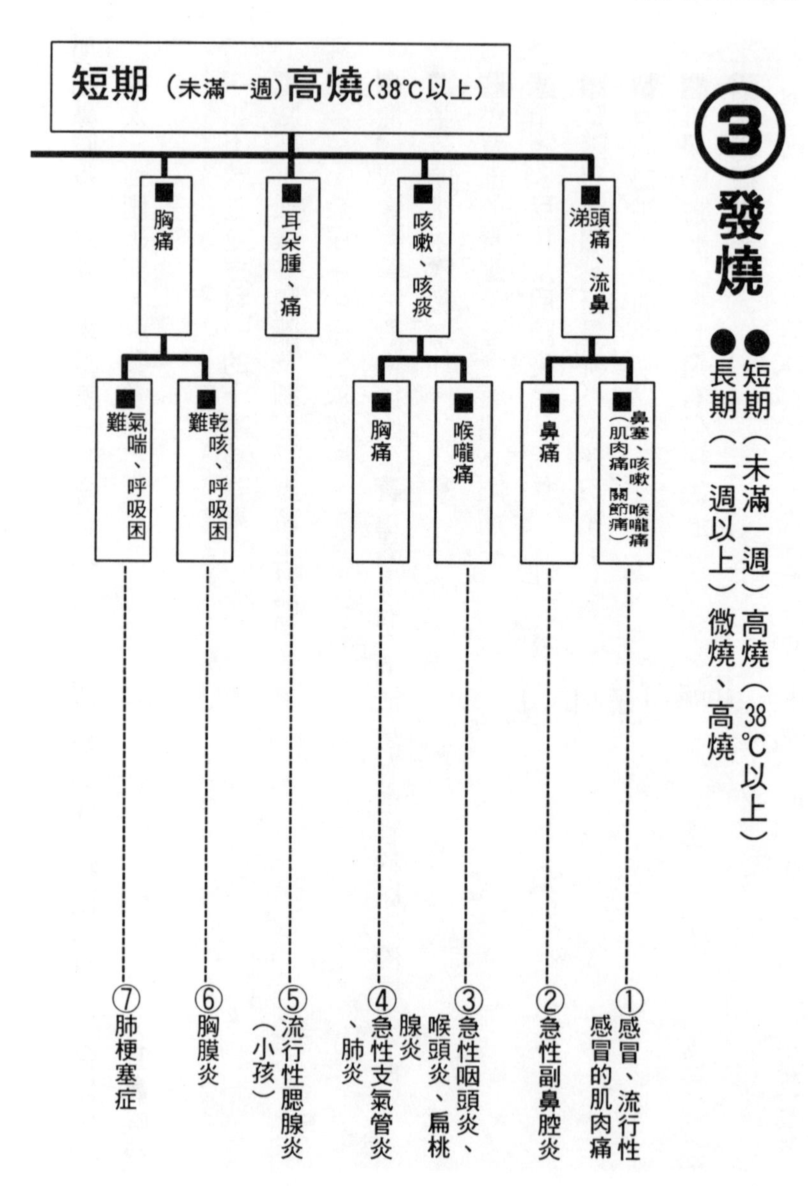

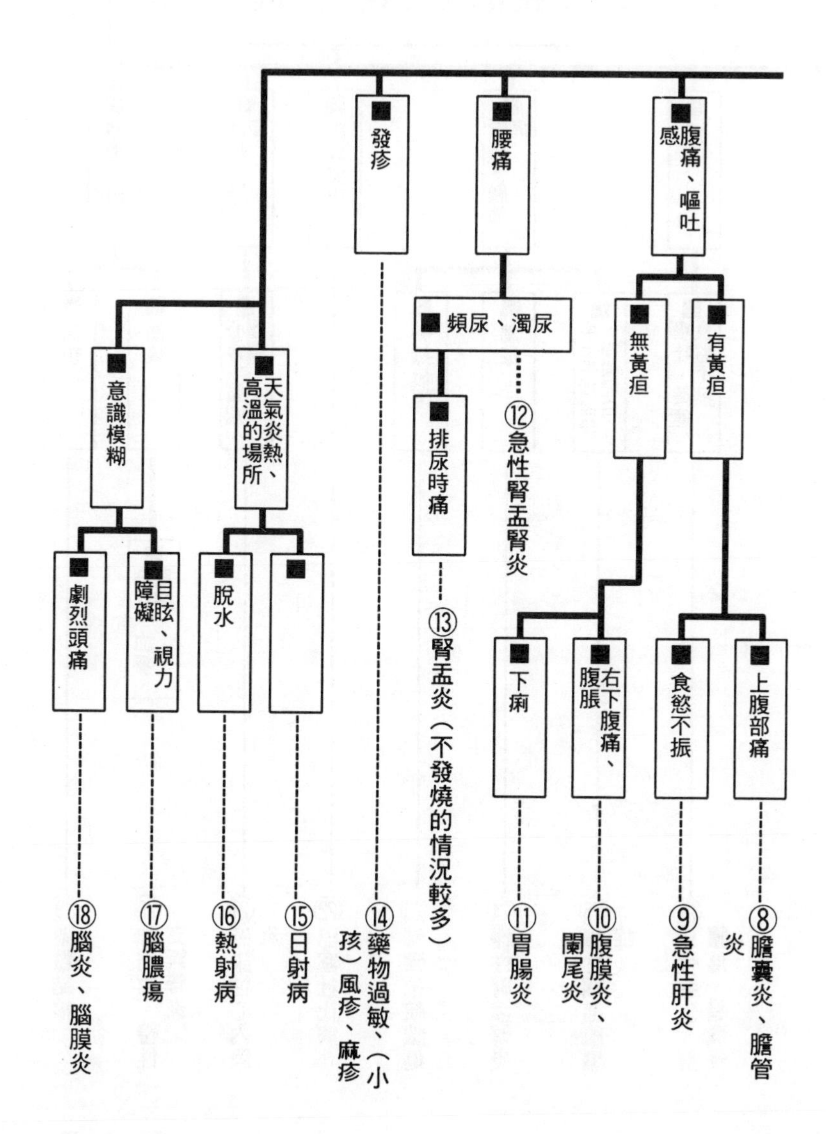

■發疹
■腰痛
■腹痛、嘔吐感
■頻尿、濁尿
■無黃疸
■有黃疸
■意識模糊
■天氣炎熱、高溫的場所
■排尿時痛
⑫急性腎盂腎炎
⑬腎盂炎（不發燒的情況較多）
■劇烈頭痛
■目眩、視力障礙
■脫水
■
■下痢
■右下腹痛、腹脹
■食慾不振
■上腹部痛
⑱腦炎、腦膜炎
⑰腦膿瘍
⑯熱射病
⑮日射病
⑭藥物過敏、（小孩）風疹、麻疹
⑪胃腸炎
⑩腹膜炎、闌尾炎
⑨急性肝炎
⑧膽囊炎、膽管炎

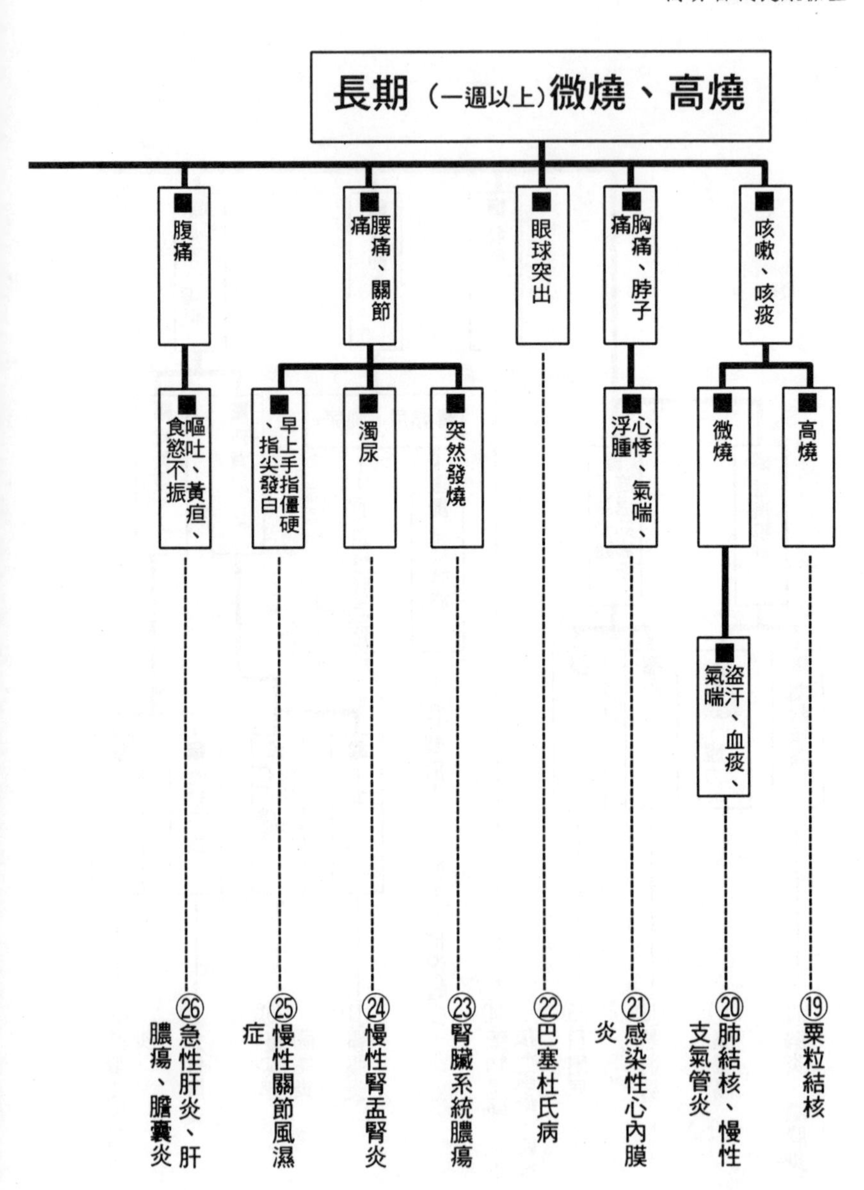
長期（一週以上）微燒、高燒
■腹痛
■嘔吐、黃疸、食慾不振
■腰痛、關節痛
■早上手指僵硬、指尖發白
■濁尿
■突然發燒
■眼球突出
■胸痛、脖子痛
■心悸、氣喘、浮腫
■咳嗽、咳痰
■微燒
■盜汗、血痰、氣喘
■高燒
㉖急性肝炎、肝膿瘍、膽囊炎
㉕慢性關節風濕症
㉔慢性腎盂腎炎
㉓腎臟系統膿瘍
㉒巴塞杜氏病
㉑感染性心內膜炎
⑳肺結核、慢性支氣管炎
⑲粟粒結核

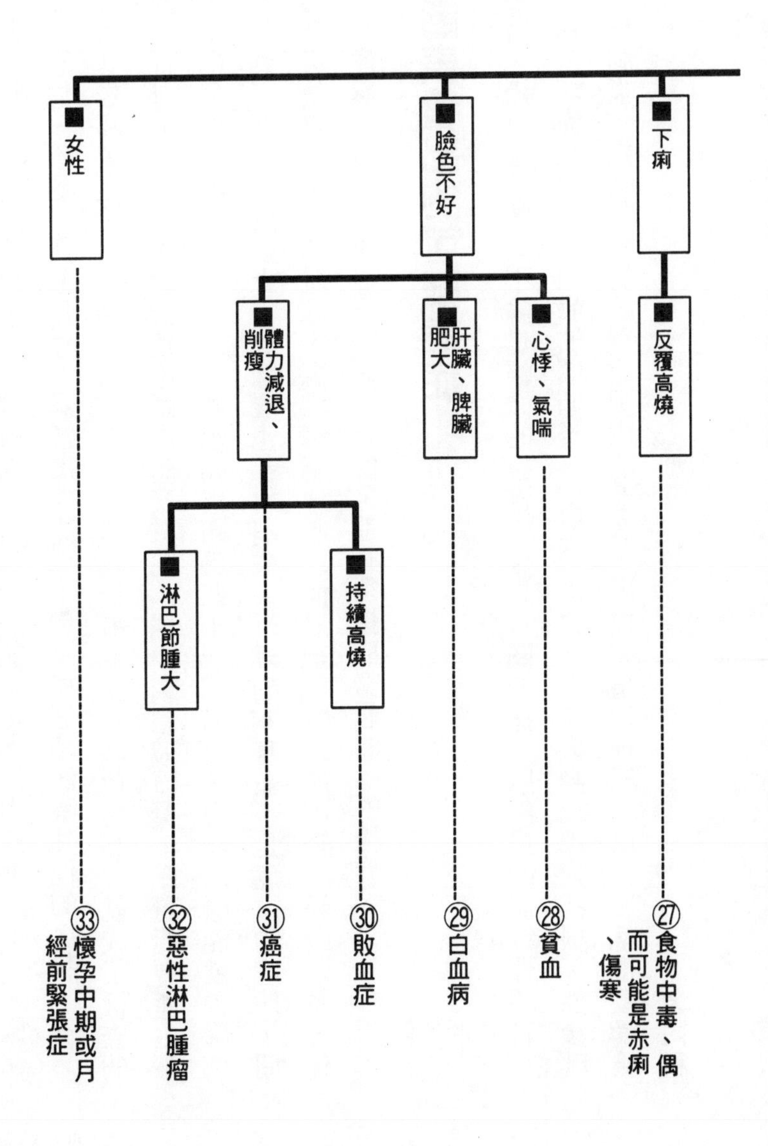
下痢
反覆高燒
㉗食物中毒、偶而可能是赤痢、傷寒
臉色不好
心悸、氣喘
㉘貧血
肝臟、脾臟肥大
㉙白血病
體力減退、削瘦
持續高燒
㉚敗血症
㉛癌症
淋巴節腫大
㉜惡性淋巴腫瘤
女性
㉝懷孕中期或月經前緊張症

發燒大多可以分為微燒（三十七～三十七・九度）、中燒（三十八～三十八・九）及高燒（三十九度以上）三個層次，但是一般如果超過三十八度以上，大概就認為是高燒。不過，與其斤斤計算溫度的高低，倒不如仔細觀察其他的症狀。

尤其是高燒之時，有無下痢、呼吸困難及黃疸（尿液顏色變深）就成了檢查的重點。此外，倘若在微燒持續不斷之時又有脫水現象或意識障礙，就可能會產生不可預料的危險狀況。一般認為，體溫如果超過四十一度以上，全身的機能就會降低，一旦到了四十二度以上，連痛覺也都會消失。發燒的本身並不是危險的狀態，問題是在發燒之時併發的脫水、意識障礙、心功能不全、腎功能不全、呼吸困難、休克以及痙攣的現象，所以不論原因為何，都必須採取緊急的應對措施。

從圖表看出的可疑病症

1. 感冒、流行性感冒　不論是輕微的感冒，還是有關節痛、肌肉痛的流行性感冒，因為未能完全治好而引發的咽頭炎、支氣管炎會在老年人身上深入扎根，然後轉變成肺炎，這些都屬於感冒集團中的毛病，所以如果拖延三天以上，就得接受檢查。×內科

2.**急性副鼻腔炎** 不同於慢性（鼻蓄膿），這種病症會有疼痛（陣陣地刺痛）、壓痛（絞緊般地痛）的症狀，有時還會發燒。 ×**耳鼻喉科**

3.**急性咽頭炎、喉頭炎、扁桃腺炎** 咽頭就是兼當食道的喉嚨，而喉頭則是與聲帶有關的喉嚨部位，扁桃腺炎就是位於喉嚨入口的左右兩側壁的淋巴組織發炎的毛病。 ×**內科**

4.**急性支氣管炎、肺炎** 這是一種感冒拖得太久，或是支氣管粘膜發炎引起的病症，如果病原體更深入地達到肺部，就稱為肺炎，不論是哪一種，特徵皆為胸痛、咳嗽，通常還會發高燒、劇烈咳嗽，但是老年人大多沒有自覺症狀。 ××**內科**

5.**流行性腮腺炎（流行性耳下腺炎）** 高燒及腮腺腫大為此病的特徵，是一種小孩子的感冒，因為有時會併發髓膜炎，所以要多注意。 ××**小兒科**

6.**胸膜炎** 如果肺炎更繼續惡化下去，胸膜（肋膜）亦因感染而發炎的例子也不少，尤其是急性的情況，還可能有肺癌或肺結核的原因潛藏在其中。 ×**內科**

7.**肺梗塞症** 肺動脈中的血液被脂肪或血塊堵住（肺栓塞），導致末梢壞死的狀態稱為肺梗塞，不管是哪一種，都是分秒必爭的重病。 ×××**內科**

8.**膽囊炎、膽管炎** 如果是慢性的，可能不會發燒，但是大多會併發鈍痛或劇烈的

腹痛、嘔吐，急性則要立即就醫。 ××內科

9. 急性肝炎 隨著時間的經過會出現疲倦、發燒、嘔吐、下痢及黃疸等各種階段的症狀。病毒的類型有很多種，A型及E型是以排泄物的病毒為感染源，B型及C型則以血液及性的接觸為主要感染途徑。 ××內科

10. 腹膜炎、闌尾炎 這是腹膜感染細菌而發炎的毛病，一般的病例大多是腸管因為闌尾炎破裂，然後才引發了腹膜炎，此外，胃潰瘍及十二指腸潰瘍也可能是發病的原因。 ××外科

11. 胃腸炎 這是胃、腸粘膜發炎而引起的毛病的總稱，胃炎的主要症狀是胃悶、嘔吐、而腸炎的主要症狀則是腹痛及下痢。 ××內科

12. 急性腎盂腎炎 這是腎盂（從腎臟處收集尿液的袋狀部位）及腎臟受到細菌感染而發炎的病態，會併發高燒、惡寒及腰痛的症狀。 ××內科

13. 腎盂炎 這是大腸菌等細菌從尿道侵入膀胱而引發腎盂腎炎的感染病，除了會出現高燒、濁尿、腰部壓痛的毛病外，急性時還會伴隨顫抖、惡寒的症狀。 ××內科

14. 藥物過敏 如果是小孩子，就必須先分辨是風疹還是麻疹。 ×內科、小兒科

15.日射病 大多起於在炎熱的天氣下活動而突然發生的意識喪失，前兆為頭痛、目眩，平常就有循環器官疾病的人必須格外小心。 ××內科、小兒科

16.熱射病 因為處於高溫的場所，造成體溫調節機能降低，不容易散熱，才導致體溫上升到幾乎超過四十度的狀態，送醫前應先設法以降低體溫為緊急處理。

17.腦腫瘤 症狀隨腫瘤形成部位的不同而異，一般會有視力、聽力、語言障礙、目眩、站不穩、痙攣及麻痺等的運動障礙。 ××內科

18.腦炎、腦膜炎 腦炎是腦部感染細菌、病毒而發炎的病症，腦膜炎又叫髓膜炎，是一種腦軟膜與蜘蛛膜發炎的毛病，特徵是突然發高燒而引發意識障礙，有時會留下智能減退、語言障礙的後遺症。 ××腦外科

19.粟粒結核 這是一種粟粒般大小的結核菌影子散布在整個肺部的病態，最值得擔心的是結核菌會從肺部轉移到心臟、全身的情況。 ××內科

20.肺結核、慢性支氣管炎 肺結核是感染結核菌而發生的病症，初期階段可能不會有症狀，不過這種病在最近已經銳減許多。慢性支氣管炎則大多肇因於氣喘、咳嗽及抽筋過多的問題。 ××內科

××內科

21.感染性心內膜炎 這是一種瓣膜等心內薄膜感染真菌、細菌，並且使之在血液中循環的病症。 ××內科

22.巴塞杜氏病 多見於年輕女性，也是甲狀腺機能亢進症的毛病之一，有時會併發多汗、疲勞感、焦躁等的症狀。 ××內科

23.腎臟系統膿瘍 這是因為細菌等病菌積存在腎臟，然後導致化膿的病症，亦是引發尿毒症等病的原因，會使腎臟機能減退。 ××泌尿器官科

24.慢性腎盂腎炎 一種因為腎盂、腎臟感染細菌而發炎的毛病。 ×尿泌器官科

25.慢性關節風濕症 這是各種關節因為發炎而變形的膠原病之一，多見於更年期的女性，其中有半數的比例會慢性化。 ×整形外科

26.急性肝炎、肝膿瘍、膽囊炎 肝膿瘍即是肝臟因為感染病原性微生物而化膿、積膿的狀態，至於肝炎及膽囊炎則請參考8.、9.項。 ××內科

27.食物中毒、偶發赤痢、傷寒 像是吃了魚等食品而中毒的就叫食物中毒，包括帶血下痢的赤痢及傷寒桿菌引起的傷寒的特徵皆為持續高燒，是日本國內罕見的疾病，大多數的例子都是在國外感染的。 ×××內科

28.貧血 這是指鐵質不足、血紅素減少的狀態。此外也有因罹患其他疾病而導致無

法造血，惡性貧血則是因為維他命 B_{12} 不足所引起的。 ×內科

29. **白血病** 這是一種白血球細胞癌化，或是增殖異常的毛病，患有此病的人很容易流血，有時是皮下出血而瘀血（瘀青），有時則是牙齒出血。 ××內科

30. **敗血症** 這是細菌在血液中增殖而引發中毒症的疾病，在體內化膿的病巢會向各處感染，但是絕大多數都是在敗血症的前一階段——菌血症（細菌溶於血液中的狀態）就停止了。 ××內科

31. **各種癌症** 初期階段幾乎看不出有任何症狀，必須在惡化後才會開始出現發燒、體重減輕等各種現象。 ××內科

32. **惡性淋巴腫瘤** 這是發生在淋巴節的癌症，剛開始會先有淋巴節腫硬的症狀。 ××內科

33. **懷孕中、月經前緊張症** 在月經來臨前兩個星期左右，會出現焦躁不安的精神症狀，這種毛病就稱為月經前緊張症。 ×婦產科

④心悸、氣喘

●一般時候心悸
●運動時候心悸

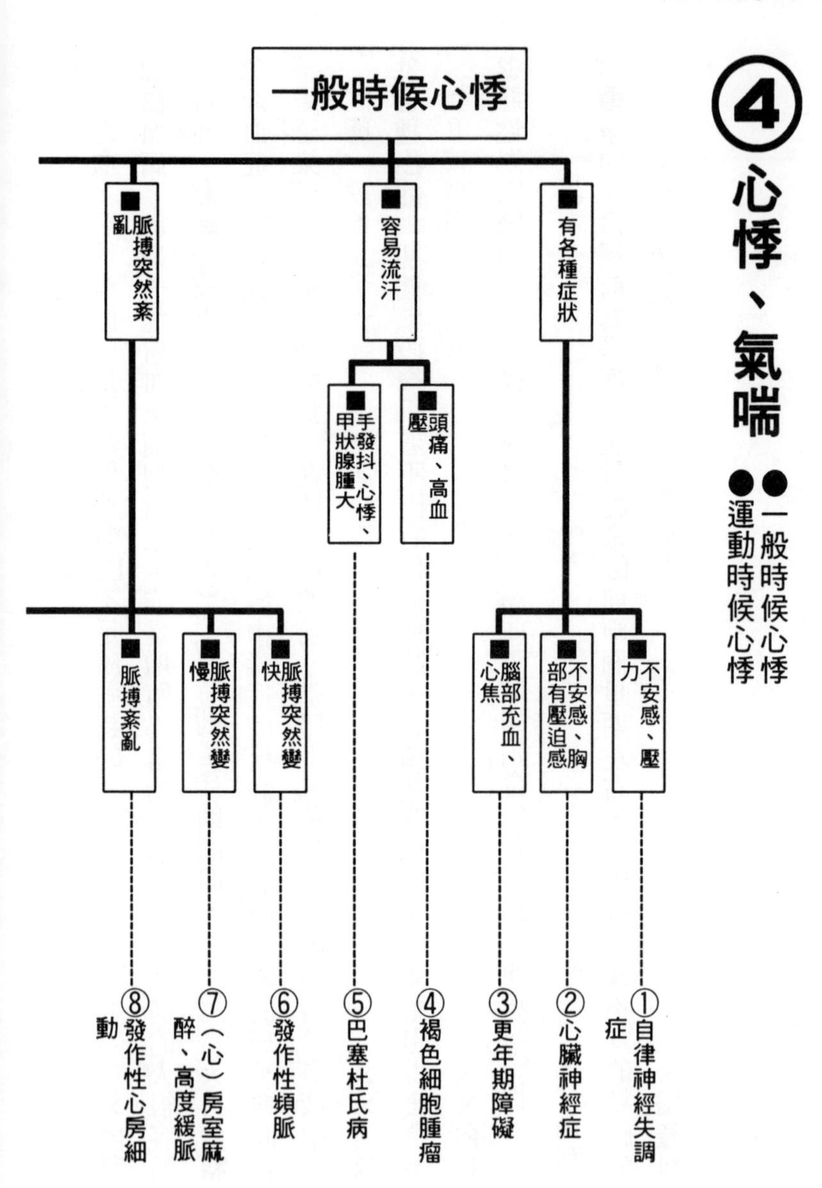

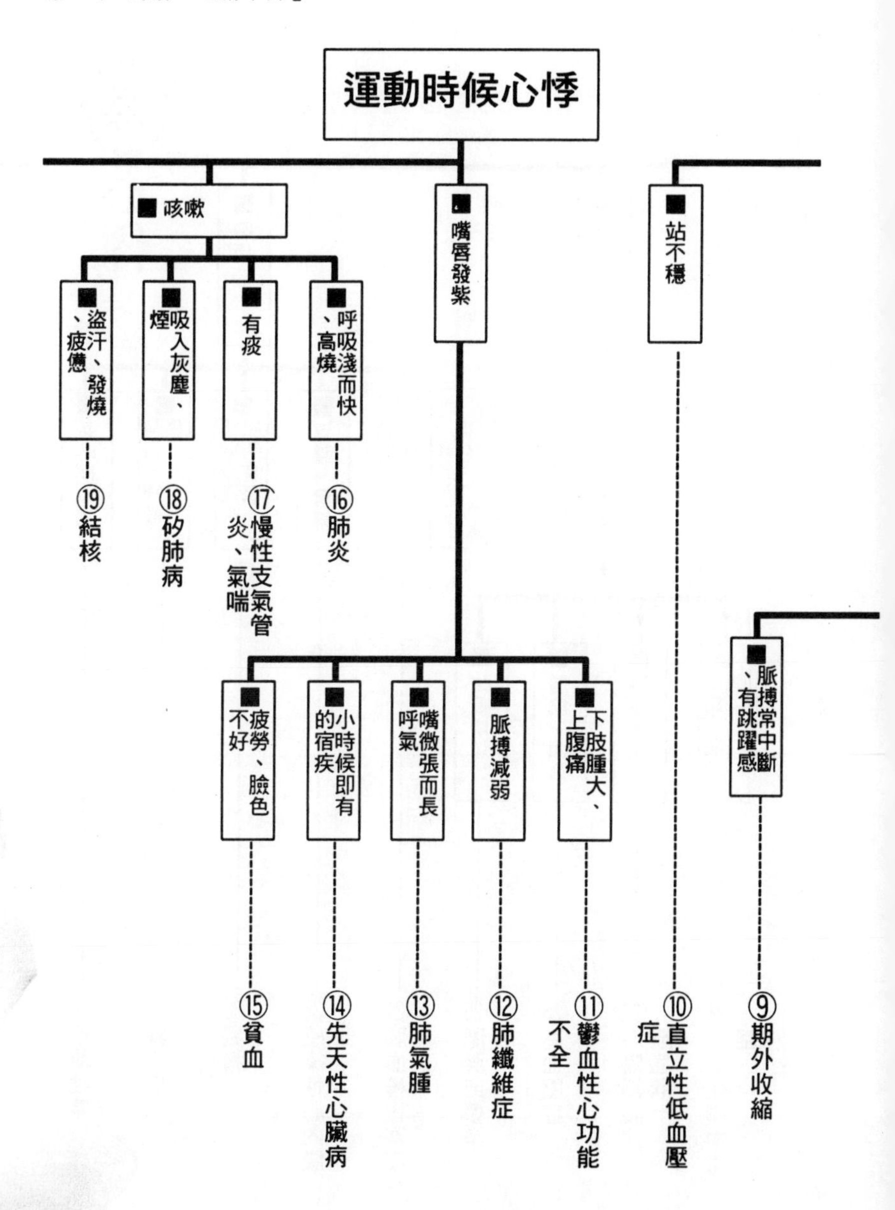
運動時候心悸
咳嗽
盜汗、發燒、疲憊
吸入灰塵、煙
有痰
呼吸淺而快、高燒
⑲結核
⑱矽肺病
⑰慢性支氣管炎、氣喘
⑯肺炎
嘴唇發紫
疲勞、臉色不好
小時候即有的宿疾
嘴微張而長呼氣
脈搏減弱
下肢腫大、上腹痛
⑮貧血
⑭先天性心臟病
⑬肺氣腫
⑫肺纖維症
⑪鬱血性心功能不全
站不穩
⑩直立性低血壓症
脈搏常中斷、有跳躍感
⑨期外收縮

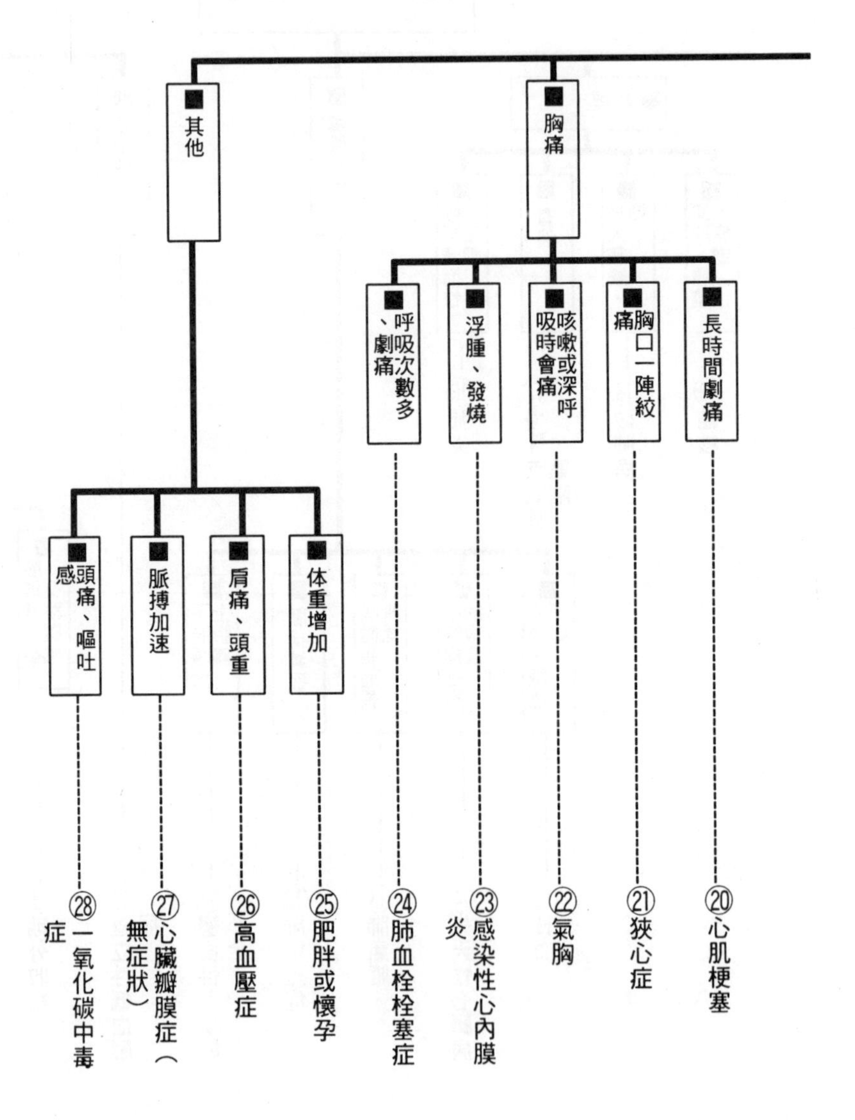
胸痛
長時間劇痛
胸口一陣絞痛
咳嗽或深呼吸時會痛
浮腫、發燒
呼吸次數多、劇痛
⑳心肌梗塞
㉑狹心症
㉒氣胸
㉓感染性心內膜炎
㉔肺血栓栓塞症
其他
体重增加
肩痛、頭重
脈搏加速
頭痛、嘔吐感
㉕肥胖或懷孕
㉖高血壓症
㉗心臟瓣膜症（無症狀）
㉘一氧化碳中毒症

如果在安靜或輕微運動時，心臟會出現像是做了劇烈運動後的快速跳動或心悸，並且有呼吸困難的毛病就叫做氣喘。一般說來，這類的人都有心律不整等心臟疾病的嫌疑，但是也有一些病症不是屬於心臟的範圍，例如巴塞杜氏病是內分泌系統的問題，自律神經失調症亦非與心臟有直接有關的毛病。相較之下，在運動時自覺有心悸、氣喘現象，則多為呼吸系統的疾病，此外，尚有慢性疲勞造成的負擔，以及心臟病、重度糖尿病與腦神經病症的可能性。

諸如有人曾提出他的自覺症狀是「進食後過了二十～三十分鐘就心悸」，這是因為進食會造成消化器官作用的活潑化，因此，心臟也會全面運作，以便向消化管輸送更多的血液，所以才會有心悸的感覺。

遇到這種情況時，是否要認定為心臟衰弱而送醫治療，是一件值得商確的事。首先應該要回想一下用餐時是不是吃得太多，如果答案是肯定，就必須在餐後一小時的心臟高負荷時期稍微放鬆情緒，休息片刻。

此外，吃太多也會使原本的心悸更加劇烈，這是因為腹部的脹大會將橫膈膜上推，導致心臟受到壓迫，但是心悸如果在消化後遲遲不消，或者是持續一整天以上，就有就醫的必要。

從圖表看出的可疑病症

1. **自律神經失調症** 這是掌司呼吸、脈搏、排尿、排便及調節體溫的自律神經無法技巧地發揮功能的狀態，環境的變化亦是導致此病的原因之一。 **×心理內科**

2. **心臟神經症** 又稱為神經循環無力症，罹患此病的人大多會併發心悸、呼吸困難以及不安感，但是沒有特別異常的現象。 **×內科**

3. **更年期障礙** 這是卵巢機能減退，導致內分泌異常，進而引發全身的變化。雖然有個人差異，但是這個問題大多為四十五～五十五歲女性的困擾。 **×婦產科**

4. **褐色細胞腫瘤** 這是發生於副腎、脊髓的交感神經細胞的腫瘤，會造成腎上腺素分泌過多、代謝過多而併發頭痛、心悸，另外還可能誘發腦中風。 **××內科**

5. **巴塞杜氏病** 此病會造成喉部甲狀腺腫大、荷爾蒙分泌過多，有時還會有脈搏加速、冒汗及手部發抖的症狀，是年輕女性多見的毛病。 **×內科**

6. **發作性頻脈** 這是暫時性的脈搏突然加快的病症，如果發作的地點是在心室，就有可能是急性的心臟疾病，必須多加注意。 **××內科**

7. **（心）房室麻醉、高度緩脈** 這是在心臟收縮、擴張時，連絡心房、心室的傳達

發生了障礙的狀態，脈搏紊亂的感覺算是中期症狀，初期階段則大多不會出現症狀。　××循環系統內科

8.發作性心房細動　這是心房未能規律地收縮而無秩序地跳動的病態，因為血液不容易送達心室，容易併發心功能不全。　××循環系統內科

9.期外收縮　指心臟的收縮時常加速的狀態，一般多為過度疲勞、飲酒及睡眠不足的問題所引發的，有時還會轉為心臟麻痺。　××內科

10.直立性低血壓症　這是血壓在站立時比坐下時偏低的病態，患有此病的人的最高血壓會降低二十㎜／Hg左右，站立時眼前一片黑暗。　×內科

11.鬱血性心功能不全　如果左右心室的任何一方的收縮力降低，末梢的血液便會滯留不前，這種狀態就稱為鬱血，而且還會併發呼吸困難。　×××循環器官內科

12.肺纖維症　纖維成分增加的結果會使得肺部組織變硬，導致換氣困難，也容易有呼吸困難的狀態，而且大多會併發乾咳。　××內科

13.肺氣腫　這是肺泡壁受損，造成呼吸困難的病態，雖然不是所有抽菸的人都會罹患肺氣腫，但是罹患率偏高的確是事實。　×內科

14.先天性心臟病　心室中隔缺損症、心房中隔缺損症等是最具代表的心臟病，先天

性的問題一旦有了症狀變化，就必須格外注意。 ×內科

15.貧血 這是因為血液中的血紅素或紅血球不足，進而引起心悸、氣喘、目眩及食慾不振等的狀態，其中潛藏有別的疾病的例子亦不少，要多加小心。 ×內科

16.肺炎 這是肇因於細菌、病毒或mycoplasma（微生物的一種）而使肺部發炎的狀態，支氣管發炎的毛病亦包含在其中。 ××內科

17.慢性支氣管炎、氣喘 這是指不停地咳嗽、咳痰的症狀，是一種會持續三個月左右的病態，與肺氣腫成為合併症的例子很多。 ×內科

18.矽肺病 如果持續地呼吸含有石綿的無機質粉塵、有機質粉塵，就會使肺部纖維化，導致呼吸困難的狀態。 ×內科

19.結核 這是包括結核性腹膜炎、結核性胸膜炎及肺結核等疾病的總稱。 ×內科

20.心肌梗塞 因為心臟的冠狀動脈極度窄化而阻塞，致使血流中斷，引發持續性劇烈胸痛，最後造成心肌細胞壞死的狀態。 ×××內科

21.狹心症 這是因為心臟的冠狀動脈血流暫時中斷，然後發生氧氣不足（虛血狀態）的現象，會反覆出現持續三～五分鐘的胸痛。 ×××內科

22.氣胸 這是空氣侵入肺部外側的肺側胸膜與臟側胸膜之間的胸膜腔的狀態，一旦

深呼吸或運動就會胸痛，但是也有無自覺的例子。 ××內科

23.感染性心內膜炎 這是心內膜（瓣膜等）感染真菌、細菌，使得細菌開始在血液中循環而引發各種疾病的病症。 ××內科

24.肺血栓栓塞症 這是肺動脈中積存阻礙血液的血塊（血栓）、脂肪、空氣或異物的狀態。 ××循環器官內科

25.肥胖症、懷孕 肥胖是指過多的脂肪積存在皮下脂肪組織中的狀態，女性尤為多見，並且容易引發腰痛、高血壓症。 ××內科

26.高血壓症 雖然高血壓症本身並不是病，但是長期持續下去會造成循環系統的失調，而且容易引起腦部、心臟及腎臟的障礙。 ××內科

27.心臟瓣膜症 這是在心臟瓣膜中的僧帽瓣、大動脈瓣、三尖瓣及肺動脈瓣，四瓣中發生窄化或閉塞而引起的疾病。 ××內科

28.一氧化碳中毒症 這是因為一氧化碳與血液中的血紅素結合而造成低氧血症的毛病，如果頭部有陣陣的疼痛就要多注意。 ××內科

⑤咳嗽、咳痰

●乾咳
●濕咳（有痰）

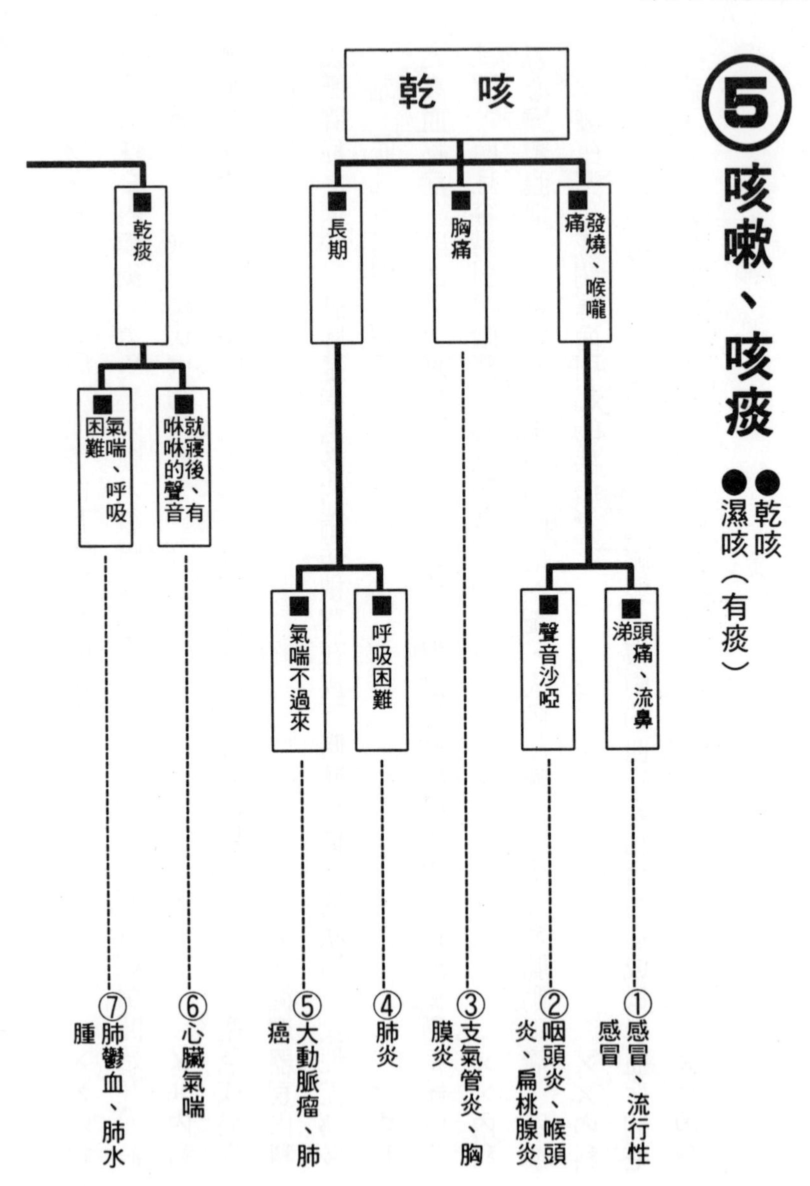

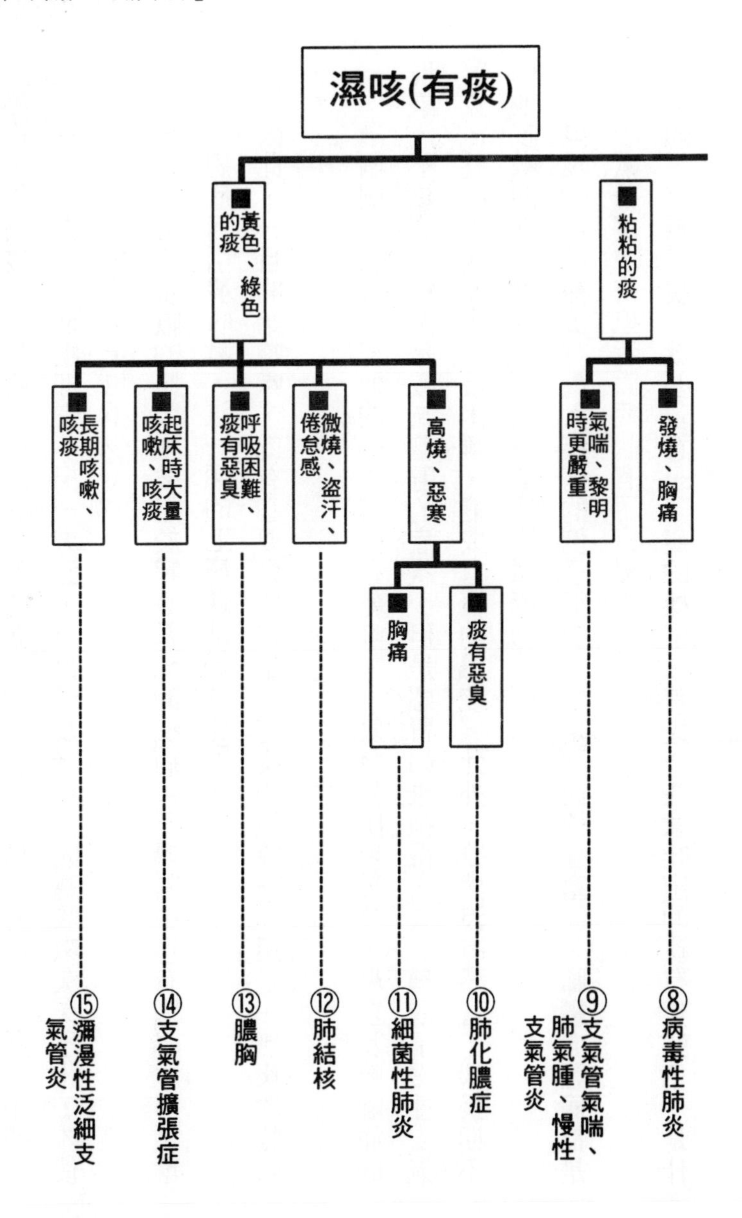
濕咳(有痰)
黃色、綠色的痰
粘粘的痰
長期咳嗽、咳痰
起床時大量咳嗽、咳痰
呼吸困難、痰有惡臭
微燒、盜汗、倦怠感
高燒、惡寒
氣喘、黎明時更嚴重
發燒、胸痛
胸痛
痰有惡臭
⑮瀰漫性泛細支氣管炎
⑭支氣管擴張症
⑬膿胸
⑫肺結核
⑪細菌性肺炎
⑩肺化膿症
⑨支氣管氣喘、肺氣腫、慢性支氣管炎
⑧病毒性肺炎

咳！咳！咳！咳嗽是從鼻子、喉嚨一直延伸到氣管、肺部的呼吸道在發炎或有分泌物、異物侵入時想將之排除的生理防衛，同時也是一種反射反應，所以不要一咳嗽就想千方百計地壓抑它。另一方面，小孩子及老年人因為咳嗽久久不止，才使支氣管肺炎惡化的例子也不少。

一般而言，咳嗽的原因大多起於呼吸系統的疾病，不過其中也有因心臟等循環系統的病症而引發咳嗽，這一類的毛病通常是屬於重病。

因此，一旦開始咳嗽，就有必要先確定是「有痰的濕咳」，還是「無痰的乾咳」。

舉個例子來說，普通的「感冒」是乾咳，一般會先出現發燒、鼻塞及喉嚨痛的現象，不咳痰的情況是較為普遍的症狀。但是感冒如果拖得太久，轉成了慢性支氣管炎，就會逐漸產生呼吸困難，變成有痰的濕咳。此外，雖然沒有感冒，卻長期不停地咳嗽的話，就可能是因為抽菸所造成的咳嗽。

濕咳的背地裡藏有重大疾病的例子很多，像是肺血栓栓塞症、肺鬱血等病都是因為咳嗽帶痰才使患者對症狀有了自覺。

如果咳嗽帶痰，就要留意一下痰的樣子，首先要注意吐出的痰有無顏色？是什麼顏色?是粘粘的痰還是水水的痰?是有氣泡的痰還是帶血的痰?然後在就醫時向醫生詳述你仔細的觀察所得。

例如雖然同樣是氣喘,但是支氣管氣喘與心臟氣喘的痰的症狀就截然不同,支氣管氣喘的痰是粘粘的,心臟氣喘有時候卻會有微紅,並且有氣泡摻雜在其中的痰。如果咳嗽、咳痰持續不斷,最好走一趟內科及呼吸器官科接受檢查。

從圖表看出的可疑病症

1. **感冒、流行性感冒** 有打噴嚏、咳嗽及鼻塞三大症狀的是感冒。另一方面,流行性感冒的特徵是三十八度以上的高燒、關節痛及肌肉痛。 **×內科**

2. **咽頭炎、喉頭炎、扁桃腺炎** 如果有喉嚨痛、吞嚥困難或聲音沙啞等問題,起因大多為喉嚨發炎,應對方法是多漱口。 **××內科**

3. **支氣管炎、胸膜炎** 支氣管炎是發炎範圍只在喉嚨及肺部間的支氣管粘膜,至於胸膜炎則是肺內的發炎深達肋膜,有時也可能是肺癌、結核的症狀,必須格外小心。 **××呼吸器官內科**

4. **肺炎** 這是被細菌、病毒引起的肺部發炎狀態,會發燒、惡寒、被痰阻塞時甚至會有困難的現象。

×呼吸器官內科

5.**大動脈瘤、肺癌**　前者是因為動脈硬化等問題而造成大動脈的血管壁內積存血塊的病態，如果為析離性的情況，則是肇因於血管內膜的崩裂，兩者皆為緊急的問題。

×××呼吸器官內科、心臟外科

6.**心臟氣喘**　這是多見於心臟病患者的氣喘般的呼吸困難，主要原因多為送出血液的左心機能減退所致。

×××循環器官內科

7.**肺鬱血、肺水腫**　這是肺泡鬱血、積水而無法交換氣體（吸入氧氣，排出二氧化碳）的病態。

××呼吸器官內科

8.**病毒性肺炎**　這是在肺部發炎的肺炎種類中感染了病毒（生物界的微生物）的一種，也是一種棘手的病症，目前尚無特效藥。

××呼吸器官內科

9.**支氣管氣喘、肺氣腫、慢性支氣管炎**　這是支氣管的粘膜發生痙攣、浮腫，導致呼吸道變窄而起的氣喘，隨著肺泡壁受損面積擴大到胸腔，還會進而引發肺氣腫。

×呼吸器官內科

10.**肺化腫症**　這是指肺部感染化腫菌的狀態，是一種會長腫塊的病症，大多起因於肺炎未能根治而惡化的情況。

××呼吸器官內科

11.細菌性肺炎 這是以細菌為病原體的肺炎，只要沒有其他的惡性腫瘤，一般大多會自然痊癒。 ×呼吸器官內科

12.肺結核 這是感染結核菌的肺部疾病，感染後不一定會發病，過去曾有一段時間遽減許多，但是最近此病又有了增加的傾向。 ×呼吸器官內科

13.膿胸 這是胸膜腔（胸膜之間的空隙）化膿、積膿的病態。近年來的病例減少許多，但是一旦染患此病，就會成為長年相隨的病症。 ×呼吸器官內科

14.支氣管擴張症 這種病大多為肺炎及結核的後遺症，是支氣管擴張的病症，有的時候則是起因於小時候得過的呼吸器官感染症。 ×呼吸器官內科

15.瀰漫性泛細支氣管炎 大部分都會再惡化為支氣管擴張症，是一種瀰漫性（擴大到全部）的細支氣管（支氣管與肺泡之間的細支氣管）發炎。 ×呼吸器官內科

⑥食慾不振

●浮腫 ●嘔吐感、嘔吐 ●削瘦

●藥物、菸、酒 ●女性

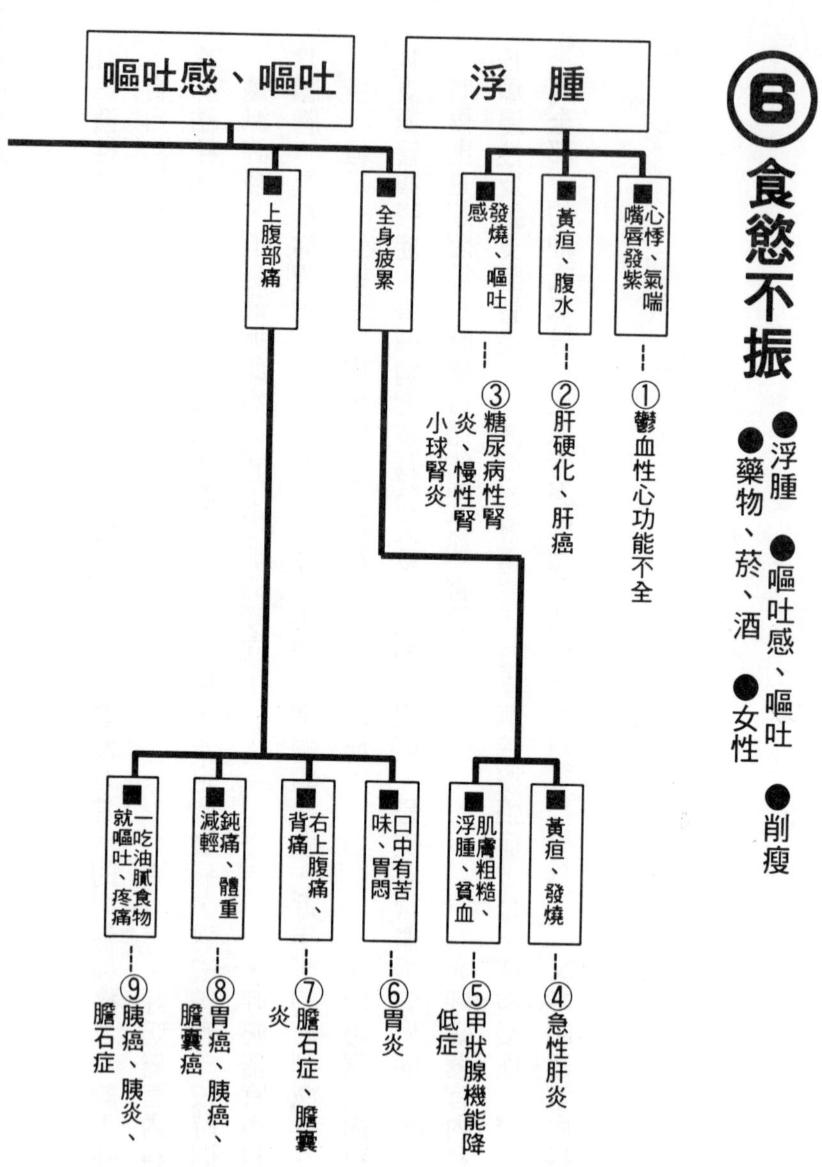

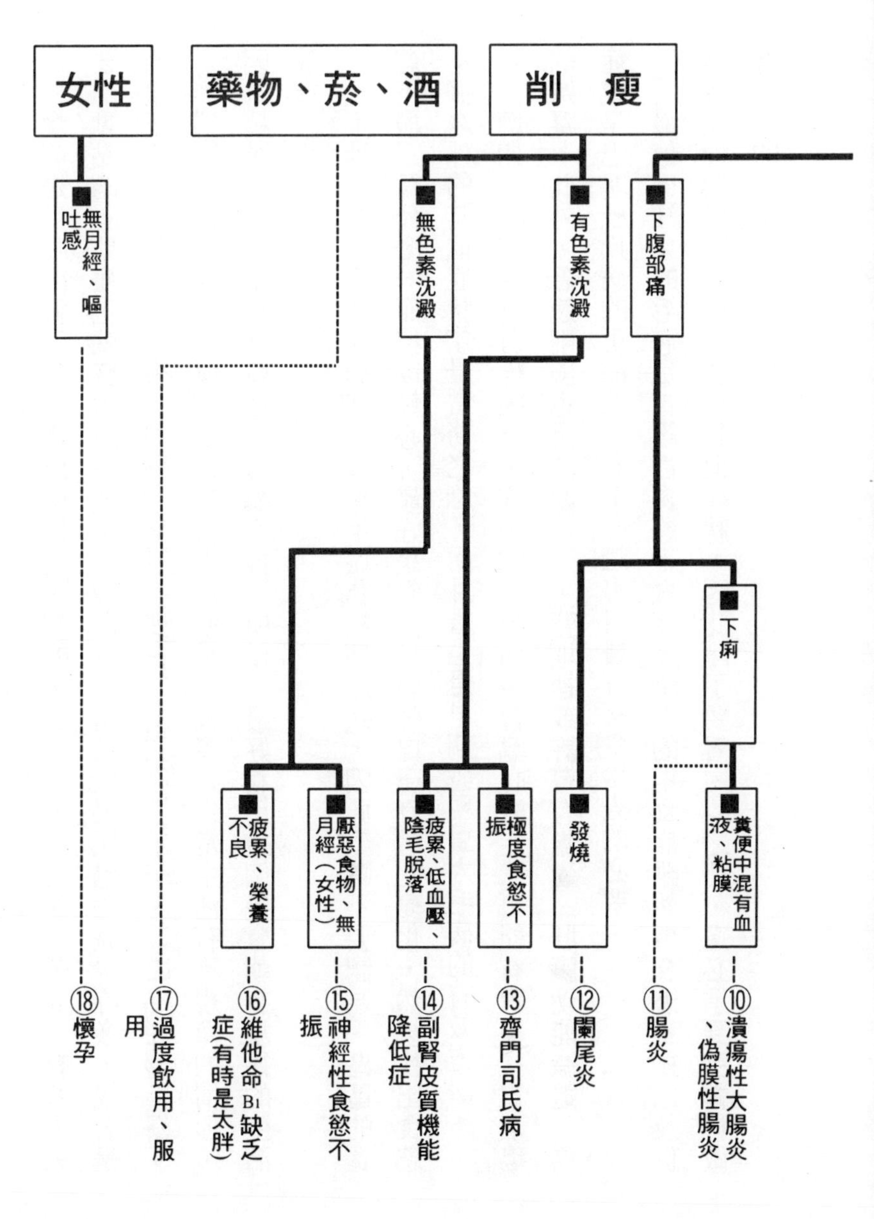
女性
藥物、菸、酒
削　瘦
■無月經、嘔吐感
■無色素沉澱
■有色素沉澱
■下腹部痛
■下痢
■疲累、營養不良
■厭惡食物、無月經(女性)
■疲累、低血壓、陰毛脫落
■極度食慾不振
■發燒
■糞便中混有血液、粘膜
⑱懷孕
⑰過度飲用、服用
⑯維他命B1缺乏症(有時是太胖)
⑮神經性食慾不振
⑭副腎皮質機能降低症
⑬齊門司氏病
⑫闌尾炎
⑪腸炎
⑩潰瘍性大腸炎、偽膜性腸炎

食慾是受腦部視下丘的食慾中樞所支配的，因此有很大的個人差異，有些人只要一點點的心理變化就會食慾不振。一般而言，食量如果比過去減少許多，或者是體重下降，就應該認定這是某種「沒有其他毛病，但是卻喪失了食慾」的注意信號。遇到這種情況就要反省最近是否太過疲勞，或者是日常生活有不規律的情形，因為精神上的變化也常會造成食慾不振，所以，最好利用這個機會朝有規律的生活改進。

不過，由於許多疾病都以食慾不振為初期症狀，因此千萬不要認為「區區的食慾不振不算什麼」而掉以輕心，最好是先傾耳聆聽自己身體的變化，然後找出食慾不振之外的其他症狀才是當務之急，而且這也是早期發現重大毛病的有效方法。

例如，心窩附近有疼痛感，或是吃了東西後會嘔吐的症狀可能有胃炎、胃潰瘍的嫌疑。此外，急速削瘦也是問題之一，背地裡或許藏有膽囊、肝臟功能減退、癌症或是巴塞杜氏病的可能性，有走一趟專科醫院接受檢查的必要。

最值得注意的毛病是神經性食慾不振症。所謂的拒食症雖然會食慾不振以及併發貧血性的目眩，但是並無其他症狀，因此除了要看內科之外，還必須到精神科做進一步的診察。

另一方面，喜歡杯中物的人最好要檢查一下肝功能，因為酒精除了對肝臟有害外，好酒之人的飲食生活難免會偏食，結果更造成了肝臟的雙重負擔。

從圖表看出的可疑症症

1.鬱血性心功能不全　心臟機能降低，難以向全身供應血液而引發的所有症狀總稱，初期階段有食慾不振、夜間多尿及臉、腳浮腫的現象。　**×循環器官內科**

2.肝硬化、肝癌　肝硬化就是肝臟細胞壞死，肝功能減退的病態。初期階段會有似有似無的疲勞感、胃腸障礙以及食慾不振……等症狀。　**××內科**

3.糖尿病性腎症、慢性腎小球腎炎　慢性腎炎及腎臟的疾病很多，而糖尿病性腎症即是指有浮腫、高血壓、高濃度蛋白尿及血尿的階段。腎小球則是位於細尿管尖端，負責過濾血液、製造尿液的球狀體。　**××內科**

4.急性肝炎　這是肝臟細胞的發炎範圍急速擴大的病症，A型及E型的肝炎較不易慢性化，但是據說C型肝炎的慢化性可能就大多了。　**××內科**

5.甲狀腺機能降低症　這種病症是肇因於碘的攝取量減少而使甲狀腺的荷爾蒙量減少，或者是巴塞杜氏病開刀後所產生的後遺症造成的粘液水腫，先天性的甲狀腺

機能降低症則稱為克來汀（certin）病。 ×內分秘內科

6.**胃炎** 這是胃壁受到食物或胃液的刺激而糜爛、受傷的病態，又分為急性與慢性，有周而復始的特徵，必須多加注意。 ×消化器官內科

7.**膽石症、膽囊炎** 膽石症是在膽囊（膽汁的儲存庫）、膽管長出結石的毛病，有時會產生劇烈的腹痛，但是大多呈無症狀的狀態，而膽囊炎即是膽囊發炎的疾病。 ××消化器官內科

8.**胃癌、胰癌、膽囊癌** 這些是在各個臟器長出惡性腫瘤的病症，許多癌症都傾向於沒有自覺症狀就惡化了，因此食慾不振算是珍貴的訊息來源。 ×××內科

9.**胰癌、胰炎** 這是轉移速度較快的腫瘤，初期會有食慾不振、下痢的現象，隨著惡化的進展，上腹部會時脹時痛，但是卻很難早期發現。 ××內科

10.**潰瘍性大腸炎、偽膜性腸炎** 這是大腸的粘膜發生潰瘍的病症，初期階段可能會排出血便，但是大多會併發數次的慢性下痢，是原因不明的惡疾。 ××內科

12.**腸炎** 這是包括大腸炎及小腸炎等腸管發炎的病態，原因有二：一是受到細菌或病毒的感染，一是食物的刺激引起的。 ×內科

13.**闌尾炎** 這是闌尾之處受到細菌感染而發炎的疾病，雖然開刀切除即可簡單治好

，但是惡化後可能會併發腹膜炎及腸閉塞的問題。 ××內科

13. **齊門司氏病** 可稱為腦下垂體機能降低症，這是因為分泌成長激素、甲狀腺刺激荷爾蒙的腦下垂體發炎或長出腫瘤而導致荷爾蒙不足所引起的疾病，主要症狀包括胃腸障礙、手腳發冷及貧血等。 ×內分泌內科

14. **副腎皮質機能降低症** 這是與糖質皮質類固醇（coviticoid）、蛋白質等代謝有關的荷爾蒙分泌量減少的病態，有時會引發低血壓。 ××內分泌內科

15. **神經性食慾不振** 消化管的機能容易受到精神及壓力的影響，所以有不少的情況顯示，即使沒有其他的內臟疾病也可能會引起食慾不振。 ×精神科

16. **維他命B₁缺乏症** 這是因為偏食、糖尿病、肝臟障礙等因素，造成可以使體內功能順利發揮的維他命不足所引發的障礙的病態，有些太胖的人也會有缺乏的現象，嚴重時還會引起腳氣病。 ×內科

17. **藥物、菸、酒** 一般認為這些物品會造成胃腸障礙，此外，其他的各種毛病也可能以這些物品為發病的遠因。 ×內科

18. **懷孕** 無月經及嘔吐感會在懷孕的七、八週左右成為害喜的症狀，另外還可能會有食慾不振的現象，早一點的人會在第三週就開始出現這些症狀，連同倦怠感之外還會在食慾上有所變化。 ×婦產科

⑦嘔吐感、嘔吐

●嘔吐感

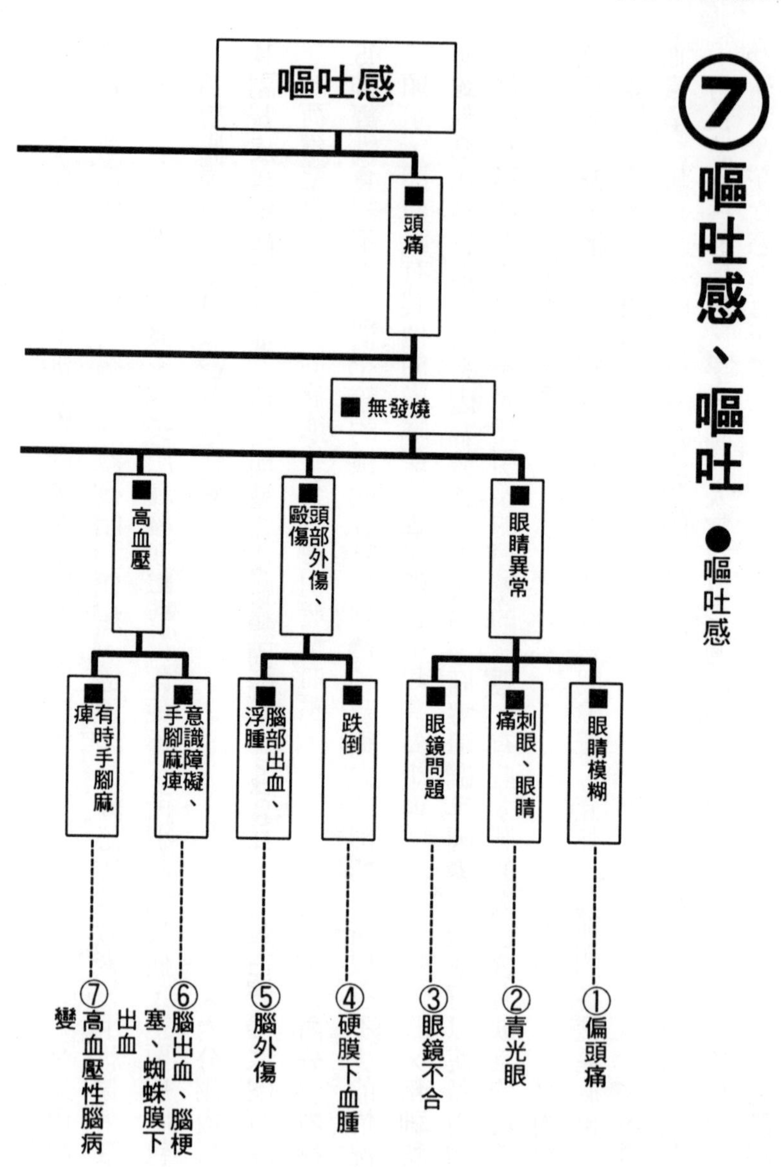
嘔吐感
■頭痛
■無發燒
■高血壓
■頭部外傷、毆傷
■眼睛異常
■有時手腳麻痺
■意識障礙、手腳麻痺
■腦部出血、浮腫
■跌倒
■眼鏡問題
■刺眼、眼睛痛
■眼睛模糊
⑦高血壓性腦病變
⑥腦出血、腦梗塞、蜘蛛膜下出血
⑤腦外傷
④硬膜下血腫
③眼鏡不合
②青光眼
①偏頭痛

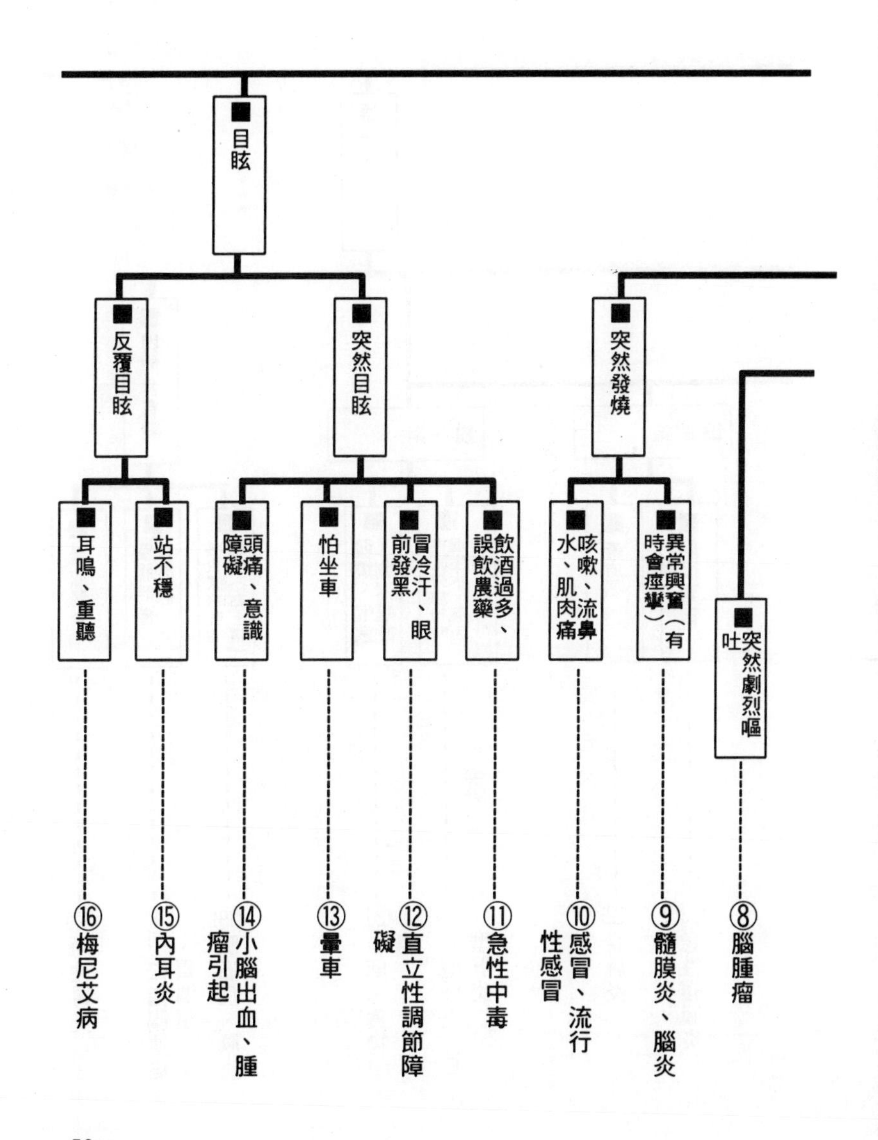
■目眩
■反覆目眩
■突然目眩
■突然發燒
■耳鳴、重聽
■站不穩
■頭痛、意識障礙
■怕坐車
■冒冷汗、眼前發黑
■飲酒過多、誤飲農藥
■咳嗽、流鼻水、肌肉痛
■異常興奮（有時會痙攣）
■突然劇烈嘔吐
⑯梅尼艾病
⑮內耳炎
⑭小腦出血、腫瘤引起
⑬暈車
⑫直立性調節障礙
⑪急性中毒
⑩感冒、流行性感冒
⑨髓膜炎、腦炎
⑧腦腫瘤

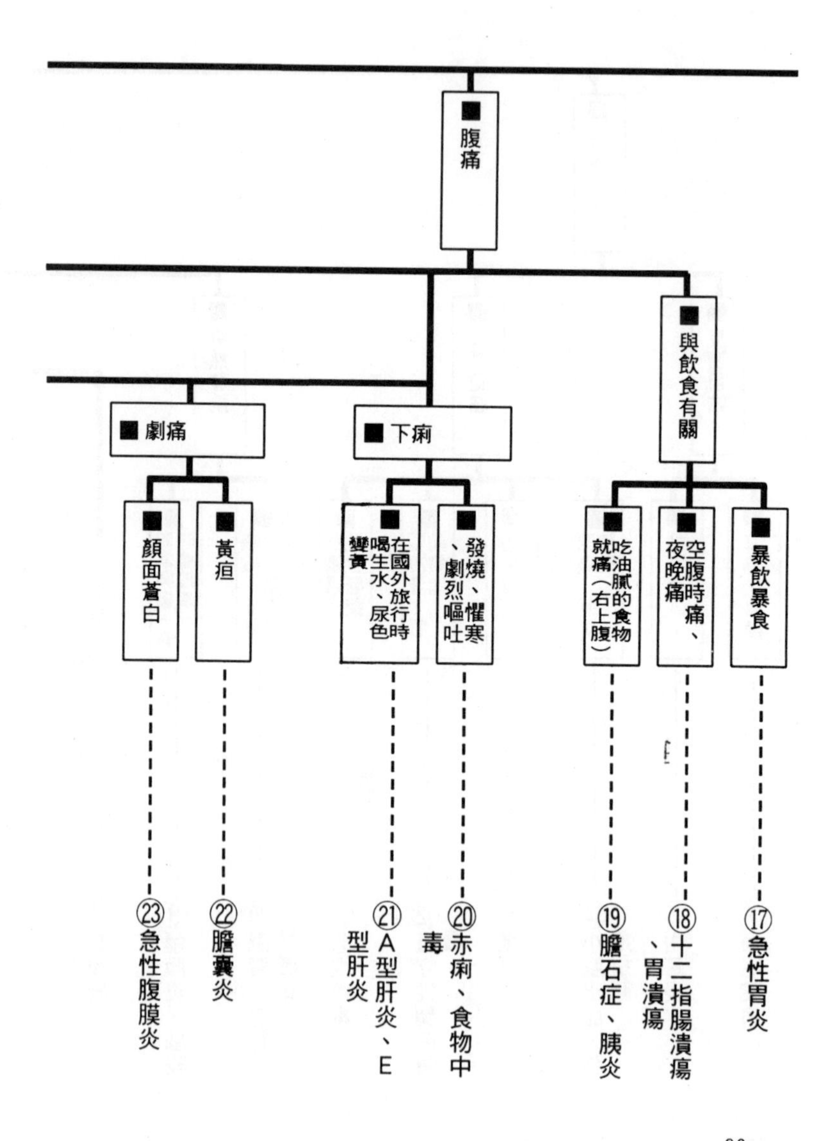
腹痛
劇痛
下痢
與飲食有關
顏面蒼白
黃疸
在國外旅行時喝生水、尿色變黃
發燒、懼寒、劇烈嘔吐
吃油膩的食物就痛（右上腹）
空腹時痛、夜晚痛
暴飲暴食
㉓急性腹膜炎
㉒膽囊炎
㉑A型肝炎、E型肝炎
⑳赤痢、食物中毒
⑲膽石症、胰炎
⑱十二指腸潰瘍、胃潰瘍
⑰急性胃炎

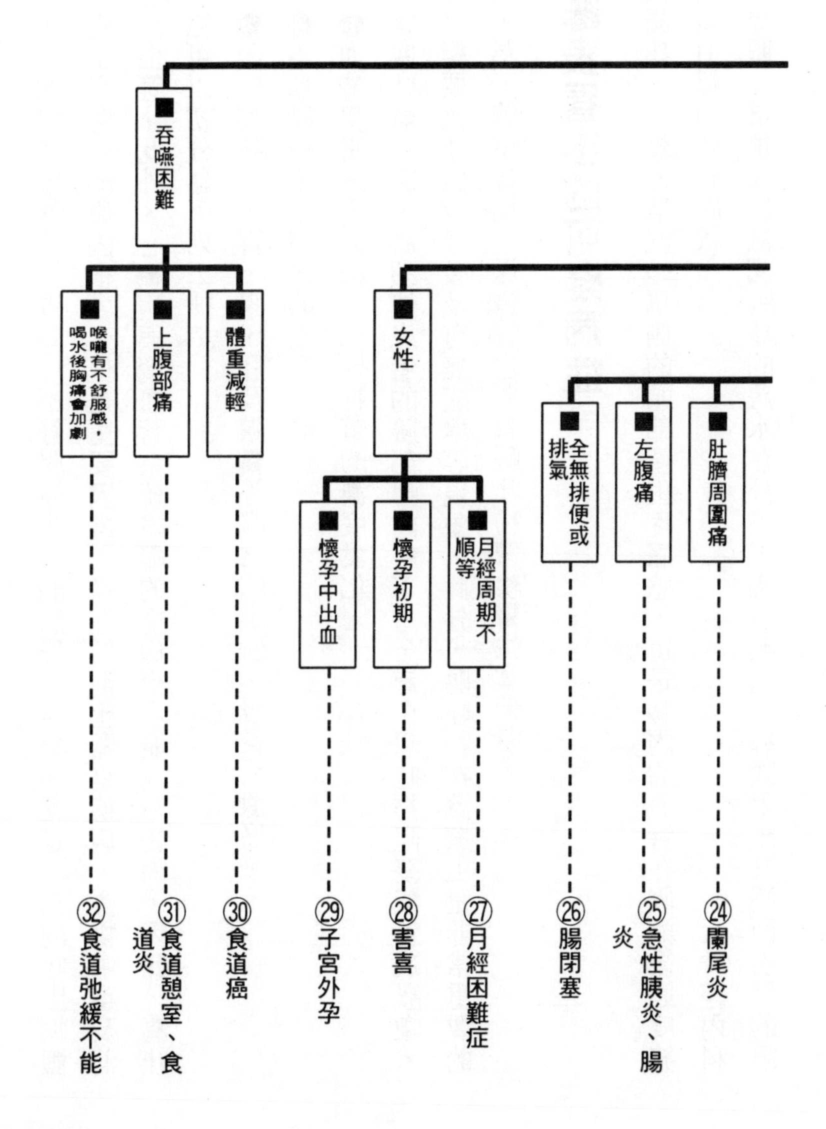
吞嚥困難
喉嚨有不舒服感，喝水後胸痛會加劇
上腹部痛
體重減輕
女性
懷孕中出血
懷孕初期
月經周期不順等
全無排便或排氣
左腹痛
肚臍周圍痛
㉜食道弛緩不能
㉛食道憩室、食道炎
㉚食道癌
㉙子宮外孕
㉘害喜
㉗月經困難症
㉖腸閉塞
㉕急性胰炎、腸炎
㉔闌尾炎

所謂的嘔吐感就是指胃悶，不舒服而想吐的感覺，而嘔吐就是真正的吐出物體。雖然引發嘔吐的原因很多，但是主要因素大多在於消化器官疾病、食物中毒及消化管出血等。此外，心臟病與腦血管系統障礙的重病也可能成為誘因，因此，嘔吐的原因可以初分為下列三種：

●內臟疾病……胃、腸、肝及膽囊等臟器的出血、發炎或潰瘍。
●中樞神經……腦部的出血、發炎。
●血液異常……酒精等化學物質的濃度變化。

當嘔吐發生時，必須使患者的臉部轉向斜下方，避免嘔吐物阻塞氣管或喉嚨，另外，還要確認能否呼吸及有無痙攣等現象。此外，嘔吐物在診療上是非常重要的資料，為了慎重起見，送醫時也要將嘔吐物帶給醫生當參考。

從圖表看出的可疑病症

1. **偏頭痛**　一般的情況是單側的頭部產生疼痛感，這是腦內的血管在收縮後過度擴張而引起的頭痛症狀。　×神經內科

2. **青光眼**　這是因為滋潤眼球的房水在分泌上出了毛病，導致眼壓升高而引發的眼

睛障礙，因為會被嘔吐等的症狀所掩飾，使患者大多不認為這是眼睛的毛病。 ×**眼科**

3. **眼鏡不合** 如果未能正確地矯正近視、遠視或亂視，視神經便會引發頭痛及嘔吐感等令人困擾的毛病。 □**眼科**

4. **硬膜下血腫** 這是在覆蓋腦部三膜（硬膜、蜘蛛膜及軟膜）中的硬膜與蜘蛛膜間長出血塊的病態，尤其老年人在跌倒或被毆傷頭部時最容易被誘發。 ××**腦外科**

5. **腦部外傷** 這是因為車禍或頭部被打傷所造成的腦部出血或浮腫壓迫到腦細胞所造成的問題。 ××**腦外科**

6. **腦出血、腦梗塞、蜘蛛膜下出血** 腦出血就是腦部血管破裂的病症，而血液的流程停滯（血栓）或被凝塊阻塞（栓塞）即是腦梗塞，如果是蜘蛛膜與軟膜（參考4硬膜下血腫）間的出血就叫做蜘蛛膜下出血，特徵是容易有意識障礙及麻痺的現象。 ×××**腦外科**

7. **高血壓性腦病變** 本來就有高血壓的人會變成極度高血壓（最高血壓二二〇），並出現腦部浮腫、頭痛、嘔吐感及痙攣的症狀。 ×××**循環器官內科**

8. **腦腫瘤** 發生在腦部的腫瘤會被顱骨堅硬地包覆在其中，所以腫瘤不會向外擴張，可是卻會造成腦部壓力升高，引發各種障礙。此病的症狀會因部位不同而異，也有人不會有慢性頭痛、嘔吐感的現象。

×××腦外科

9.**髓膜炎、腦炎**　這是覆蓋在腦部、脊髓的薄膜（主要是蜘蛛膜與軟膜）受到細菌、病毒的感染而發炎的疾病，有些症狀是開始於頭部劇痛及嘔吐，另外也可能會發高燒。

×××內科

10.**感冒、流行性感冒**　流行性感冒的症狀會隨流行類型的不同而異，不少情況會出現劇烈的腹痛、嘔吐及下痢等情況。

×內科

11.**急性中毒**　這是因為一氧化碳所造成的缺氧，或者是誤飲酒精、藥劑而導致身體失調的中毒症狀。為了洗胃，務必爭取送醫的時間。

×××內科

12.**直立性調節障礙**　這種毛病是在站起身體的時候會有目眩、眼前發黑的症狀，問題的原因在於自律神經的調節產生障礙，有時還會併發腹痛及頭痛。

××內科

13.**暈車**　長時間乘坐汽車、船等搖晃的交通工具而引發的症狀。

□休息

14.**小腦障礙**　因為小腦出血或長腫瘤而引發機能障礙的病態，如果是小腦出血，大多是肇因於高血壓，而且也會出現嘔吐、頭痛的症狀。

×××腦外科

15.**內耳炎**　這是慢性中耳炎未能治癒而波及內耳，使內耳也都受到感染的狀態，較之中耳炎及重聽，此病的感染率更高，有時還會併發目眩及噁心的現象。

××耳鼻喉科

16. **梅尼艾病** 這是因為內耳的淋巴液增加，使得身體的平衡無法維持在一定的程度，並且反覆發作的疾病，神經質的人尤其容易得到此病。

××耳鼻喉科

17. **急性胃炎** 發病的原因有二，一種是因為流行性感冒等的感染症或是過敏所引起的，另一種則是肇因於酒、藥及壓力的問題，時而導致胃液分泌停止，時而使胃部粘膜崩壞。

×消化器官內科

18. **十二指腸潰瘍、胃潰瘍** 這是胃部的粘膜糜爛或壞死而引發的毛病，原因大多起於胃酸過多，所以要避免空腹、食用刺激性的食物以及積存壓力，如此一來即可治癒。

×消化器官內科

19. **膽石症、胰炎** 由膽固醇、膽汁酸等物質所形成的膽石積存在膽囊、膽管的毛病，此病好發於常吃脂肪類食品、酗酒、飲食不規律及進食速度太快的人，而膽石症易被誤診為右肩疼痛，胰炎也常被誤為是胃腸的疾病。

××消化器官內科

20. **赤痢、食物中毒** 這是感染赤痢菌等細菌而產生的病態，患者會發生劇烈嘔吐及下痢，所以要小心呈現脫水症狀，務必儘快到專科醫院接受診察。

××內科

21. A型肝炎、E型肝炎 這些類型的肝炎大多以糞便、飲水及魚貝類為感染源，有些時候是在國外旅行時發病的。
××內科

22. 膽囊炎 一般大多是因為膽石使膽汁滯留而造成膽囊的發炎，有時會突然發燒，而且除了上腹部疼痛之外，右肩也會有疼痛的現象。
××消化器官內科

23. 急性腹膜炎 這是在罹患闌尾炎、胃潰瘍、十二指腸潰瘍時又受到細菌的感染而使腹膜發炎的病症，如果千方百計地抑止腹痛，在疼痛消失後反而會引發更大的危險。
××內科

24. 闌尾炎 又叫盲腸炎，大多是從嘔吐及心窩痛而開始出現症狀，有時候也會因為感冒、便秘及過度疲勞而誘發此病。
××消化器官內科

25. 急性胰炎、腸炎 特徵是突如其來的劇烈腹痛，有時候是因為酗酒造成胰臟壞死，進而併發出血的情形。
××消化器官內科、外科

26. 腸閉塞 這是因為糞便硬塊阻塞，或是腸壁封閉、扭曲而引發的病症，因為惡化的速度很快，有時需要進行外科手術。
××消化器官外科

27. 月經困難症 這種病症會有下腹部痛及心焦等月經特有的不舒服感，影響所及會使得日常生活發生困難，此外，肇因於子宮內膜症及發炎的例子也相當多。

28.害喜 這是因為急速的身體變化，引發類似嘔吐感及食慾不振等輕微的感冒症狀，而且不論是空腹或者是吃飽飯都可能有嘔吐感。 **××婦產科 □休養**

29.子宮外孕 指受精卵在輸卵管或卵巢等子宮以外的部位著床的狀態，其特徵是有會擴及至肛門附近的下腹痛。 **××婦產科**

30.食道癌 初期症狀是胃悶、胸部梗塞感及食道長出腫瘤，飲用烈酒、吃辛辣的食物及抽菸等等刺激粘膜的行為都是引發此病的原因。 **×××消化器官外科**

31.食道憩室、食道炎 食道壁會因為各種原因而長出袋狀物體（憩室），有的時候會引發梗塞感，有時則無任何症狀。 **×內科**

32.食道弛緩不能（achalasia） 這是在連結食道與胃部的下部食道括約肌發生弛緩，無法達到理想收縮狀態的病症，容易造成食物滯留而引發食道炎。 **××消化器官內科**

⑧發燙

●慢性發燙
●暫時性發燙

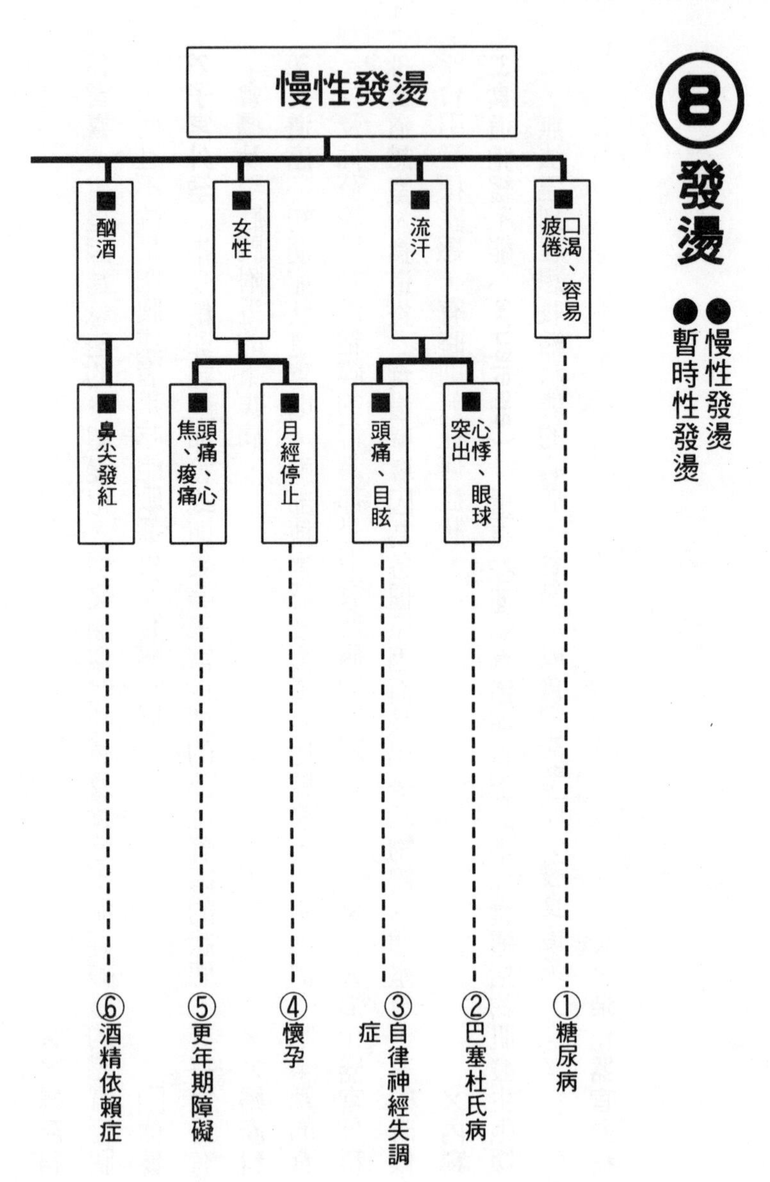

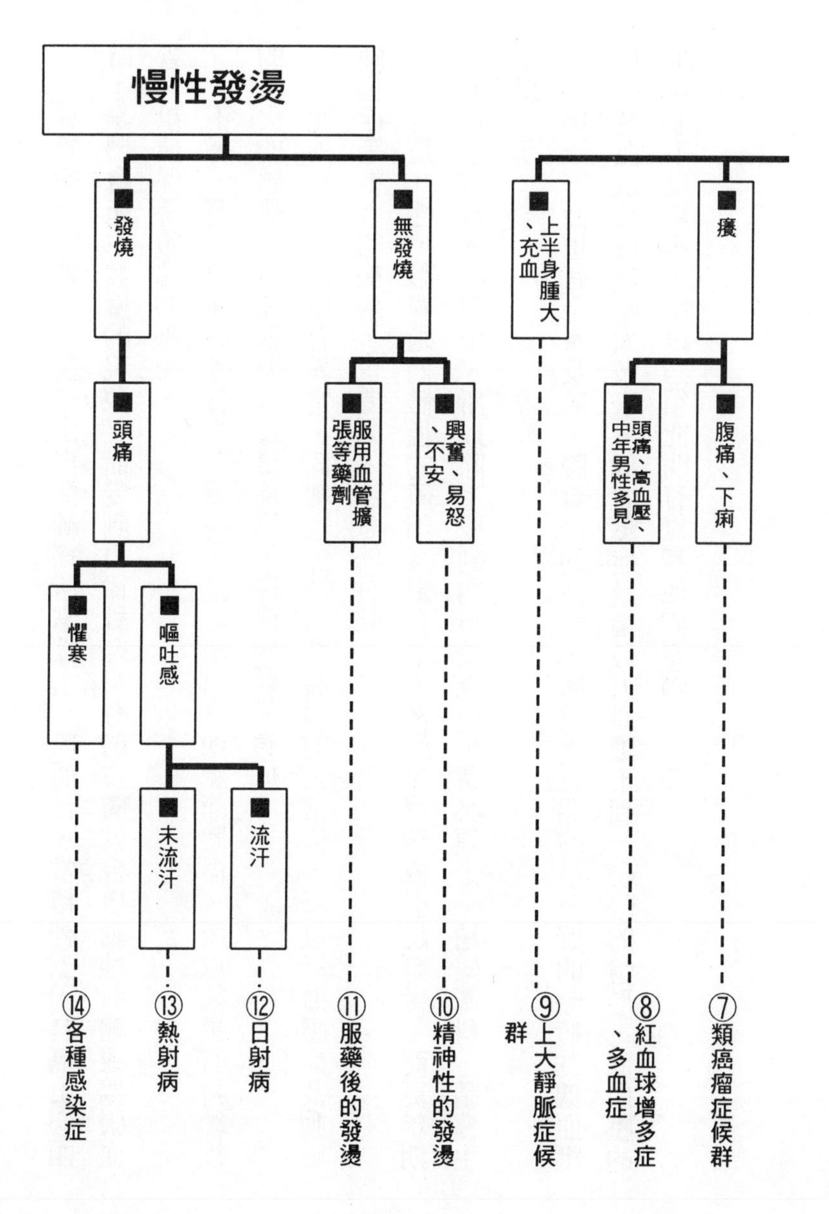
慢性發燙
發燒
無發燒
上半身腫大、充血
癢
頭痛
服用血管擴張等藥劑
興奮、易怒、不安
頭痛、高血壓、中年男性多見
腹痛、下痢
惼寒
嘔吐感
未流汗
流汗
⑭各種感染症
⑬熱射病
⑫日射病
⑪服藥後的發燙
⑩精神性的發燙
⑨上大靜脈症候群
⑧紅血球增多症、多血症
⑦類癌瘤症候群

身體的溫度調節主要是由自律神經所掌控，一般而言，當精神上因為氣上心頭時，身體會產生發燙的現象，而受到自律神經指令的皮膚就會自動地收縮或擴張血管，以便保持體溫的平衡。

不過，萬一自律神經發生了障礙，就無法適當地調節體溫，所以如果有持續性的上火的感覺，首先就要懷疑是罹患了自律神經失調症。

此外，若是血壓有異常，同樣也無法維持體溫的正常值，所以高血壓症及動脈硬化症等重大的疾病，也要列入注意的行列。

若是女性，影響她們體溫的原因又更多了，例如，懷孕會引起發燙，而更年期障礙也會有發燙的現象，所以除了要到內科檢查外，還必須走一趟婦產科，請醫生提供指示。

另一方面也有全身及腳、腰發冷的情況，與發冷有關的最可疑的毛病為低血壓症、貧血以及冷氣吹太多了。低血壓症是指最大血壓不到一〇〇的情形，低血壓的本身並不是疾病，所以必須究明有無其他的原因。

從圖表看出的可疑病症

1. **糖尿病**　這是胰臟所分泌的荷爾蒙——胰島素不足所引起的全身障礙，若是未進展到某種程度就不會出現症狀，可是因為糖尿病會加速動脈硬化的惡化，因此要格外小心。　**××內分泌內科**

2. **巴塞杜氏病**　屬於甲狀腺機能亢進症的一種，大多要等到脖子腫大，手部發抖及脈搏加快的症狀時才會被發現，是年輕女性多見的毛病。　**××內分泌內科**

3. **自律神經失調症、身心症**　特徵是雖然沒有明顯的內臟疾病，但是卻有全身失調的感覺，有些時候還會誘發高血壓、低血壓或糖尿病。　**×內科**

4. **懷孕**　因為懷孕會繼續分泌有提高體溫作用的黃體激素，所以才會有長期高溫的現象。　**□婦產科**

5. **更年期障礙**　這是女性在邁入老年期時，在身體上發生變化而引起的不固定毛病，隨著閉經期的來臨會出現心悸、發汗及發燙等的症狀，原因大多起於卵巢機能的減退。　**×婦產科、內科**

6. **酒精依賴症**　這是指酒精中毒的毛病，有時會有精神障礙或幻覺症狀，甚至還可

能進一步併發腦部障礙或消化器官障礙。 ×精神科

7.**類癌瘤症候群** 這是指長在支氣管或消化管的良性腫瘤，有時會引起咳嗽、下痢等症狀，有時則會併發心臟瓣膜症。 ××內科

8.**紅血球增多症、多血症** 人體的骨髓的任務是調節紅血球的製造及破壞的數量，若是未能適當調整而導致生產過多，障礙就會隨之而來，有時還可能會併發腦中風等病症。 ××內科

9.**上大靜脈症候群** 這是負責集中上半身的血液，並且將之送回心臟的上大靜脈，因為腫瘤而受阻的病症，有時還會造成昏迷。 ××循環器官內科

10.**精神性的發燙** 對突發情況感到興奮或憤怒時，體溫亦會隨之升高。 □無病

11.**服藥後的發燙** 若長期服用鈣片或血管擴張劑，有時也會有發熱感覺。 □各科

12.**日射病** 如果在炎熱的天氣下工作或運動，有時也會突然發生目眩、頭痛的毛病，循環器官較弱的人需要特別注意。 ××內科

13.**熱射病** 這是因為長時間待在高溫的場所，導致體溫調節不易的毛病，有時還可能使體溫超過四十度。 ××內科

14.**各種感染症** 以感冒為其中代表，是受到病毒（微生物）、細菌等侵襲而生之毛病的總稱。 ××內科

⑨口渴

●經常口渴
●暫時性口渴

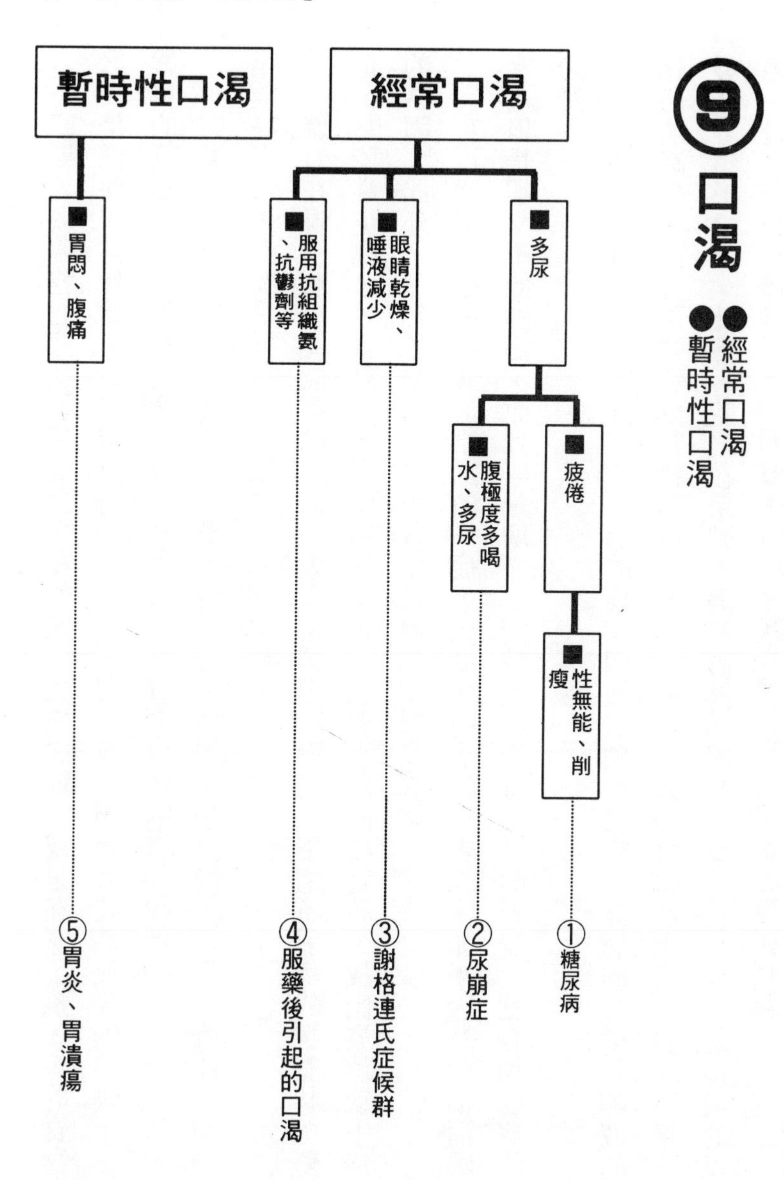

口渴、喉嚨乾的症狀如果是發生在乾燥、炎熱之地，或是在吃了鹹、辣的食物之後是很理所當然的，日本還無所謂，若是在美國或中國等大陸性氣候的環境下，嚴重的乾燥氣候不但會引起口渴，甚至還可能會乾得使嘴唇都龜裂了。

如果是生理的現象，應該沒什麼大礙，但是假如頻頻口渴，也沒有流汗，卻不停地喝水，那就要懷疑可能是罹患了某種疾病。

倘若在喝了水後便能解除口渴，大多是肇因於發燒、下痢所引起的身體狀況變化，為了避免脫水，身體會發出口渴的要求，患者應到內科就診，找出發燒或下痢的原因，此外，別忘了暴飲暴食也會引發輕微的脫水症狀。

有可能引發這些症狀之原因的病症，以糖尿病最具代表性，如果因為口渴而喝水，但是卻又不能解渴，而且尿量增多，同時也有全身疲勞的感覺，就有糖尿病的嫌疑。

另外，還有一種名符其實會口渴的疾病叫做口腔乾燥症，此病的特徵是唾液的分泌量減少，甚至還會造成食物難以吞嚥，這種毛病大多發生在大量出血或下痢、發汗等情形之後。此外，若是在精神上遇到震撼或興奮之事，也容易引起口渴的現象，最好走一趟精神科，詢問醫生這些症狀是否與憂鬱症或神經症有關。

從圖表看出的可疑病症

1. **糖尿病**　這是因為胰島素、荷爾蒙的不足而引發的高血糖症狀，容易成為心肌梗塞、腦梗塞等成人病的原因。　　　　　　　　　　　　　　　　　　　　　　**×內科**

2. **尿崩症**　這是視下丘所製造的抗利尿荷爾蒙減少而引起的病症，可能的原因有腦腫瘤、髓膜炎等。　　　　　　　　　　　　　　　　　　　　　　**××內分泌內科**

3. **謝格連氏症候群**　因為口、鼻、眼睛太過於乾燥，結果引起結膜炎或不斷地流鼻血的現象。　　　　　　　　　　　　　　　　　　　　　　**××內科**

4. **服藥後引起的口渴**　尤其是持續地服用抗組織氨劑或抗鬱劑時，可能會附帶產生喉嚨乾的毛病。　　　　　　　　　　　　　　　　　　　　　　**×內科**

5. **胃炎、胃潰瘍**　這是胃內發炎或潰瘍的病態，消除精神上的壓力是處理這些問題的上上之策。　　　　　　　　　　　　　　　　　　　　　　**××消化器官內科**

⑩ 痙攣

●突發
●有前兆

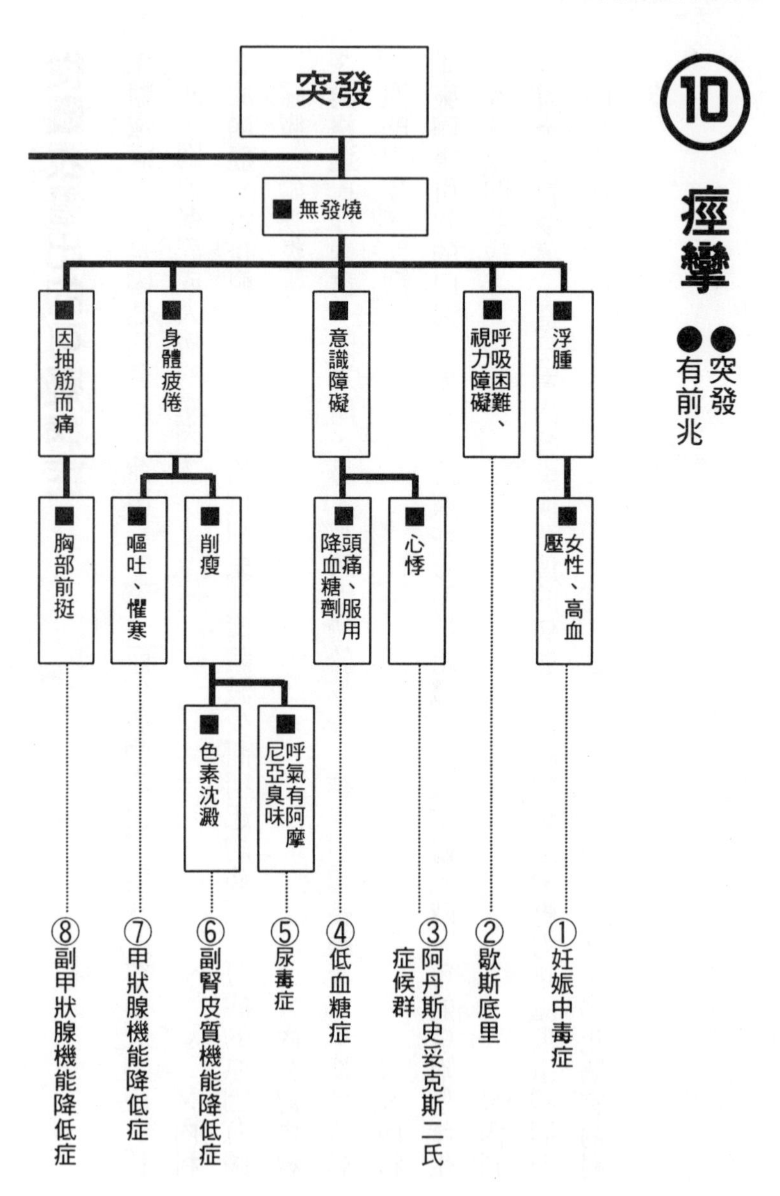
突發
無發燒
因抽筋而痛
身體疲倦
意識障礙
呼吸困難、視力障礙
浮腫
胸部前挺
嘔吐、惧寒
削瘦
頭痛、服用降血糖劑
心悸
女性、高血壓
色素沈澱
呼氣有阿摩尼亞臭味
⑧副甲狀腺機能降低症
⑦甲狀腺機能降低症
⑥副腎皮質機能降低症
⑤尿毒症
④低血糖症
③阿丹斯史妥克斯二氏症候群
②歇斯底里
①妊娠中毒症

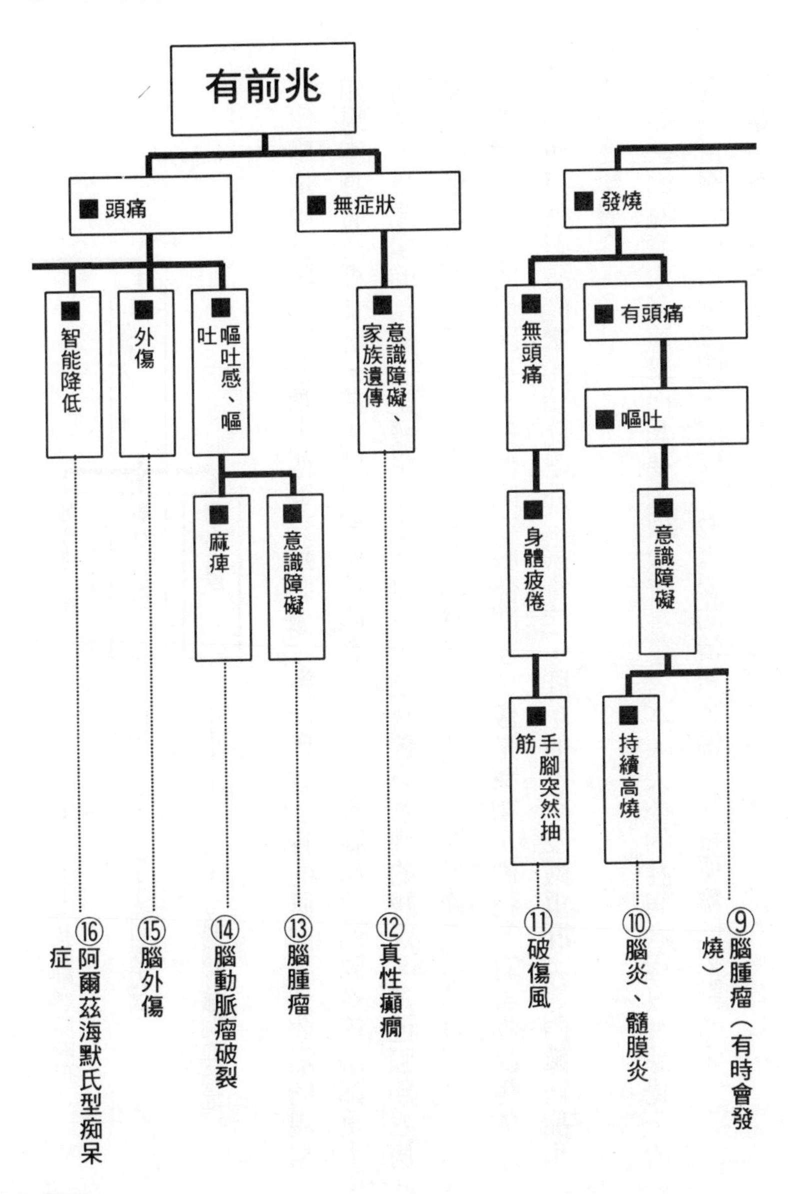
有前兆
■頭痛
■無症狀
■發燒
■智能降低
■外傷
■嘔吐感、嘔吐
■意識障礙、家族遺傳
■無頭痛
■有頭痛
■嘔吐
■痲痺
■意識障礙
■身體疲倦
■意識障礙
■手腳突然抽筋
■持續高燒
⑯阿爾茲海默氏型痴呆症
⑮腦外傷
⑭腦動脈瘤破裂
⑬腦腫瘤
⑫真性癲癇
⑪破傷風
⑩腦炎、髓膜炎
⑨腦腫瘤（有時會發燒）

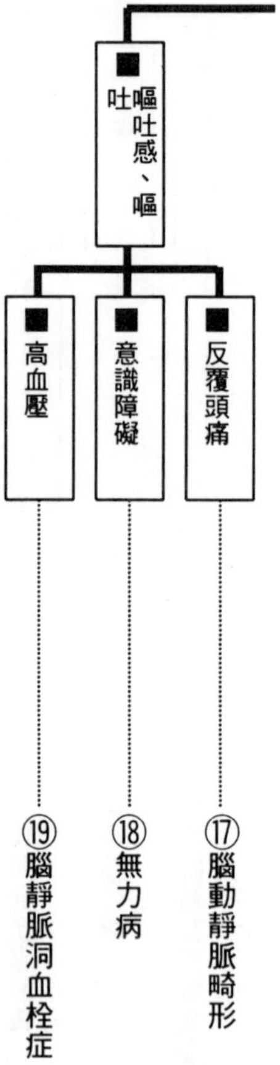

■嘔吐感、嘔吐
■反覆頭痛 …… ⑰腦動靜脈畸形
■意識障礙 …… ⑱無力病
■高血壓 …… ⑲腦靜脈洞血栓症

痙攣是源於腦部的運動中樞等受到刺激，進而導致全身的肌肉突然收縮的現象，如果本身有這種情況，首先就要懷疑可能有腦中風、腦腫瘤及髓膜炎等腦部重大疾病。但是痙攣的年齡若是發生在十歲以下，就有罹患癲癇的嫌疑。其他腦部毛病的發作特徵是身體的某些部位會前奏似地發抖，然後再從部分擴大到全身。

不過，發病的原因也不只侷限在腦部問題，像是藥物、酒精及有毒物品等的中毒性疾病亦會引發痙攣。除此之外，尿毒症、肝功能不全及嚴重肝炎等內臟病症也會導致痙攣發作。

如果因為發生了痙攣而想要去做檢查，患者本人大多的發病過程沒有感覺，所以現場目擊者的情況說明，就成了最重要的情報來源，觀察痙攣的要點為：

●在何地發作？

●從哪個部位開始？結果如何？

●有無呼吸困難、發燒、失禁、咬舌或口吐白沫等現象？

●發作後有無麻痺、昏睡或神智模糊的狀態？

●持續幾分鐘？

因為痙攣大多會併發意識障礙或呼吸困難，處理方式是讓患者安靜地躺下來，並且壓住舌根，確保呼吸道的暢通，避免發生窒息為要。此外，大部分的痙攣都只是暫時性的，過了數分鐘即會收斂，但是務必要走一趟腦外科進行診察。

從圖表看出的可疑病症

1. **妊娠中毒症**　這是出現浮腫、高血壓及蛋白尿的懷孕中的併發症，有時還會引起意識障礙。　**×婦產科**
2. **歇斯底里**　這是一種發生在大家面前的神經症。　**×精神科**
3. **阿丹斯史妥克斯二氏症候群**（Adams-Stokes syndrome）　這是心臟暫時停止跳動，致使血液無法流通而引起的痙攣、意識障礙，若是反覆發作，可能會造成生命危險。　**××循環器官內科**

4.低血糖症　血中的葡萄糖濃度如果降至六十*mg*／*dl*以下，就會引起發汗、發抖的現象，有時還會出現痙攣、昏睡的情形，若是延遲處理，可能有變成植物人之虞。

××內分泌科

5.尿毒症　腎臟機能弱化，無法將毒素排出體外而任其繞行全身的病態。

××內科

6.副腎皮質機能降低症　這是調節蛋白質、脂質的副腎皮質荷爾蒙的分泌量減少所引起的病症，有時還會引起嘔吐感或嘔吐。

××內科

7.甲狀腺機能降低症　這是因為甲狀腺荷爾蒙減少，致使全身的新陳代謝停滯的病態，有時會產生手腳浮腫、迷迷糊糊的感覺。

××內科

8.副甲狀腺機能降低症　一種少見的毛病，發病的原因是血液中的鈣質受到副甲狀腺荷爾蒙的影響而減少，手腳及全身都會發生痙攣。

××內分泌科

9.腦腫瘤　因為腦部是扮演運動、知覺及視力等功能的重要部位，所以不論腫瘤是惡性或良性，都會造成腦部障礙，不發燒的情況比較多。

××腦外科

10.腦炎、髓膜炎　這是腦部、髓膜發炎的病症。

××神經內科

11.破傷風　這是肇因於刺傷、外傷而使破傷風菌侵入破壞脊髓的疾病，雖然只是一點點的傷口，但是卻會引發全身痙攣的嚴重問題。

××內科

12. **真性癲癇**　痙攣的種類可以分成很多種，從全身痙攣的大發作到以頭痛或腹痛方式呈現的自律神經發作都包含在內，但是至今仍然原因不明。　××神經內科

13. **腦腫瘤**　隨著腫瘤部位的不同而有多樣化的症狀，也有類似癲癇般的發作。　××腦外科

14. **腦動脈瘤破裂**　這是部分腦動脈變成瘤狀，並且破裂、出血的病態，有許多病例可能會成為蜘蛛膜下出血的原因。　××腦外科

15. **腦外傷**　這種問題大多起於車禍或是腦部受到毆打的情況。　×××腦外科

16. **阿爾茲海默氏型痴呆症**　一般而言，健康之人的腦部重量約為一千四百公克，如果得了此病，大約會萎縮一成左右，不論質量均有變化。　××神經內科

17. **腦動靜脈畸型**　這是腦部血管異常，致使動脈與靜脈相互連結而發生障礙的毛病，會引起腦出血或發作，甚至還會造成失語症。　××腦外科

18. **無力病**　這是腦底部發生疙瘩狀的血管網所引發的病態，小孩子可能會有發病般的痙攣及明顯的手腳無力感，大人則會有腦中風的症狀。　××腦外科

19. **腦靜脈洞血栓症**　在腦靜脈內形成血栓，導致血液循環惡化的病症，另外也可能因為髓膜炎而併發此病，大多會有意識障礙及頭痛的現象。　××腦外科

⑪ 目眩

●聽覺異常（重聽、耳鳴）

●聽覺正常

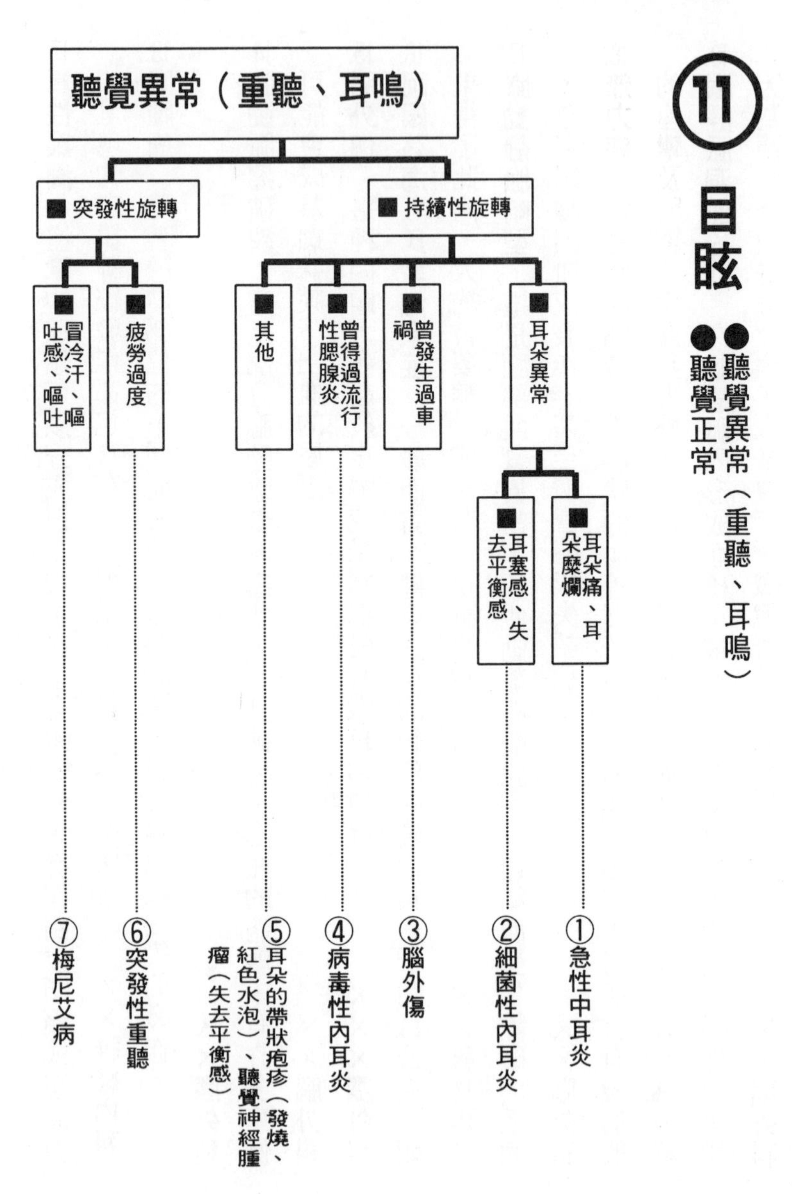

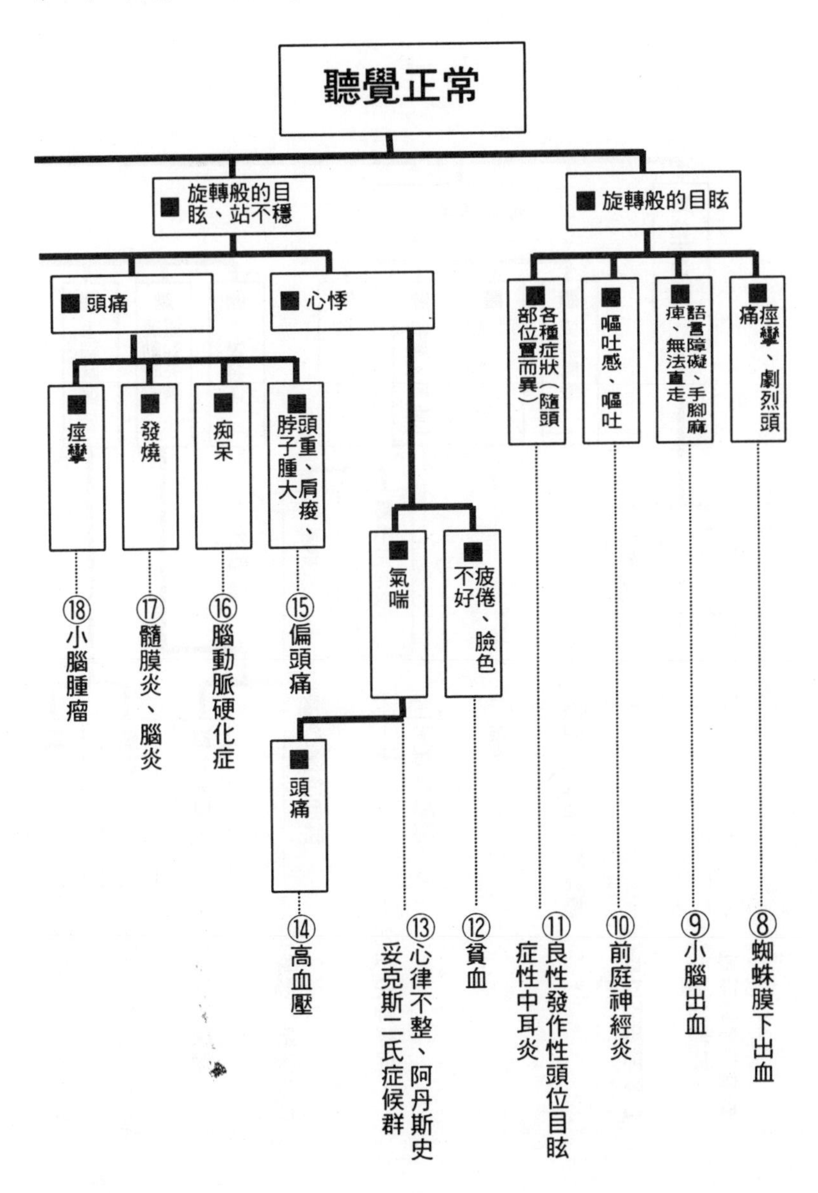

聽覺正常
旋轉般的目眩、站不穩
旋轉般的目眩
頭痛
心悸
痙攣
發燒
痴呆
頭重、肩痠、脖子腫大
氣喘
疲倦、臉色不好
頭痛
各種症狀(隨頭部位置而異)
嘔吐感、嘔吐
語言障礙、手腳麻痺、無法直走
痙攣、劇烈頭痛
⑱小腦腫瘤
⑰髓膜炎、腦炎
⑯腦動脈硬化症
⑮偏頭痛
⑭高血壓
⑬心律不整、阿丹斯史妥克斯二氏症候群
⑫貧血
⑪良性發作性頭位目眩症性中耳炎
⑩前庭神經炎
⑨小腦出血
⑧蜘蛛膜下出血

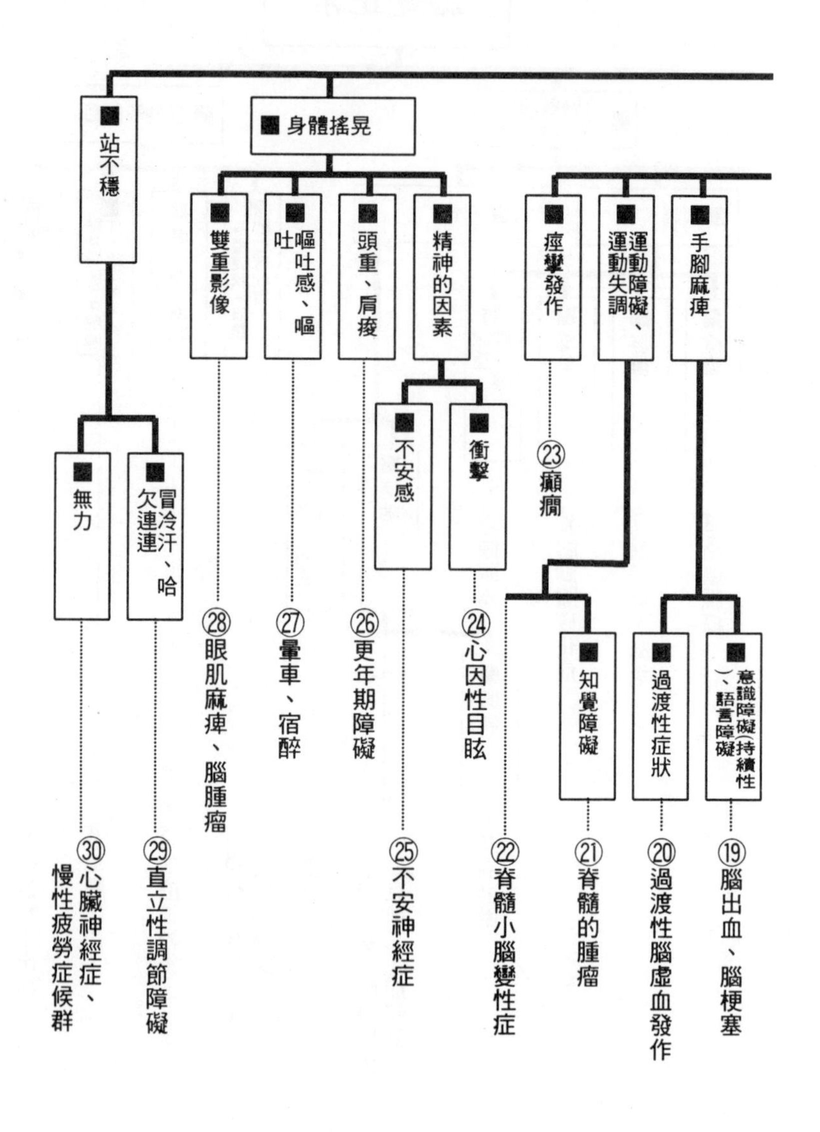

站不穩
身體搖晃
雙重影像
嘔吐感、嘔吐
頭重、肩痠
精神的因素
痙攣發作
運動障礙、運動失調
手腳麻痺
無力
冒冷汗、哈欠連連
不安感
衝擊
㉓癲癇
㉘眼肌麻痺、腦腫瘤
㉗暈車、宿醉
㉖更年期障礙
㉔心因性目眩
知覺障礙
過渡性症狀
意識障礙(持續性)、語言障礙
㉚心臟神經症、慢性疲勞症候群
㉙直立性調節障礙
㉕不安神經症
㉒脊髓小腦變性症
㉑脊髓的腫瘤
⑳過渡性腦虛血發作
⑲腦出血、腦梗塞

目眩可以分為兩種，一種是四周景物在轉動或自己身體在旋轉般的目眩，另一種是搖晃不定、昏昏沈沈的目眩，前者屬於真性目眩，後者則為假性目眩。以梅尼艾病等為例，除了有目眩的毛病外，據說還會併發重聽、耳鳴之類的聽覺障礙，這些病症大多是真性目眩，附帶一提的是梅尼艾病的原因是內耳中有發炎現象。不過，即使同為真性目眩，也有不會伴隨聽覺障礙的前庭神經炎等病，而且有些梅尼艾病亦不會有重聽症狀，因此不可一概而論。

假性目眩主要是以中樞神經為首的各種病症所引起的，此外尚有同時被真性、假性目眩襲擊的疾病，亦即隨著某一病症的進展程度，會先後出現真性、假性的目眩。有目眩症狀的毛病是以神經系統疾病、耳鼻喉科系統疾病及眼科系統疾病佔了大多數，偶爾還會併發高血壓症或心因性的問題。

從圖表看出的可疑病症

1.急性中耳炎　這是中耳突然發炎的疾病，大多會併發耳朵痛或發燒的症狀，有時是肇因於感冒而使得鼻子、喉嚨發炎，導致細菌侵入而產生的。　**××耳鼻喉科**

2.細菌性內耳炎　這是因為引發中耳炎、髓膜炎的發炎細菌又侵入了內耳的病症，

與中耳炎不同的是，這種疾病有產生重聽的傾向。 ××耳鼻喉科

3. **腦外傷** 若發生了車禍，或者頭部遭到毆傷等情況，可能會引起腦出血或組織的障礙，另外還會併發頭痛、意識障礙或手腳痲痺等現象。 ×××腦外科

4. **病毒性內耳炎** 這是病原體為病毒（微生物）所引起的內耳發炎的疾病，流行性腮腺炎是主要的發病原因。 ××耳鼻喉科

5. **耳朵的帶狀疱疹、聽覺神經腫瘤** 這是一種會掠過帶狀的神經痛以及長出紅色水泡的疱疹，如果腫瘤長在從內耳通向中樞的聽覺神經上，一旦腫瘤變大，目眩也會惡化。 ××耳鼻喉科

6. **突發性重聽** 這是原因不明的突發性重聽，其中大多是高血壓、糖尿病所引發的，而發病的症狀也多只侷限於單側的耳朵。 ××耳鼻喉科

7. **梅尼艾病** 這是目眩、嘔吐及耳鳴不斷的疾病，多見於疲勞、睡眠不足或有低血壓現象之人的身上，但是大部分的起因為壓力問題。 ××耳鼻喉科

8. **蜘蛛膜下出血** 這是發生在覆蓋腦部薄膜中的蜘蛛膜與軟膜之間的出血病態，是一種危險的疾病。 ××腦外科

9. **小腦出血** 這種腦部出血的特徵是初期意識清楚，但是卻無法站立行走，早期發

現是非常重要的。

10.前庭神經炎　這是負責身體平衡的內耳部分（前庭）發炎的毛病，有時是感冒所引起的，大多數會有重聽及目眩的症狀。　×××腦外科

11.良性發作性頭位目眩症　這是搖搖頭或翻動身體便會引發數秒鐘的目眩的病症，原因之一是三半規管的問題。有時則肇因於中耳炎。　××耳鼻喉科

12.貧血　主要是因為鐵質不足，致使血液中的紅血球數及血紅素降低而引起的狀態，有必要檢查一下背地裡是否潛藏著無法造血的重病。　×耳鼻喉科

13.心律不整、阿丹斯史妥克斯二氏症候群　這兩種毛病都會使脈搏不規則而減緩，造成送往腦部血液急遽減少的結果，所以會引起發作、意識障礙等現象。　×內科

14.高血壓症　高血壓本身並不是疾病，但是如果長期處於這種情況，可能會成為提高腦、心臟、腎臟等病症發病機率的原因。　×××循環器官內科

15.偏頭痛　特徵是單側的頭部持續陣陣的疼痛達數小時之久。發病的原因大多為腦部等處的血管在收縮後過度擴張而引起的。　×循環器官內科

16.腦動脈硬化症　隨著年齡的增長而硬化的動脈血管會日益變細，然後產生血液循　×內科

環受阻的症狀。這個名稱最近開始受到質疑，有不再使用的傾向。

17. 髓膜炎、腦炎　腦膜或組織發炎而引起的病態，一般會併發劇烈的頭痛及嘔吐的現象，隨著病情的惡化，也比較容易引發意識障礙、發作等。　××內科

18. 小腦腫瘤　這是指保持身體平衡，使之健全活動的小腦長了腫瘤的狀態，患者本身會有身體搖晃、目眩的明顯自覺。　××腦外科

19. 腦出血、腦梗塞　前者是腦部血管破裂而造成的腦內出血，後者則是血管窄化後被血塊阻塞的腦梗塞，有手腳麻痺及意識障礙等症狀。　××腦外科

20. 過度性腦虛血發作　腦部的血液流動暫時停止，但是會在二十四小時內消失之運動障礙的病態，大部分都在數分鐘內就會結束，因此醫生很難進行診察，所以一切端靠患者是否能夠向醫生正確描述自覺症狀而定。　××循環器官內科

21. 脊髓的腫瘤　長在中樞神經的脊髓組織上的腫瘤。脊髓有做為腦部與末梢神經的中繼站功用，所以有時會併發肋間神經痛。　××腦外科

22. 脊髓小腦變性症　因為脊髓、小腦發生了萎縮等變化，導致逐漸無法步行，或是身體搖晃的毛病，有時還會無法動手、動口。　××腦外科

23. 癲癇　這是指過度性發作、意識喪失或痙攣屢屢發生的病態，除了會有目眩的症

狀外，還有在瞬間失去意識等各種類型。　××神經內科

24.心因性目眩　身體搖晃、站不穩的目眩，有時是肇因於精神的不安，除去心中的煩惱就是最好的處方箋。　□精神科

25.不安神經症　心裡突然感到不安、心臟急速跳動及氣喘不過來的病態，患者對於何事感到不安則漠然不知，但是以慢性壓力佔了大多數的原因。　×精神科

26.更年期障礙　因為卵巢機能降低，使內分泌發生異常，導致全身失調的毛病，同時也是踏入老年之女性的不定愁訴。　×內科、婦產科

27.暈車、宿醉　有的人會因為長時間乘坐搖晃的交通工具，或是喝了太多的酒而併發脈搏加速、目眩的症狀，如果很嚴重，就要看內科。　□休息

28.眼肌麻痺、腦腫瘤　指活動眼球的肌肉麻痺，罹患斜視的病症，有時則以發炎、糖尿病、腦部神經的毛病為起因。　××眼科

29.直立性調節障礙　這是在起立時產生目眩、腦貧血的病態，好發於小孩子身上，有時會併發頭痛及腹痛。　××小兒科、內科

30.心臟神經症、慢性疲勞症候群　雖沒明顯的心臟疾病，卻會出現心悸、氣喘及脈搏異常的症狀。後者則是持續六個月以上的過度疲勞所造成的。　××內科

下面的方法可以檢查成為最近熱門話題的「慢性疲勞症候群」，能夠成為診斷標準的自覺症狀共有十四項，讀者們可自行問診，看看是否有符合的項目。

1／有無喉嚨痛？
2／有無發微燒？
3／淋巴節會不會痛？
4／有無肌力減退的感覺？
5／肌肉會不會痛？
6／會頭痛嗎？
7／有無睡太多或是失眠的現象？
8／運動後的肌肉痛是否會殘留二十四小時以上？
9／有無關節痛？
10／是否有對光線過敏、過度性黑點（視野中有黑影）、健忘、興奮、昏迷、思考力降低及憂鬱等其中一項以上的精神、神經症狀？
11／上述的症狀是否是突然出現的？
12／微燒？
13／咽頭炎？
14／淋巴節腫大或按了之後會痛？

在上述各項中，如果符合（1～11）六項以上，又符合（12～14）的他覺症狀（他人所見）兩項以上，或者符合（1～11）中的八項以上，就是患有慢性疲勞症候群的人。

第二章 判讀「身體的疼痛」

■內科B

⑫ 呼吸困難

●急性呼吸困難
●慢性呼吸困難

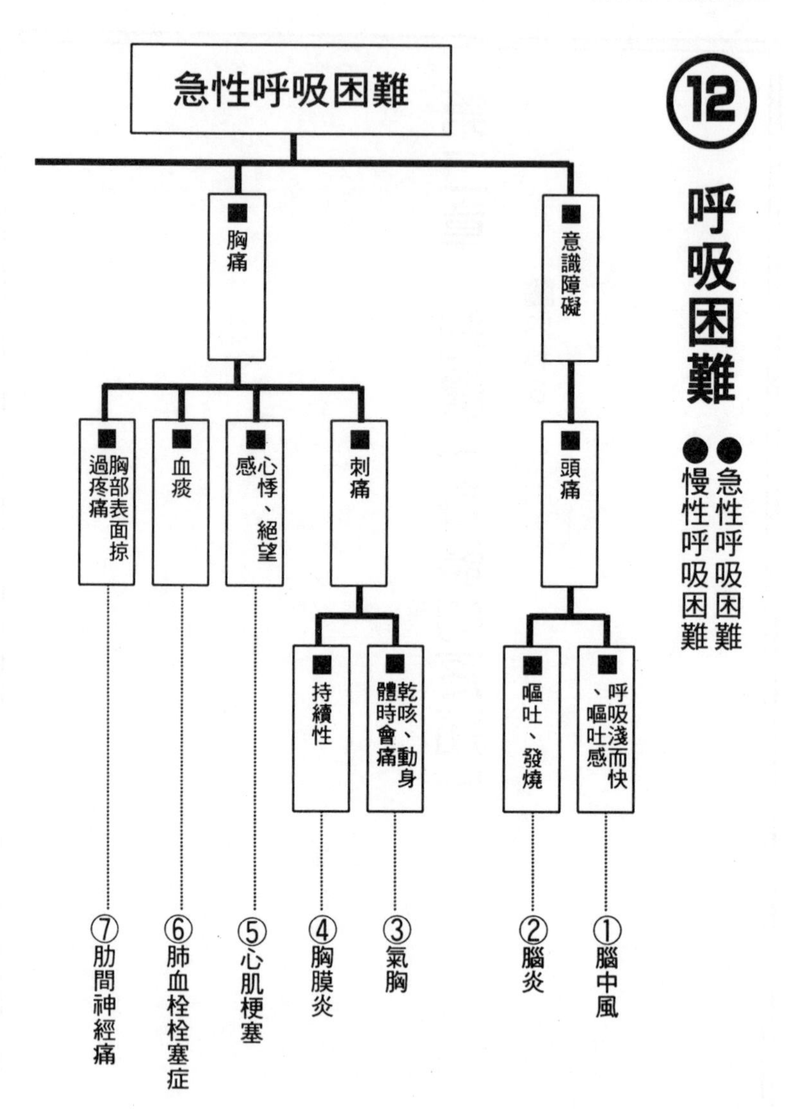

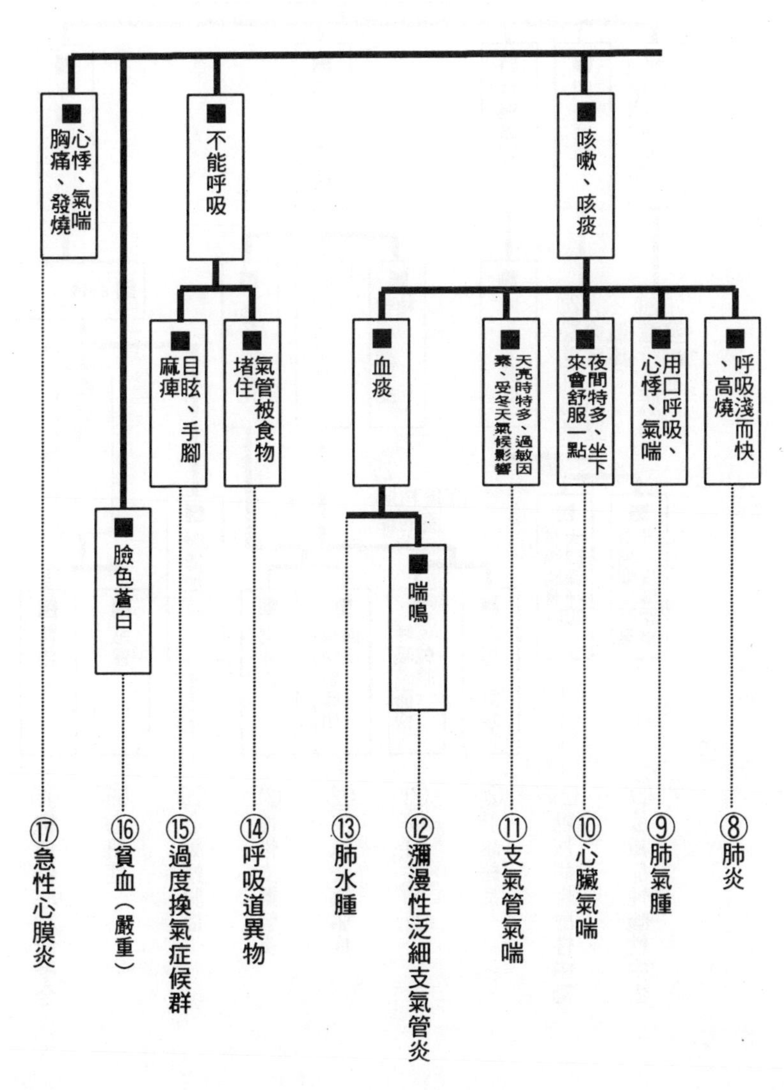

心悸、氣喘
胸痛、發燒
臉色蒼白
不能呼吸
目眩、手腳
麻痺
氣管被食物
堵住
咳嗽、咳痰
血痰
喘鳴
天亮時特多、過敏因
素、受冬天氣候影響
夜間特多、坐下
來會舒服一點
用口呼吸、
心悸、氣喘
呼吸淺而快
、高燒
⑰急性心膜炎
⑯貧血（嚴重）
⑮過度換氣症候群
⑭呼吸道異物
⑬肺水腫
⑫瀰漫性泛細支氣管炎
⑪支氣管氣喘
⑩心臟氣喘
⑨肺氣腫
⑧肺炎

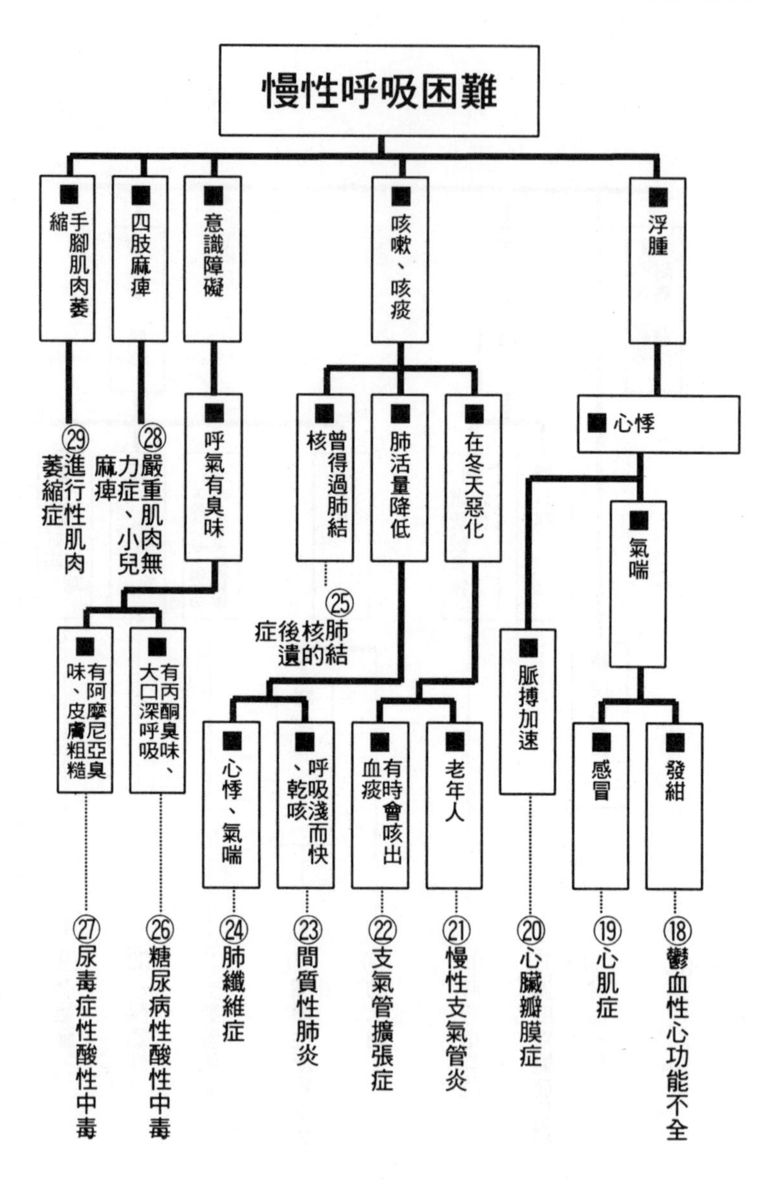
慢性呼吸困難
手腳肌肉萎縮
四肢麻痺
意識障礙
咳嗽、咳痰
浮腫
心悸
㉙進行性肌肉萎縮症
㉘嚴重肌肉無力症、小兒麻痺
呼氣有臭味
曾得過肺結核
肺活量降低
在冬天惡化
氣喘
㉕肺結核的後遺症
有阿摩尼亞臭味、皮膚粗糙
有丙酮臭味、大口深呼吸
心悸、氣喘
呼吸淺而快、乾咳
有時會咳出血痰
老年人
脈搏加速
感冒
發紺
㉗尿毒症性酸性中毒
㉖糖尿病性酸性中毒
㉔肺纖維症
㉓間質性肺炎
㉒支氣管擴張症
㉑慢性支氣管炎
⑳心臟瓣膜症
⑲心肌症
⑱鬱血性心功能不全

如果遇到痛得無法呼吸的情況時，就要先懷疑是下列的疾病：

●肺部疾病……肺炎、肺氣腫、肺結核等肺部的機能障礙。

●心臟疾病……心肌梗塞、鬱血性心功能不全等。

●上呼吸道疾病……慢性支氣管炎、支氣管氣喘。

●代謝異常的疾病……糖尿病性酸性中毒。

●其他、貧血、心因性引起及異物（糕餅、硬幣）阻塞。

假設某人呈現呼吸困難的狀態，又有心悸的現象，就有心肌梗塞的可能性，這時候千萬不能掉以輕心，除了要立刻通知救護車外，有時還必須視情況的需要而施予人工呼吸，同時也要鬆開衣服，使患者易於呼吸，保持舒服的姿勢是非常重要的。

人工呼吸的方法依序是①除去異物，確保呼吸道的暢通（仰面躺下，頭部彎向斜下方），②捏住患者鼻子，施救者的口完全覆蓋住對方的口，③第一次要用力而緩慢地吹氣，第二、三次則加快吹氣的速度，使患者的胸部膨脹，④鬆離口、鼻讓患者吐氣，②～④的順序要反覆進行。

人工呼吸就是在呼吸停止時的緊急處理法，但是對方假如尚有呼吸，只是氣若游絲時，可以慢慢按摩患者的背部，促進其呼吸即可。

從圖表看出的可疑病症

1. **腦中風**　一種是血管破裂的腦出血，一種則是血管受阻的腦梗塞。引發腦中風的可能原因為動脈硬化及高血壓。 **××神經內科**

2. **腦炎**　大多是受到病毒的感染而引起的，急性時可能會特別併發意識障礙、痙攣以及痲痺等症狀。 **××神經內科**

3. **氣胸**　指胸膜中的空氣受到阻塞的狀態，特徵是發病時會有突發性的刺痛感，有的還會有刺激性的咳嗽。 **××呼吸器官內科**

4. **胸膜炎**　是胸膜發炎、積水的病態，有時是在深呼吸的時候有刺痛感才被發現的。如果呼吸困難，就必須先保持絕對的安靜，並且進行緊急應對。 **××內科**

5. **心肌梗塞**　環繞心臟的冠狀動脈硬化，造成血流停止，進而導致心臟肌肉壞死的疾病，前驅症狀的劇烈胸痛及壓迫感是值得注意的訊號。 **×××循環器官內科**

6. **肺血栓栓塞症**　這是肺動脈的血塊阻塞了血液流動的病態，嚴重與否要視阻塞物的大小而定。 **×××呼吸器官內科**

7. **肋間神經痛**　這是在咳嗽、打噴嚏或深呼吸時會沿著肋骨產生痛楚的病症，有時是突發性疼痛，有時則會掠過持續性的疼痛。

××內科

8.肺炎 這是肺部受到感染而發炎的病症總稱，主要的感染原因是病毒及細菌。

××呼吸器官內科

9.肺氣腫 如果肺泡擴大，肺中積存了太多空氣，就無法充分地進行換氣。如果有呼吸困難，或是在早上起床時會頭痛就要注意了。

××呼吸器官內科

10.心臟氣喘 這是心臟病患者多見的氣喘般的呼吸困難，而且大部分是在左心送出血液的機能減退時發生的。

××循環器官內科

11.支氣管氣喘 這是因為支氣管痙攣及粘膜浮腫，導致呼吸道窄化而引發的氣喘，這種病症要儘快治療，避免演變慢性化。

×呼吸器官內科

12.瀰漫性泛細支氣管炎 瀰漫性是指此病會擴大到全身的狀態，這也是存在於支氣管與肺泡之間的細小支氣管的細支氣管都發炎的一種病症。

×呼吸器官內科

13.肺水腫 由於左心室的機能減退，致使供應氧氣的肺及運送血液的肺靜脈必須承受更多的負擔，因此造成肺泡扭曲，積水而腫大的病態。

××呼吸器官內科

14.呼吸道異物 從鼻、咽頭、喉頭、頸部一直到尖端交換氣體的肺泡為止都是呼吸道的範圍。如果在嘔吐時又有意識障礙的情況，就要特別注意避免讓嘔吐物梗住了呼吸道。

××麻醉科、外科

15.**過度換氣症候群**　這是因為不斷地呼吸過淺，結果吐出了太多了二氧化碳的狀態，精神及身體的壓力是較大的發病原因。　×內科

16.**貧血**　這主要是因為鐵質不足，所以才造成血液中的紅血球數、血紅素減少的狀態。如果在上樓梯時有心悸、氣喘的情況就要注意了。　×內科

17.**急性心膜炎**　這是指在包覆心臟的心膜與心外膜這兩層膜之間發炎的病態，有時會有胸痛，並且擴大到頸、肩之處，有的時候則無胸痛症狀，因此很容易看錯。　×循環器官內科

18.**鬱血性心功能不全**　如果左右心室任何一方的收縮機能減退，肺部、靜脈的血流就會鬱滯，這種鬱血狀態便會引發心功能不全的毛病。　×××循環器官內科

19.**心肌症**　這是心臟肌肉發生問題的全部病症，一般而言，此病的病因不明，大多數的心肌症是在有心臟肥大等的情況時才初次被發現，其他的疾病也可能是引發此病的原因。　×××循環器官內科

20.**心臟瓣膜症**　這是共有四片的心臟瓣膜無法完全閉合（瓣膜閉鎖不全）或無法順利開啟（瓣口狹窄）的病態，且有先天性與後天性之別。　×××循環器官內科

21.**慢性支氣管炎**　這是指併發咳嗽、咳痰的支氣管發炎拖延了三個月以上，而且又連續發生了兩年的狀態，早上有多痰的傾向。　×呼吸器官內科

22.支氣管擴張症 這是肺炎、支氣管炎又更惡化，導致支氣管擴張的疾病，此外，也有可能是小時候罹患了呼吸器官感染症所留下的後遺症。 **××呼吸器官內科**

23.間質性肺炎 這是肺泡與肺泡之間的隔間（間質）發炎的病態，乾咳是此病的初期症狀。 **××呼吸器官內科**

24.肺纖維症 這是因肺部凝縮、硬化，結果難以再伸展而發生呼吸困難的毛病，初期症狀是在上樓梯時會引起劇烈的心悸。 **××呼吸器官內科**

25.肺結核的後遺症 肺部如果感染了結核菌，可能會引發感染症，有時還會留下後遺症，肺活量會因而減少許多，萬一呼吸發生了困難，也會引起氣喘。 **×內科**

26.糖尿病性酸性中毒 酸性中毒是指血液的PH值降到七・三以下而酸性化的狀態，糖尿病嚴重時亦可能成為引發因素。 **×內分泌內科**

27.尿毒症性酸性中毒 這是因尿毒症而使脂肪酸於代謝時所產生的酮體，在血液中大量增加，導致血液酸性化的病症。 **×內科**

28.嚴重肌肉無力症 從眼瞼下垂的初期症狀到呼吸困難為止，都算是肌肉無力，難以活動的病症，而且有突然惡化之虞。 **×××神經內科**

29.進行性肌肉萎縮症 肌肉萎縮無法再發生作用的疾病，有些是肇因於遺傳因子的異常，同時也是一種可能會併發呼吸功能不全的危險惡疾。 **×××神經內科**

⑬胸痛

- ●心悸、氣喘、胸部劇痛
- ●咳嗽、呼吸時會前胸痛
- ●胸口中央有劇痛、壓迫感
- ●其他的胸痛

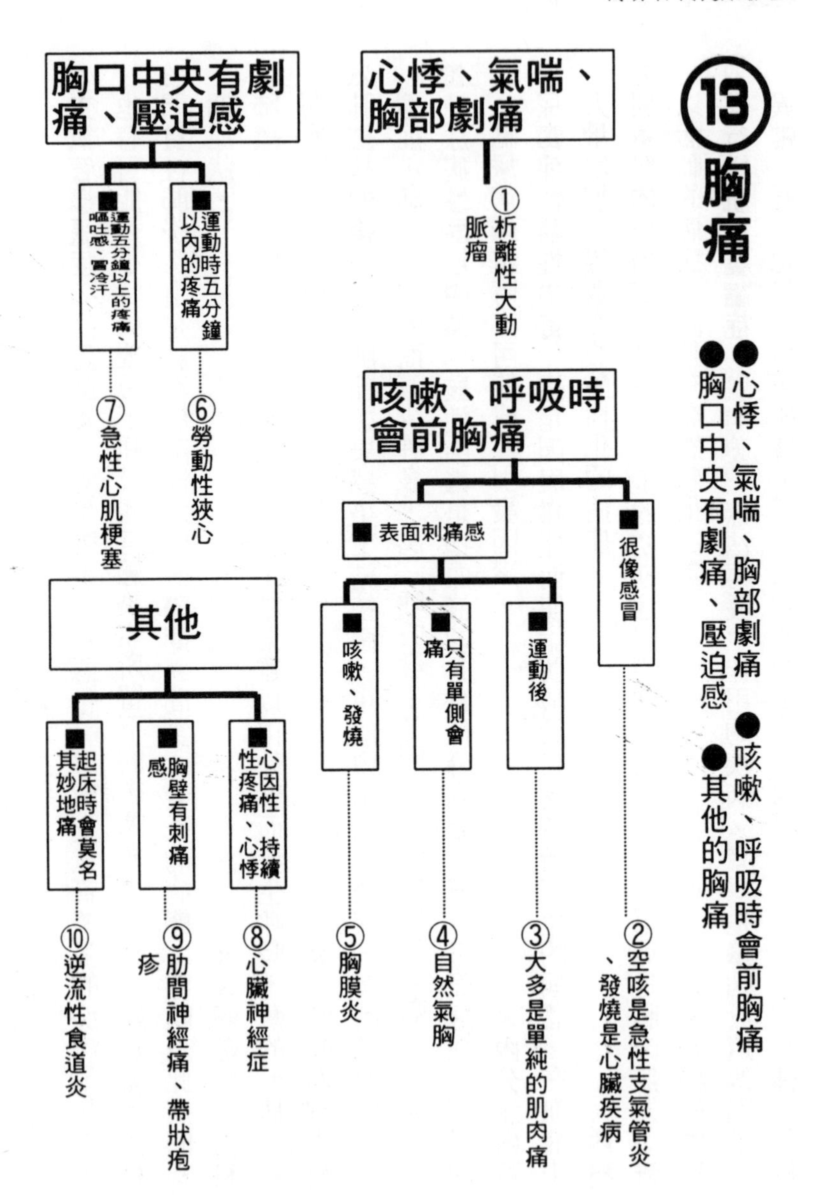

常聽到有人形容「胸口一陣絞痛」，這大多是心肌梗塞所引起的疼痛。不過，上帝是善待老人的，人的年紀一旦大了，就能夠免除其痛苦，即使罹患了心肌梗塞，也大多不會有胸痛的症狀。

至於「撕裂般的痛苦」則以因為石原裕次郎（日本影星）而成為熱門話題的析離性大動脈瘤為代表。此外，劇烈的胸痛也可能是腦梗塞或狹心症的表示。

但是就胸痛而言，其激烈度與強度並不一定與疾病的嚴重與否成正比，以輕微的胸痛為例，如果是心肌梗塞，就是分秒必爭的重病。相反地，即使是疼痛劇烈的自然氣胸，也不會有致命的危險。

因此，曾經有過胸痛經驗的人，就應該按照下列所述進行觀察，當然，緊要關頭之時也要連絡救護車為首要之務。

●胸痛的程度為何？是何種胸痛？

●何處疼痛？

●有無其他疼痛？疼痛有無擴散？（心肌梗塞的特徵即是痛楚會擴大到下巴、左肩，所以因為心肌梗塞而到牙科拔牙就成了趣談）

●何時疼痛？何時不痛？

●疼痛持續多久？

這五個項目都必須留心注意，以便能夠在就醫時向醫生提供更多的資訊。

從圖表看出的可疑病症

1. **析離性大動脈瘤**　這是向全身運送血液的大動脈中的血管壁外膜、中膜及內膜剝離後融於血液中長瘤而膨脹的疾病，初期以劇烈胸痛為特徵。

××循環器官外科

2. **急性支氣管炎、心臟疾病**　這是位於喉嚨與肺部之間的支氣管粘膜發炎的病態，容易併發乾咳。

×內科

3. **肌肉痛**　胸痛到幾乎無法呼吸的地步，因此容易懷疑是心臟疾病，但是也有可能後來才發現只是單純的肌肉痛而已。

□無病

4. **自然氣胸**　這是肺部開洞，使得空氣流入胸膜腔，導致肺與胸膜剝離而萎縮的疾病，特徵是胸口好像被某種東西刺中般地痛苦。

××呼吸器官內科

5. **胸膜炎**　這是肺炎又更惡化，致使發炎的範圍擴大到胸膜（肋膜）的病態，此外，肺癌及肺結核可能也會成為引發急性胸膜炎的原因。

××內科

6.勞動性狹心症 雖然運動時會比靜止時需要更多的氧氣，但這是因為冠狀動脈窄化，無法供給充分的氧氣才發生障礙的疾病，在入浴或排便時等勞動中也容易引發狹心症。

×××循環器官內科

7.急性心肌梗塞 這是負責把氧氣運送到心臟肌肉的血管受阻，導致血管尖端的心肌壞死的病症，如被烈火燒紅般的筷子刺入的胸痛是此病的特徵，但是老年人有時可能不會有痛覺。

×××循環器官內科

8.心臟神經症 這是沒有明顯的心臟病，可是卻會出現心悸、氣喘、胸痛及脈搏異常等症狀的病症。

×精神科

9.肋間神經痛、帶狀疱疹 前者是沿著肋骨產生針扎般的劇痛，打噴嚏或深呼吸時會加劇疼痛的程度。至於帶狀疱疹則是帶狀的劇痛會順著末梢神經掠過，而且還會長出疹子。

×內科

10.逆流性食道炎 這是胃液、膽汁向食道逆流，致使食道發炎的疾病，因為胸部會有不舒服感及疼痛，所以有時會誤以為是得了心臟疾病。

××內科

⑭ 吐血

●咳漱、血液呈鮮紅色（咯血）

●有嘔吐感、血液呈黑褐色（吐血）

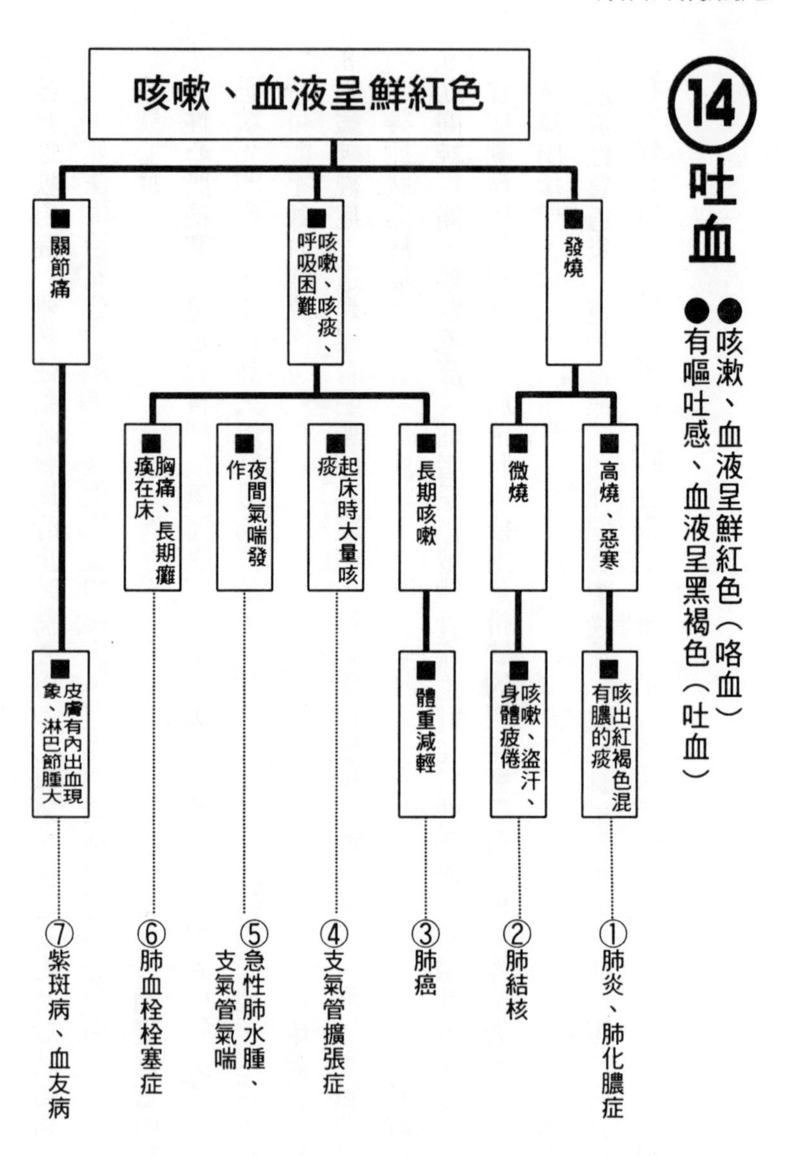

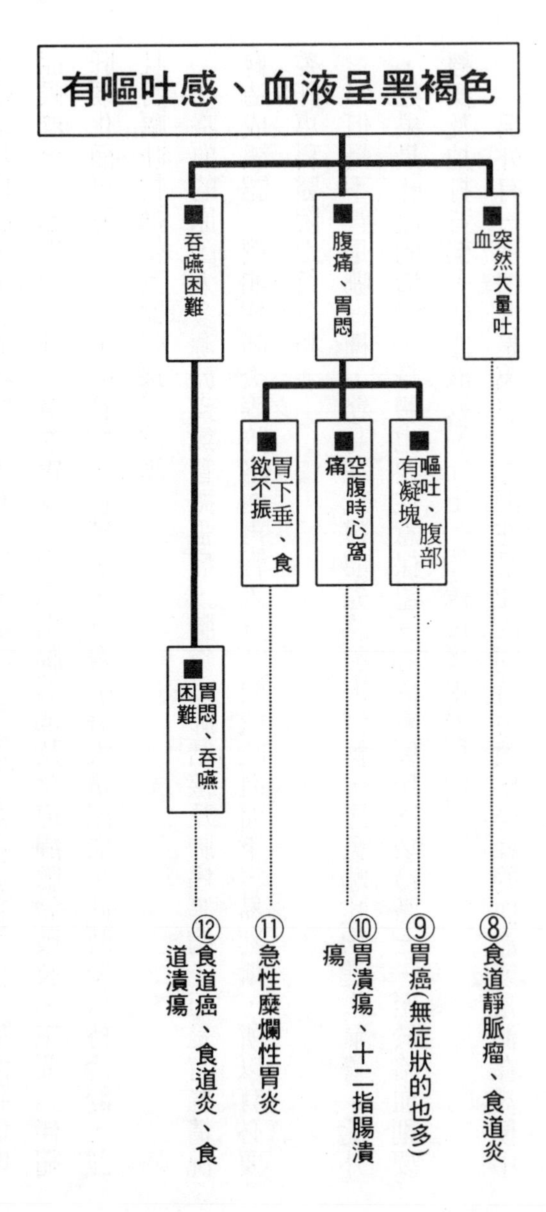
有嘔吐感、血液呈黑褐色
■突然大量吐血
■腹痛、胃悶
■吞嚥困難
■嘔吐、腹部有凝塊
■空腹時心窩痛
■胃下垂、食欲不振
■胃悶、吞嚥困難
⑧食道靜脈瘤、食道炎
⑨胃癌(無症狀的也多)
⑩胃潰瘍、十二指腸潰瘍
⑪急性糜爛性胃炎
⑫食道癌、食道炎、食道潰瘍

吐血的情形可以分為吐血與咯血兩種，發生這種症狀時必須分辨是哪一種，吐血是指混有來自胃部、食道等消化管器官的血液，特徵是黑色的血液會連同食物一併吐出，此外，一般也大多有嘔吐感。

相反地，咯血即是鮮紅色的血液會帶有泡沫，劇烈的咳嗽與從肺部、支氣管出血則是其特徵，可能的吐血原因有食道潰瘍（Mallovy-Weiss syndrome 麥洛利懷斯症候群）、急性出血性糜爛性胃炎、十二指腸潰瘍及食道靜脈瘤破裂（主要是伴隨肝硬化而併發）。食道靜脈瘤一旦破裂，就會引發大量出血，此時要保持冷靜，並且將嘔吐物攜帶到醫院接受診斷。

咯血的原因大多源於支氣管擴張症、肺炎、肺結核及肺癌等病，但是有些情況會造成誤認，例如把肺炎等的咯血再吞入就會變成吐血而不容易判斷，所以有必要委託專科醫院進行分析。

但是不管是哪一種，務必在就醫前先將臉部側轉，避免嘔吐物進入氣管，此外，如果是吐血的情況，身體也要注意保溫（心窩處要用冰袋冷敷）。至於咯血則要輕揉及拍打背部，使血液較易吐出，然後再裹覆毛毯保溫。

另外有一種情況是瀉血，亦即在排便的同時會噴出鮮紅的血液或是混在糞便中一同排出。若是乾淨的紅色，就是肛門、直腸等出口附近的出血，如果是黑色瀝青狀的血液，則是胃部、十二指腸等內部消化管的出血。倘若吐血又瀉血，就必須注意觀察。

從圖表看出的可疑病症

1. **肺炎、肺化膿症**　肺炎是因為感染了細菌、病毒而引起的肺部發炎，至於肺化膿症則是受化膿菌感染而形成膿塊的病態。　**××內科**

2. **肺結核**　這是感染了結核菌的肺部疾病，有時在感染後會潛伏數年，並不一定會立刻發病，而盜汗、咯血則是病情極為惡化後的症狀。　**××內科**

3. **肺癌**　特徵是不易有症狀就快速地向腦、骨髓轉移，雖然可能會有吐血、咳嗽及咳痰等症狀，但是隨著發生部位的不同會有相異的徵兆。　**×××呼吸器官內科**

4. **支氣管擴張症**　有時是肇因於氣喘、肺炎或肺結核等病所留下的後遺症，而且支氣管擴張後也更容易成為罹患感染症的原因。　**××內科**

5. **急性肺水腫、支氣管氣喘**　這是因為從肺部的微血管滲出過多的液體積存在肺泡中，所以才引發了肺水腫。　**××內科**

6.**肺血栓栓塞症**　這是因為肺動脈中存有血塊，致使血流發生了障礙的病態，如果有突發性的呼吸困難及胸痛等情況時就要多加注意。　××循環器官科

7.**紫斑病**　血小板減少、血管弱化等的異常情況，也是一種會常有皮下出血現象的疾病。如果未碰撞任何物體卻有皮下出血的情形就要多加注意了。　×內科

8.**食道靜脈瘤、食道炎**　前者是食道粘膜的靜脈長瘤的病症，主要還會併發肝硬化，後者則是食道的發炎。　××消化器官內科

9.**胃癌**　單靠自覺症狀是很難早期發現這種病症的，只能多多依賴定期檢查，而且即使有胃痛、胃悶的症狀，還是難與其他胃病做出區別。　××消化器官內科

10.**胃潰瘍、十二指腸潰瘍**　這是指胃部、十二指腸的粘膜受傷的狀態，其中的十二指腸潰瘍比較好發於老年人身上。　××消化器官內科

11.**急性糜爛性胃炎**　這是胃部粘膜發生糜爛的胃炎，有時候的出血情況是大量吐血。　××內科

12.**食道癌、食道炎、食道潰瘍**　這些是食道的粘膜發炎、潰瘍及長出惡性腫瘤的病症，單靠自覺症狀是很難加以判斷的，務必到專科醫院接受檢查。　××內科

「該不該去循環器官科」的十項核對單

■心窩有時會產生陣陣的疼痛。
■被指出有高血壓。
■爬樓梯時會感到胸痛或左肩、左臂的疼痛。
■即使是輕微的活動或工作也會引發心悸、氣喘。
■腳尖發冷，或者是在走路時有麻痺、疼痛感，必須拖著腳前進。
■手臂靜脈粗大，有浮出體表的感覺。
■夜晚頻起尿意。
■雖然未長時間站立，但是臉部、手腳及腰部等處卻會感到疼痛。
■在突然吹風、進餐後或睡眠不足時會有胸部壓迫感、疼痛或心悸感。
■工作時常會感到有壓力及焦慮感。

以上只是列舉部分的症狀，若是符合其中任何一項，就一定要接受檢查。

⑮腹痛

●右上腹 ●心窩 ●左上腹 ●右下腹 ●左下腹

●整個腹部 ●整個下腹部 ●左右兩側的下腹部都會痛

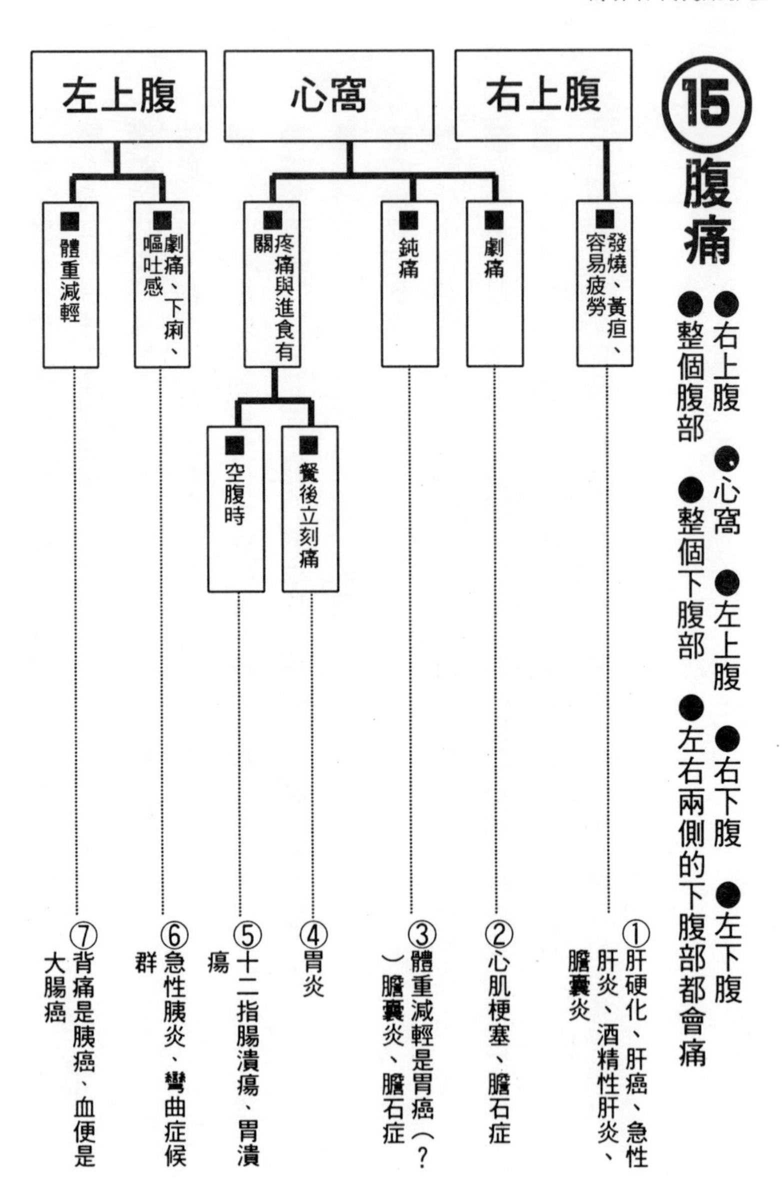

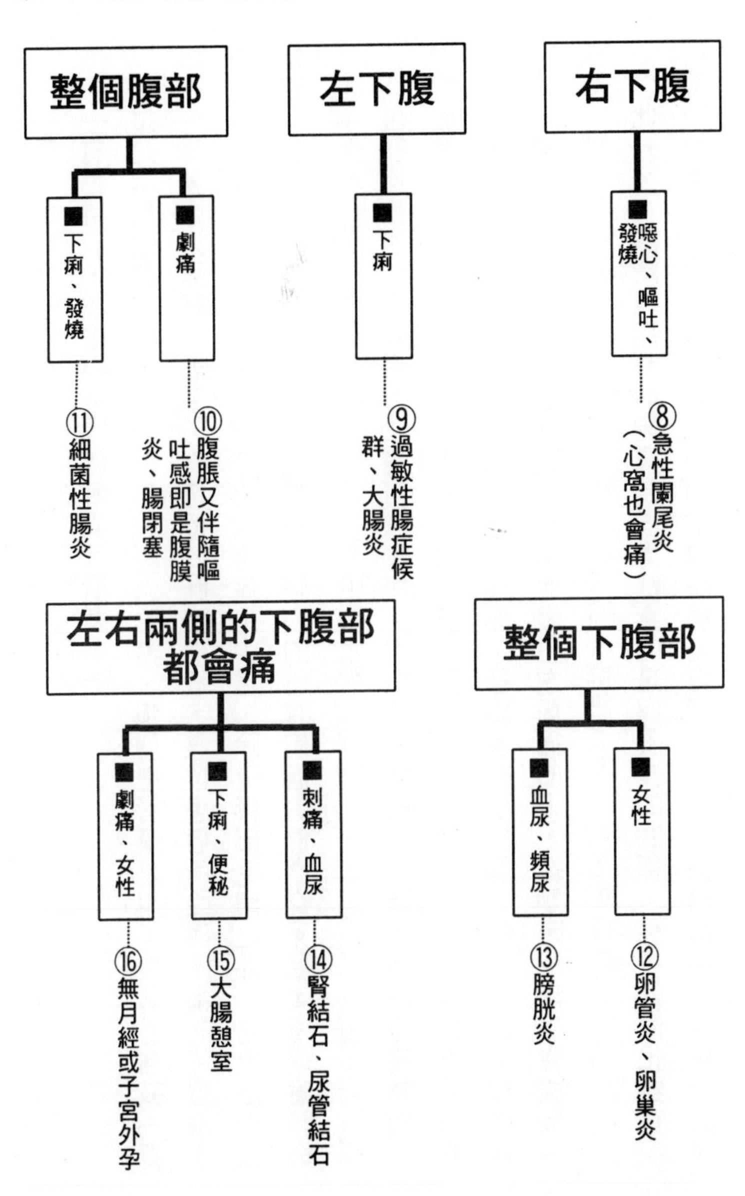
整個腹部
■下痢、發燒
⑪細菌性腸炎
■劇痛
⑩腹脹又伴隨嘔吐感即是腹膜炎、腸閉塞
左下腹
■下痢
⑨過敏性腸症候群、大腸炎
右下腹
■噁心、嘔吐、發燒
⑧急性闌尾炎（心窩也會痛）
左右兩側的下腹部都會痛
■劇痛、女性
⑯無月經或子宮外孕
■下痢、便秘
⑮大腸憩室
■刺痛、血尿
⑭腎結石、尿管結石
整個下腹部
■血尿、頻尿
⑬膀胱炎
■女性
⑫卵管炎、卵巢炎

「你怎麼啦？」

「有點胃痛，我擔心是胃痙攣或胃潰瘍。」

這是常見的醫生與患者的對話，經過診察，那個患者還是用手按著心窩喊「胃痛」，這就令人匪疑所思了。胃是位於肚臍附近，該位患者所說與所指的位置根本不相符。此外，心窩是太陽神經叢的疼痛集中處，除了胃部毛病之外，它也是十二指腸疾病、胰炎、膽石症或闌尾炎等腹腔內的所有病症的混合交叉點，所以應該稱「心窩痛」，但是任何名醫眼見患者按著心窩喊「胃痛」，只會覺得一頭霧水而已。

現在比較正確的觀察方法是何處疼痛，大概就是何處有了問題。以腹痛為例，從腹痛發生的位置來看，就可以大致鎖定引發腹痛之病的病名，也就是說胃部的毛病還是會在有胃的肚臍附近產生痛感，亦即某種臟器有了失調，疼痛也會某程度地與該臟器互有關連。當然也有因胃潰瘍而發生左肩痛的人，這是因為疼痛會擴散（飛散）到意想不到之處，所以醫生在檢查時要詳細查明，避免造成誤診的情況。

此外，在診斷腹痛時能夠成為一大線索的是與餐食的關係，許多的消化器官疾病都與飯食的時間極有關連，例如空腹時痛是胃潰瘍、十二指腸潰瘍的毛病，而在進餐後的飽腹時立刻發生疼痛，就有胃炎的嫌疑。

如果是在吃了油膩的食物、吃得太多或喝了酒之後才感到疼痛，就有可能是急性胰炎、膽石症或膽囊炎。食物中毒所引發的疼痛大多非常劇烈，而且大部分都在餐後二～二十四小時內就會發病，只有河豚中毒才會在進食後三十分鐘之內就立刻出現嘔吐感、嘔吐的症狀。

不論如何，因為腹痛在感覺上不若頭痛的強烈，所以心理難免會有「稍微忍耐一下就好了」的錯誤想法，但是在這些症狀中也存有必須立刻進行緊急處理的致命疾病，所以要格外小心注意。

從圖表中看出的可疑病症

1. **肝硬化、肝癌、急性肝炎**　這中間還包括酒精性肝炎的病症，如果是在夜間疼痛，也有膽囊炎的嫌疑，若是尿色變黃，就要特別小心。　**××內科**

2. **心肌梗塞、膽石症**　這是凝固的膽固醇所形成的膽結石，會引發時輕時重的膽石痛。而心肌梗塞有時會在胸部中央、左肩之處產生痛楚。　**××內科**

3. **胃癌、膽囊炎、膽石症**　胃癌在初期階段不會有症狀，必須在惡化後才會開始在上腹部引發疼痛感。而膽石症及膽囊炎的疼痛往往會擴散到右肩。　**××內科**

4.胃炎 如果上腹部的疼痛是發生在飽腹之時，罹患胃炎的可能性就很大，假如症狀尚輕，大多禁食一天，稍微休息一下即可治癒。 ×內科

5.胃潰瘍、十二指腸潰瘍 空腹時會分泌胃酸，潰瘍之處就會受刺激而痛，所以應該避免吃刺激性的食品，並以少量多餐的方式進食。 ××消化器官內科

6.急性胰炎、彎曲症候群 這是突發性的劇烈腹痛，有時甚至還會出現休克狀態，是胰臟發炎、出血或壞死的毛病，酒精、油膩的食物是佔較多數的發病原因。 ××消化器官內科、外科

7.胰癌、大腸癌 如果背部會痛，就是胰癌，而併發血便的病症則應該是大腸癌，這兩種毛病皆無早期症狀，所以很難發現。 ×××消化器官內科

8.急性闌尾炎 大部分的情況是心窩會比右下腹部更先產生疼痛感，不過即使是化膿性的疾病，卻是年紀愈大愈不會有痛感。 ××外科

9.過敏性腸症候群 這是因為緊張、不安等的精神壓力造成了自律神經的障礙，導致身體無法分泌腸子順利運動的分泌液的病態，而且腹痛的部分會一直改變。 ××內科

10腹膜炎 如果有腹脹、嘔吐及劇烈腹痛的現象，腹膜炎的可能性就非常大，假若

以止痛劑強行抑止，有時反而會延遲治療，這是極為危險之事。 ××內科

11.細菌性腸炎 這是感染了細菌所引發的腸炎，有時還會發高燒。一般大多是在肚臍周圍會有鈍痛感，但是並不固定。 ××內科

12.卵管炎、卵巢炎 卵管炎會有發燒、嘔吐感的症狀，卵巢炎則大多會便秘及頻尿，而且兩者都有白帶增加的現象，務必就醫治療。 ××婦產科

13.膀胱炎 感染大腸菌後所併發的病症，即使沒有血尿的症狀，卻在排尿時有疼痛感、頻尿或濁尿的情形，膀胱炎的可能性就很大。 ××泌尿器官內科

14.腎結石、尿管結石 腎結石會引發背痛及腰痛，而且在活動不久後會有血尿症狀，結石如果再向下降而形成尿管結石，外陰部也會產生疼痛感。 ××泌尿器官科

15.大腸憩室 部分的大腸粘膜變成袋狀（憩室）從腸壁凸出的病態，如果憩室變大，就會造成發炎，時而發燒、劇烈腹痛，時而破裂、出血。 ××內科

16.無月經、子宮外孕 如果沒有月經，下腹部又有疼痛感，就有可能是陰道閉鎖而積存月經血的病症。若是月經暫時停止，卻又有少量出血及劇烈腹痛的現象，可能是子宮外孕。 ××婦產科

⑯排便異常

●血便 ●便秘 ●下痢

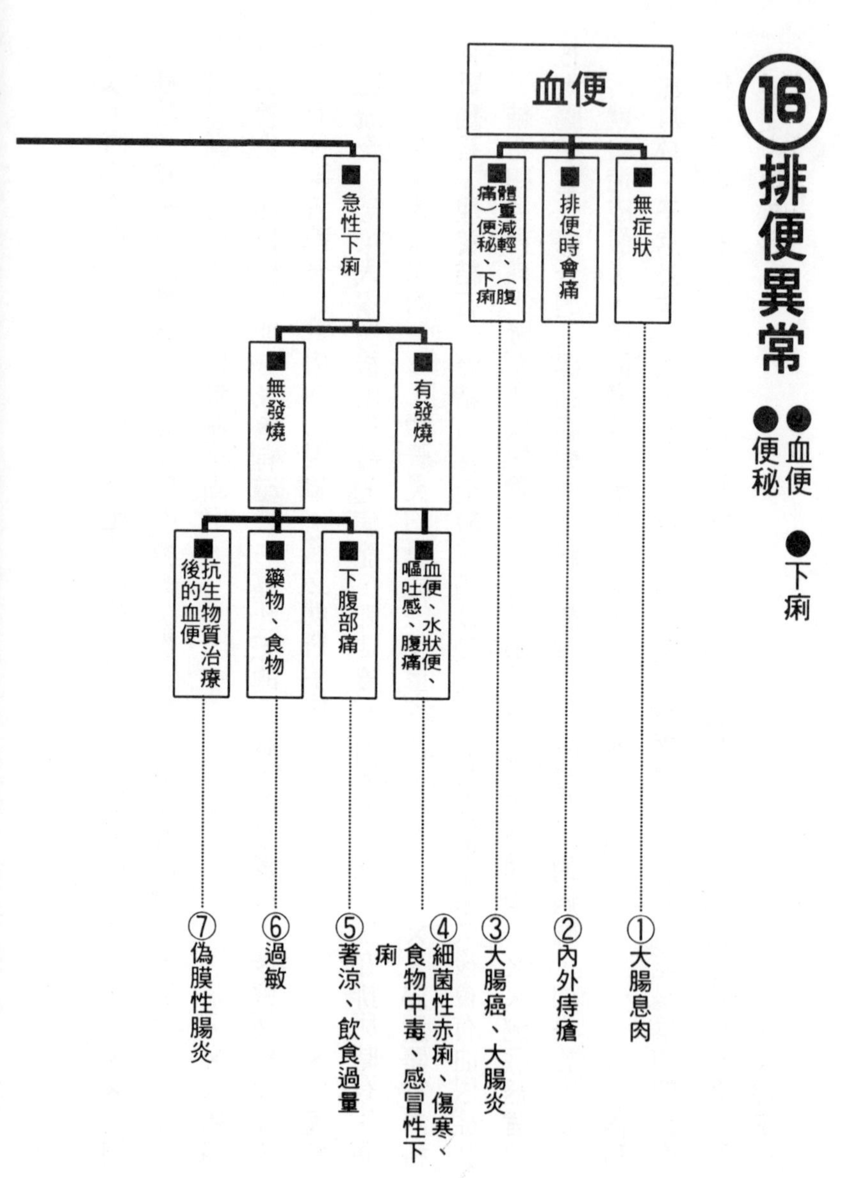

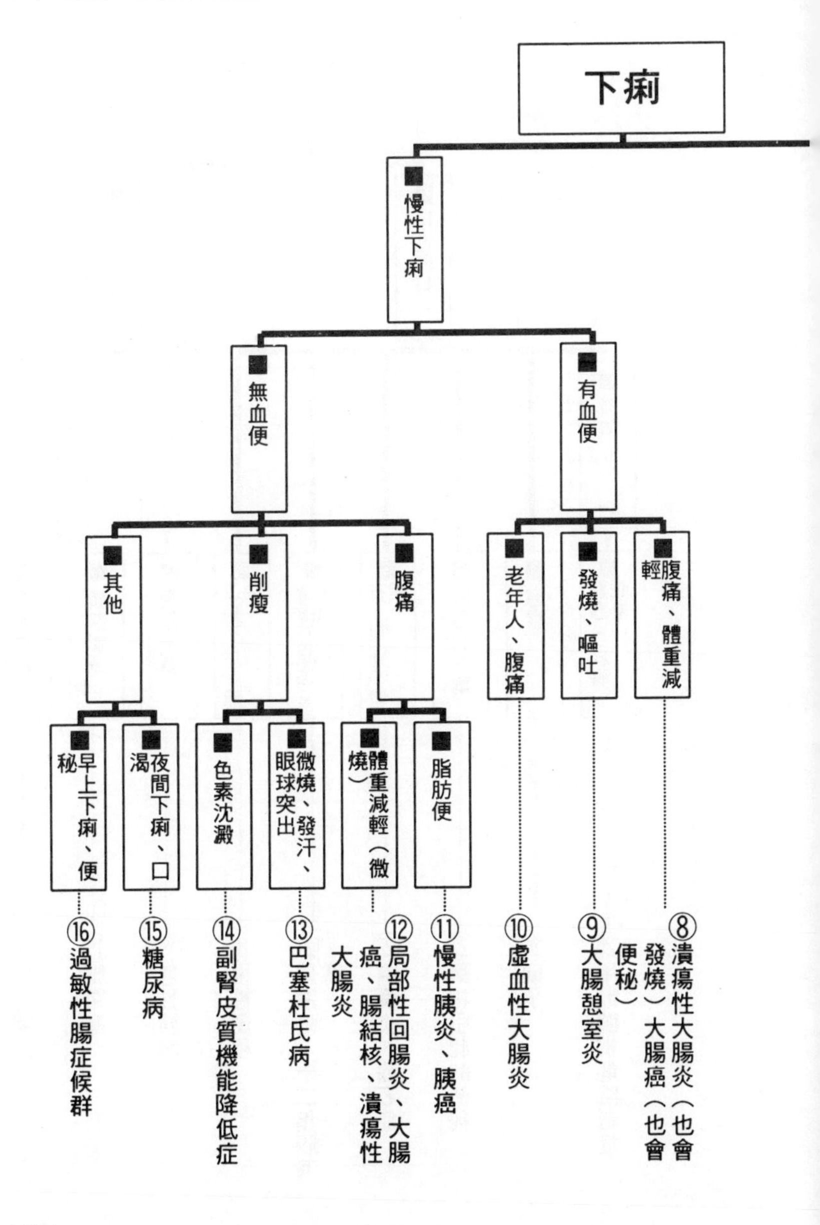
下痢
慢性下痢
無血便
有血便
其他
削瘦
腹痛
老年人、腹痛
發燒、嘔吐
腹痛、體重減輕
早上下痢、便秘
夜間下痢、口渴
色素沈澱
微燒、發汗、眼球突出
體重減輕（微燒）
脂肪便
⑯過敏性腸症候群
⑮糖尿病
⑭副腎皮質機能降低症
⑬巴塞杜氏病
⑫局部性回腸炎、大腸癌、腸結核、潰瘍性大腸炎
⑪慢性胰炎、胰癌
⑩虛血性大腸炎
⑨大腸憩室炎
⑧潰瘍性大腸炎（也會發燒）大腸癌（也會便秘）

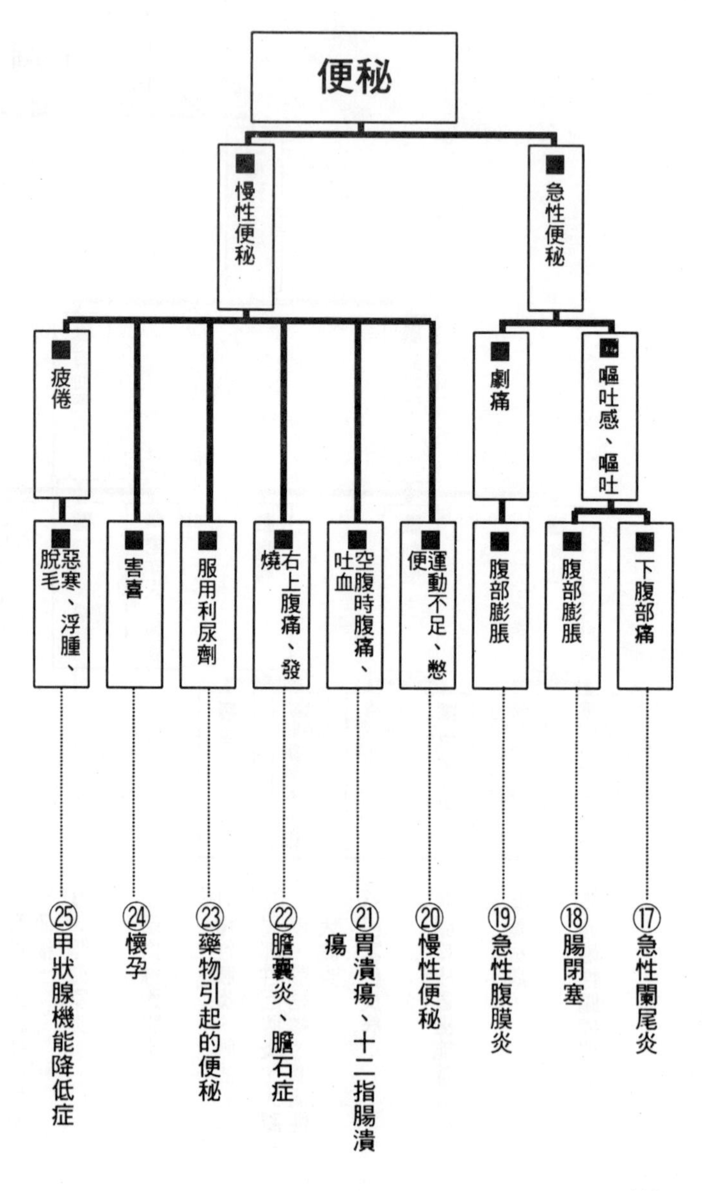
便秘
慢性便秘
急性便秘
疲倦
劇痛
嘔吐感、嘔吐
惡寒、浮腫、脫毛
害喜
服用利尿劑
右上腹痛、發燒
空腹時腹痛、吐血
運動不足、憋便
腹部膨脹
腹部膨脹
下腹部痛
㉕甲狀腺機能降低症
㉔懷孕
㉓藥物引起的便秘
㉒膽囊炎、膽石症
㉑胃潰瘍、十二指腸潰瘍
⑳慢性便秘
⑲急性腹膜炎
⑱腸閉塞
⑰急性闌尾炎

排便異常的種類有很多種，每個人也都至少有過一次下痢或便秘的經驗，更嚴重的可能還曾經歷過糞便中帶有血液的血便或瀉血情形。一般而言，健康的糞便必須具有下列的特點：

●每天一次（如果是在早上會更理想）。

●黃褐色或茶褐色（因為混入了膽汁色素之故）。

●不硬不軟。

但是萬一身體某處失調，排便的次數、顏色及軟硬就會出現異常，例如下痢是因為腸炎等毛病所造成的腸吸收障礙，如果是急性的症狀，而且又發燒，就有感染症的嫌疑，必須立刻到內科就診。假如是慢性的毛病，不僅有消化器官疾病的嫌疑，甚至還有可能是全身的疾病，或是壓力引起的過敏性腸症候群，尤其是在嚴重的下痢時容易引發脫水症狀，要注意水分的補充。

由於大腸的運動不甚理想，或是太過緊張而使排便的間隔不規則的現象，就稱為便秘。但是大部分的習慣性便秘是因為運動的不足才造成大腸的機能降低，不能算是便秘。不過，假若是在年過四十之後才突然便秘，就有大腸癌的可能性，務必到醫院接受大腸的檢查。此外，像是急性腹膜炎或腸閉塞之類的毛病是必須叫救護車的。在處理時一定要多加留意。至於瀉血、血便大多肇因於消化管的出血，最好儘快到內科進行檢查。

從圖表看出的可疑病症

1. **大腸息肉** 這是指大腸內側的粘膜所長出的蘑菇狀（息肉的英文之意即是蘑菇）突起物，會有瀉血（血便）及腹痛的症狀，因為有變化為癌症的嫌疑，所以要早期治療。 **××消化器官內科、外科**

2. **內外痔瘡** 這是長在直腸的齒狀線內外的靜脈瘤，初期階段的內痔不會痛，只是有出血現象而已，但是外痔卻會引發劇烈疼痛。 **×外科**

3. **大腸癌、大腸炎** 這是因為飲食歐美化而增加的癌症，反覆的便秘、下痢及出血是惡化後的症狀，初期則大多不會有徵兆。 **×××消化器官內科**

4. **細菌性赤痢、傷寒、食物中毒** 赤痢是潛伏二～四日，傷寒是潛伏七～十四日才會發病的感染症，而傷寒大多感染於國外旅行之時。 **××內科**

5. **著涼、飲食過度** 這些是肇因於腹部太過著涼或暴飲暴食而引起的下痢，要注意生活的改善。 **□無病**

6.**過敏** 這是因為對食物過敏，而以下痢、消化不良等的胃腸不適所表現出來的過敏症狀。
×內科

7.**偽膜性腸炎** 這是在腸內長出叫做偽膜之薄膜的腸炎，下痢、發燒及腹痛會突然劇烈化，如果再惡化下去，可能會產生休克狀態，腹部的手術及尿毒症的後遺症是引發此病的最大原因。
××內科

8.**潰瘍性大腸炎、大腸癌** 潰瘍性大腸炎是好發於年輕及中年女性的病症，有時會有發燒、貧血或血便的症狀。另一方面，罹患大腸癌後也有容易便秘的病例。
×××消化器官內科

9.**大腸憩室炎** 這是因為某種原因使得大腸壁長出了袋狀物體（憩室）而發炎的病態。
×消化器官內科

10.**虛血性大腸炎** 這是肇因於血栓、動脈硬化等循環系統的問題，因而導致動脈難以向大腸供給血液的病症，有時會突然排出血便，或是併發上腹部劇痛、下痢或嘔吐感的症狀。
××消化器官內科、外科

11.**慢性胰炎** 上腹部會持續隱隱作痛而誤以為是胃炎的症狀，罹患此病會有消化不良或反覆數次下痢，最重要的是極力避免酒精及油膩食物。
×消化器官內科

12. **局部性回腸炎、大腸癌、腸結核、潰瘍性大腸炎**　局部性回腸炎是長在消化管粘膜中的潰瘍，更深入侵蝕周圍的臟器的疾病，這些毛病皆有肛門出血的現象，容易被誤認為是痔瘡，此外還會有下痢性的血便。　××**消化器官內科**

13. **巴塞杜氏病**　甲狀腺機能亢進症的一種，大多要到脖子腫大、手發抖及脈搏加速時才會發現得了病，其中尤以年輕女性的罹患率最高。　××**內分泌內科**

14. **副腎皮質機能降低症**　調節蛋白質與脂質的副腎皮質荷爾蒙的分泌減少所引發的毛病，持續性下痢、嘔吐感及食慾不振是主要症狀。　××**內分泌內科**

15. **糖尿病**　因為胰島素不足，導致血液中積存過多的葡萄糖所引發的併發症，患者以肥胖者較多，瘦弱型的人則少有此病。　××**內分泌內科**

16. **過敏性腸症候群**　因為緊張、不安的情緒擾亂了自律神經，使得腸子的運動發生障礙的病態，過敏後會出現便秘、下痢或兩者交互出現的症狀。　××**內分泌內科**

17. **急性闌尾炎**　這是闌尾（腸管突起的那部分）感染細菌而發炎的病症，除了腹痛之外也容易有便秘的症狀。　××**外科**

18. **腸閉塞**　因為食物或消化液凝固，無法通行而堵在小腸、大腸的狀態。便秘、腹部膨脹是必然的症狀，有時還會因為血液循環障礙而使腸子壞死。　××**外科**

19.急性腹膜炎 被闌尾炎、胃潰瘍或十二指腸潰瘍等的疾病波及，致使腹膜也受到細菌感染所產生的毛病。 ××內科

20.慢性便秘 排便受阻的狀態，會導致體力衰退。此外，運動不足也是便秘的起因之一，憋便（直腸性便秘）及過度緊張亦為發病的原因。 ××內科

21.胃潰瘍、十二指腸潰瘍 胃或十二指腸的粘膜受傷的狀態，主要特徵是空腹時會痛，吃了東西就不痛。有時會併發瀉血或排出瀝青狀的糞便。 ××內科

22.膽囊炎、膽石症 膽石症就是在膽囊、膽管長出含有膽汁酸的膽固醇之膽結石的病症，膽囊炎則是因為膽汁的流通受阻而發炎的病症。 ××內科

23.藥物引起的便秘 如果過於依賴瀉藥，久而久之直腸的神經反應就會遲鈍化，失去排便的能力。此外，服用止咳藥也可能造成便秘。 ××內科

24.懷孕 隨著懷孕的天數日漸增加，擴張變大的子宮會壓迫到肛門而導致排便困難，此時絕對不可服用瀉藥，而是多吃纖維質的食品。 ××婦產科

25.甲狀腺機能降低症 因為促進新陳代謝的甲狀腺荷爾蒙的分泌量減少，致使全身功能不活潑，並且帶有浮腫感的病態。 ××內科

⑰浮腫

●全身浮腫
●局部浮腫

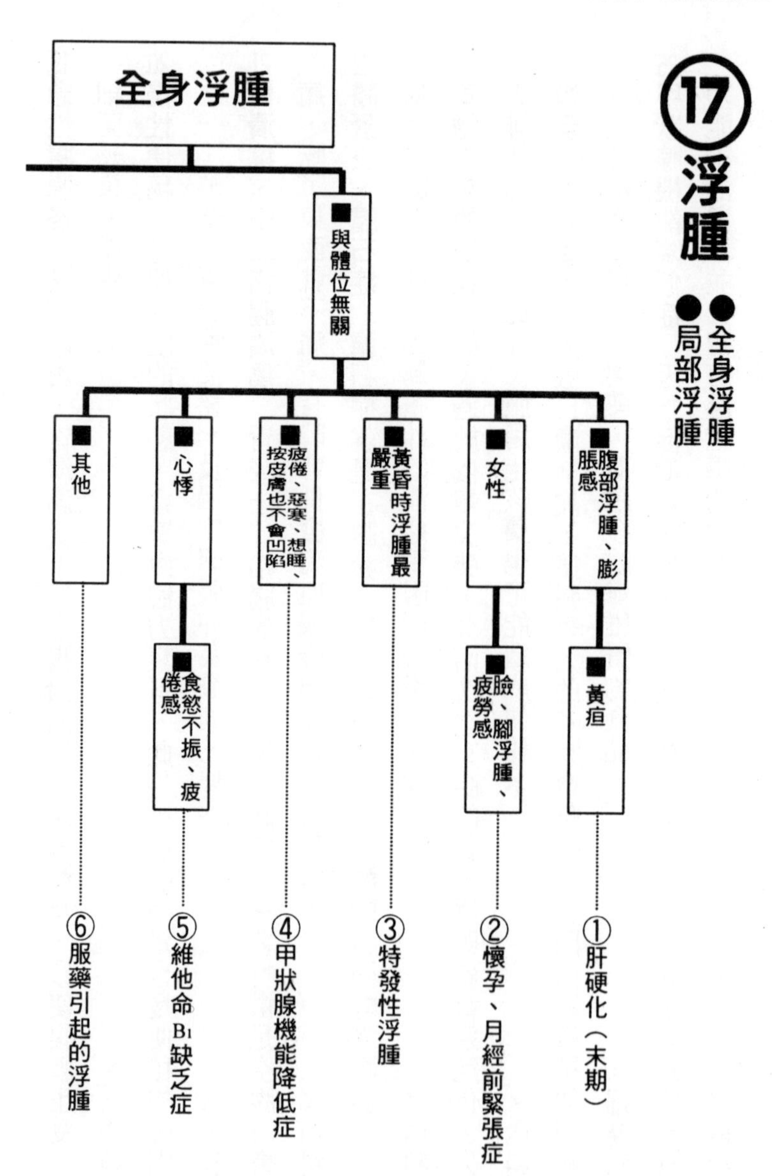

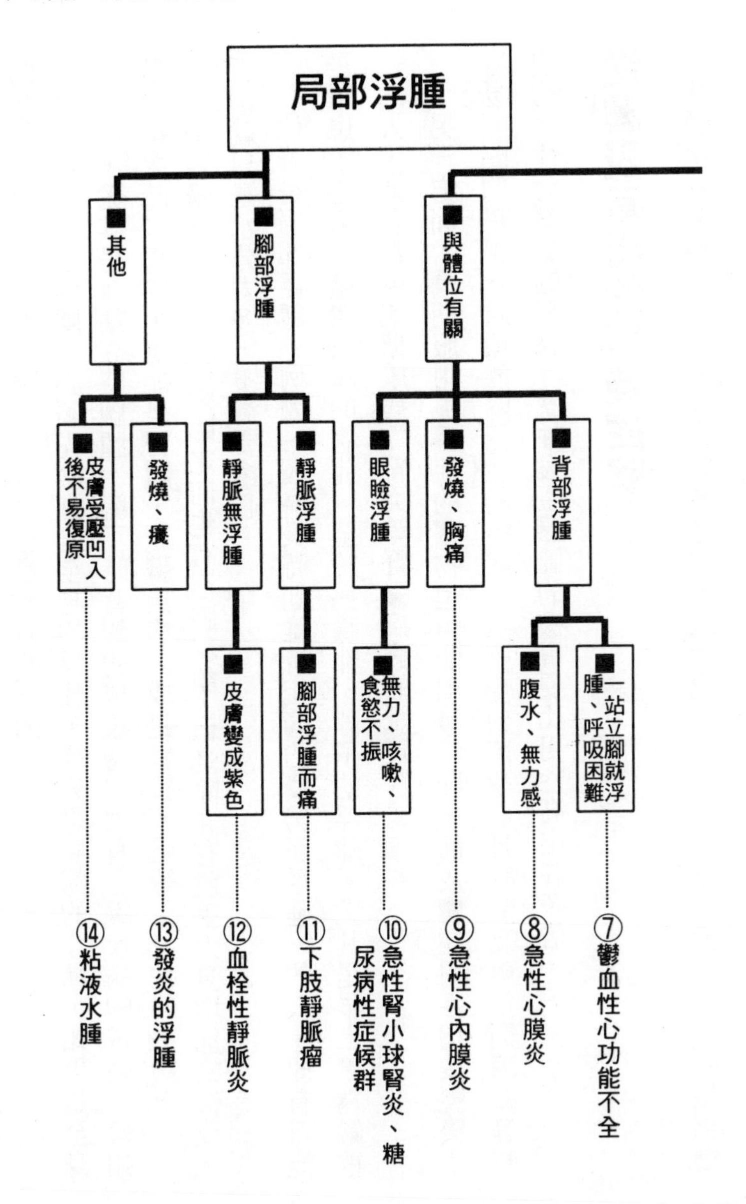

局部浮腫
■其他
■腳部浮腫
■與體位有關
■皮膚受壓凹入後不易復原
■發燒、癢
■靜脈無浮腫
■靜脈浮腫
■眼瞼浮腫
■發燒、胸痛
■背部浮腫
■皮膚變成紫色
■腳部浮腫而痛
■無力、咳嗽、食慾不振
■腹水、無力感
■一站立腳就浮腫、呼吸困難
⑭粘液水腫
⑬發炎的浮腫
⑫血栓性靜脈炎
⑪下肢靜脈瘤
⑩急性腎小球腎炎、糖尿病性症候群
⑨急性心內膜炎
⑧急性心膜炎
⑦鬱血性心功能不全

所謂的水狀腫起在醫學上稱為浮腫，這是過多的組織液、淋巴液積存在細胞中的狀態，此外，過剩的鹽分及水分也是發病的原因。

一旦發生了浮腫，必須先檢查是全身的浮腫，或只是局部的浮腫，如果是全身的症狀，尤其是有站立時腳腫、躺下時背腫的現象時，就有心臟疾病的嫌疑。假如是在排尿時有異常，可能是腎臟、肝臟疾病，或是營養不足等全身性的毛病。

假若是女性，生理期來臨之前也有浮腫現象，但是除非有體重大量增加的情況，否則就只是水分太多，不需要擔心。

倘若是局部浮腫，例如「因為長時期維持相同的姿勢而浮腫」的人，即有可能是罹患了心臟等循環系統的病症。至於「臉部、脖子的浮腫，尤其是早上更為嚴重」的人，則有腎炎或糖尿病性腎炎等腎臟疾病的嫌疑。

另一方面，長期服用風濕症的藥物也可能引發浮腫，而皮膚在用手指按壓後不容易凹陷的是甲狀腺機能降低症的症狀。由於受到懷孕、月經前及更年期障礙等時期的女性荷爾蒙的影響，女性發生浮腫的機會要比男性高出許多倍。

從圖表看出的可疑症狀

1.肝硬化（末期）　這是肝臟組織之間的纖維化程度更加惡化，致使整個肝臟都變

形了的狀態，包括黃疸、浮腫及腹水等都已經是末期症狀了，而且這種病在惡化過程中大多沒有自覺症狀。 ××內科

2.懷孕、月經前緊張症 懷孕期間的夜晚及長時間站立，都會使得腳部的浮腫更加嚴重，但是如果一早醒來就有浮腫現象就要多加注意了，因為可能是妊娠中毒。 ××婦產科

3.特發性浮腫 這是原因不明的浮腫，因為找不出腎臟疾病或肝臟障礙，可是卻會發生浮腫現象，說不定與荷爾蒙平衡的瓦解有關。 ×內科

4.甲狀腺機能降低症 因為甲狀腺荷爾蒙減少，致使全身的新陳代謝無法順利地進行的病態，不只臉部、手腳會浮腫，甚至連心臟都會浮腫。 ××內科

5.維他命B_1缺乏症 指促進代謝機能及荷爾蒙的分泌順利運作的維他命B_1不足的毛病，此病會引發各種障礙。 ×內科

6.服藥引起的浮腫 必須檢查一下目前正在使用的藥劑。 ×內科

7.鬱血性心功能不全 如果左右任何一方的心室收縮機能降低，末梢血管的血流就會凝滯，假若是左心室的功能減退，肺部就會鬱血，倘若是右心室的作用無法發揮，鬱血的部位就會出現在靜脈系統中，兩者皆是心臟機能的毛病。 ××內科

8.急性心膜炎 包覆心臟的兩層膜（心膜與心外膜）發炎的病症，胸痛的範圍會延長至脖子及左肩，惡化後的滲出液更會使心臟受到壓迫。 ××循環器官內科

9.急性心內膜炎 位於心臟內側的薄膜稱為心內膜，瓣膜亦包括在內。急性心內膜炎即此處發炎的病症，由此也可看出各臟器的虛血症狀。 ××循環器官內科

10.急性腎小球腎炎、糖尿病性症候群 這是指過濾血液的腎小球發炎的毛病，浮腫是最主要的症狀，臉部更是好發的部位。 ××內科

11.下肢靜脈瘤 因為位於靜脈內的瓣片無法發揮作用，致使血液逆流、停滯的病態，正處懷孕期間及從事站立工作的人，是罹患此病的最大族群。 ×內科

12.血栓性靜脈炎 因為靜脈血管壁發生變化，導致血液受阻的狀態。如果病巢淺，皮膚會出現紅腫現象，假如病巢位置較深，疼痛的程度亦會隨之加劇。 ××內科

13.發炎的浮腫 如果是細胞發炎，體內組織就會起變化而積存淋巴液或體液。 ×內科

14.粘膜水腫 如果甲狀腺荷爾蒙的數量不足，就會出現用手指按壓皮膚也不凹陷的水腫，眼瞼、嘴唇等整個臉部更會因為浮腫而變成粘膜水腫臉。 ×內科

第三章 判讀「身體的異常」

■外科、皮膚科、眼科、耳鼻喉科、泌尿科

⑱皮膚的異常

●有發疹（會癢）
●無發疹

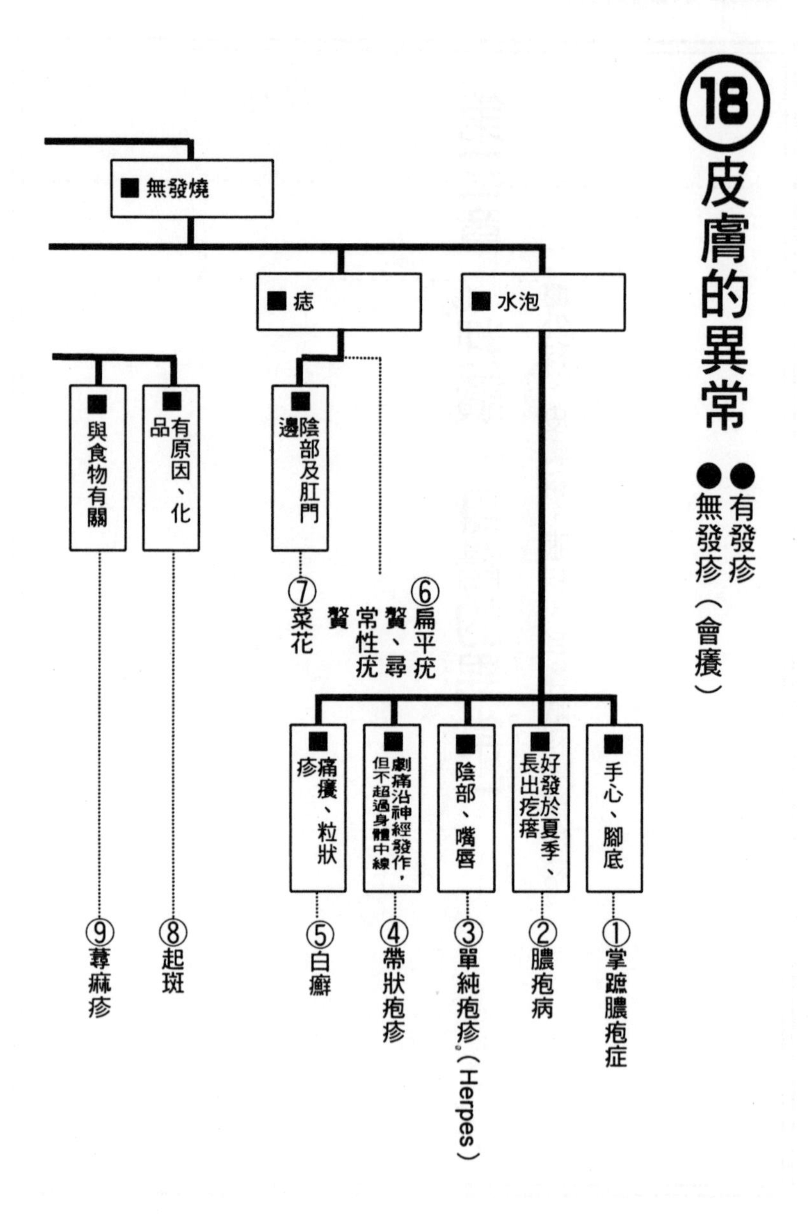

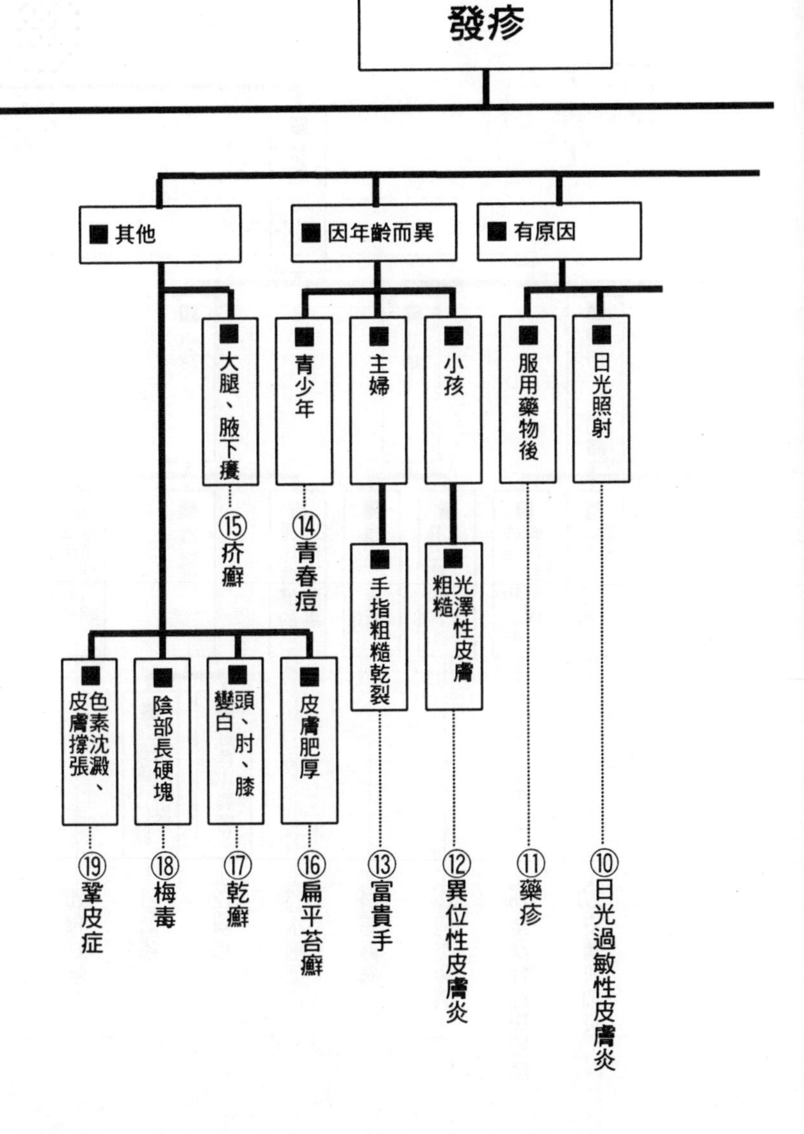
發疹
其他
因年齡而異
有原因
大腿、腋下癢
青少年
主婦
小孩
服用藥物後
日光照射
⑮疥癬
⑭青春痘
手指粗糙乾裂
光澤性皮膚粗糙
色素沈澱、皮膚撐張
陰部長硬塊
頭、肘、膝變白
皮膚肥厚
⑲鞏皮症
⑱梅毒
⑰乾癬
⑯扁平苔癬
⑬富貴手
⑫異位性皮膚炎
⑪藥疹
⑩日光過敏性皮膚炎

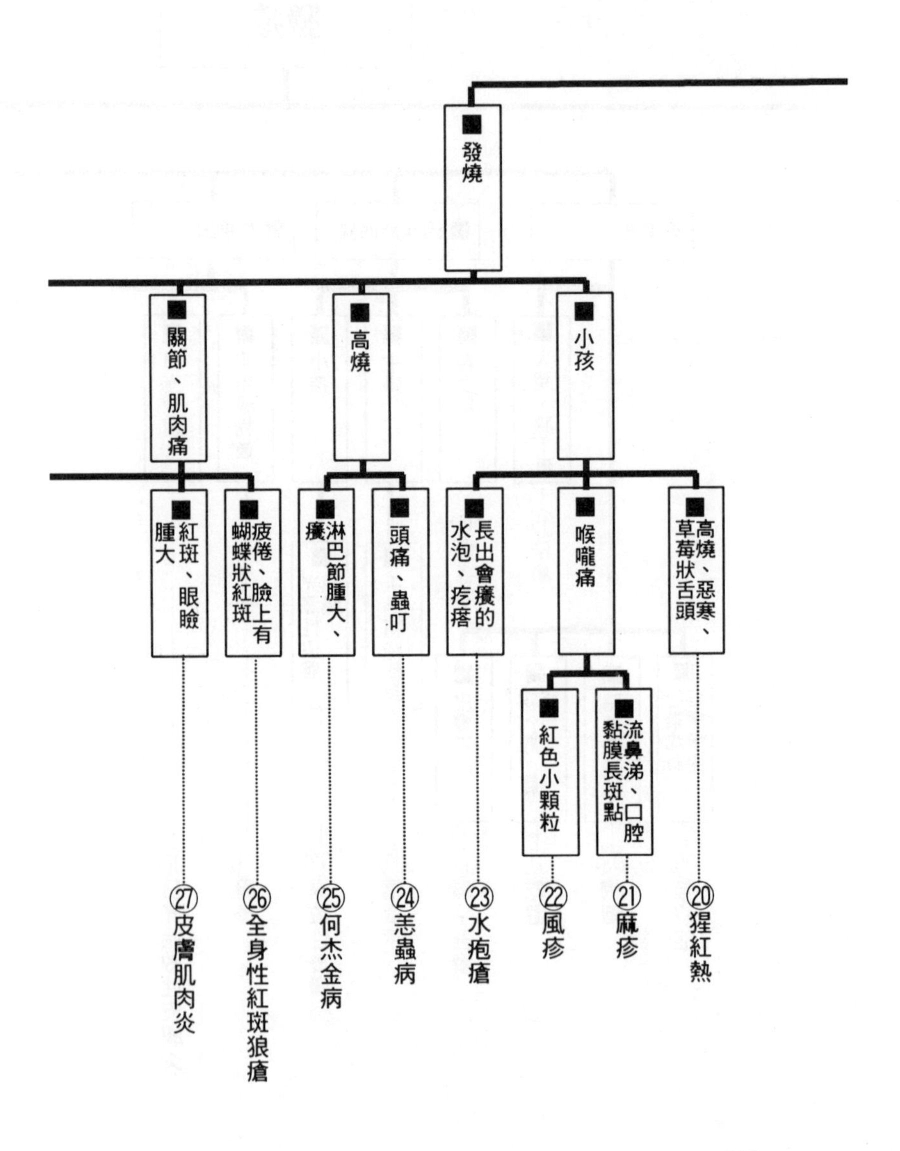
發燒
關節、肌肉痛
高燒
小孩
紅斑、眼瞼腫大
疲倦、臉上有蝴蝶狀紅斑
淋巴節腫大、癢
頭痛、蟲叮
長出會癢的水泡、疙瘩
喉嚨痛
高燒、惡寒、草莓狀舌頭
紅色小顆粒
流鼻涕、口腔黏膜長斑點
㉗皮膚肌肉炎
㉖全身性紅斑狼瘡
㉕何杰金病
㉔恙蟲病
㉓水疱瘡
㉒風疹
㉑痲疹
⑳猩紅熱

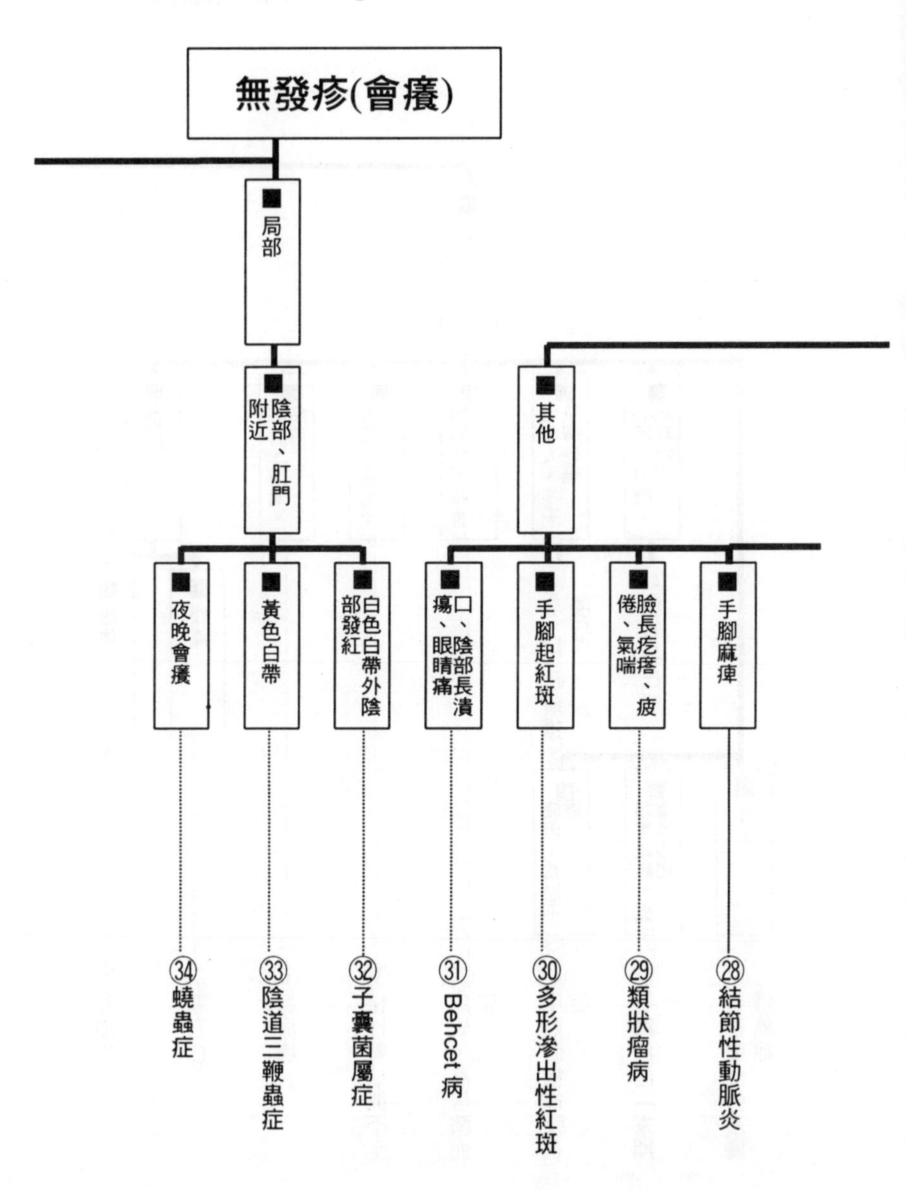

無發疹(會癢)
■局部
■陰部、肛門附近
■其他
■夜晚會癢
■黃色白帶
■白色白帶外陰部發紅
■口、陰部長潰瘍、眼睛痛
■手腳起紅斑
■臉長疙瘩、疲倦、氣喘
■手腳麻痺
㉞蟯蟲症
㉝陰道三鞭蟲症
㉜子囊菌屬症
㉛Behcet病
㉚多形滲出性紅斑
㉙類狀瘤病
㉘結節性動脈炎

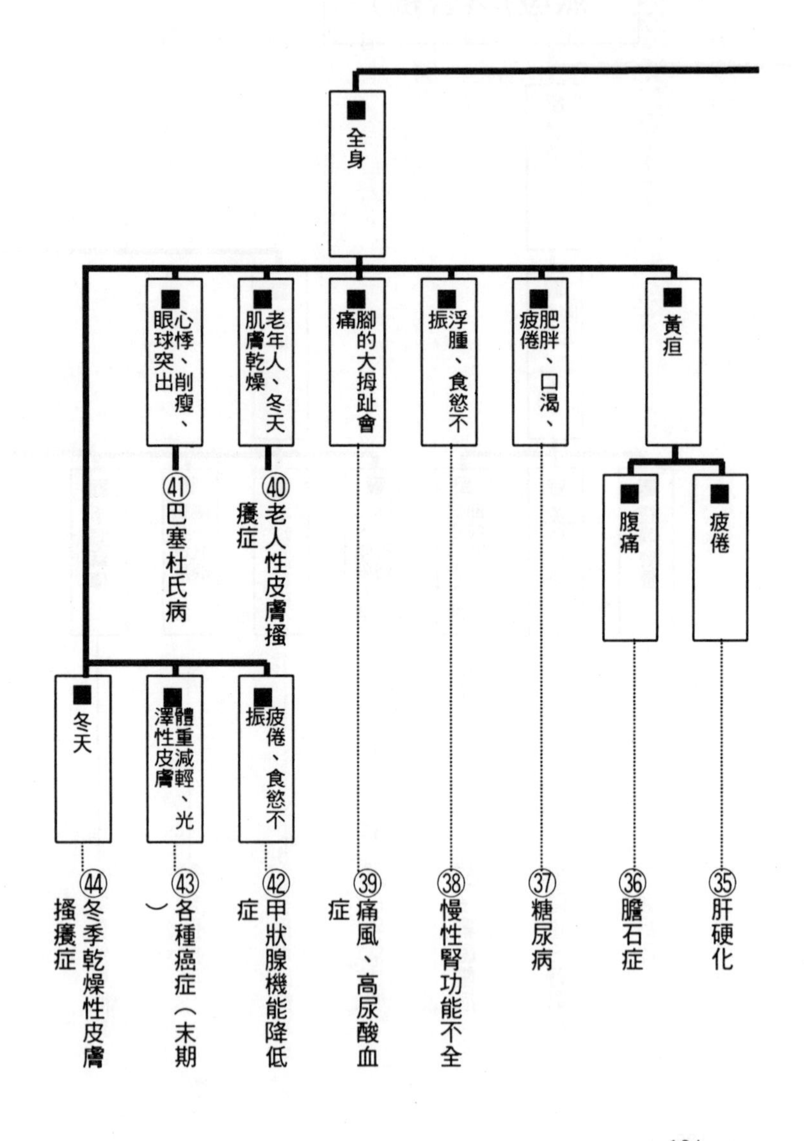
全身
黃疸
肥胖、口渴、疲倦
浮腫、食慾不振
腳的大拇趾會痛
老年人、冬天肌膚乾燥
心悸、削瘦、眼球突出
疲倦
腹痛
㊵老人性皮膚搔癢症
㊶巴塞杜氏病
冬天
體重減輕、光澤性皮膚
疲倦、食慾不振
㉟肝硬化
㊱膽石症
㊲糖尿病
㊳慢性腎功能不全
㊴痛風、高尿酸血症
㊷甲狀腺機能降低症
㊸各種癌症（末期）
㊹冬季乾燥性皮膚搔癢症

皮膚的異常包括發疹（皮膚一連串病變的總稱）、搔癢、膚色改變及疱疹（水腫）等，其中佔最大比例的發疹的檢查方法如下：

●有無發燒、癢不癢、痛不痛？

●何處發疹？

●發疹的類型（水泡、疣或丘疹）？

例如發燒加上長水泡，就有疱疹感染症的嫌疑，但是同樣為疱疹，有一種是會產生劇痛，名稱叫做帶狀疱疹的病症。

如果沒有發燒，皮膚疾病成為主要毛病的種類，其中以併發搔癢而出名的有接觸性皮膚炎（因接觸化學物質而發疹）及異位性皮膚炎。此外，「皮膚沒有發疹，卻全身搔癢難耐」的情況大多在背地裡藏有內臟疾病（腎功能不全、心臟疾病等），因此要小心檢查有無其他的症狀，務必儘早辨視出皮膚顏色的變化（黃疸等），早一刻找出傷腦筋的精神壓力等危險信號。

從圖表看出的可疑病症

1.掌蹠膿疱症　這是慢性皮膚炎的一種，只會長在手與腳底而已，但是會化膿，然

後逐漸乾燥而脫落，所以常被認為是香港腳。 ×皮膚科

2. **膿疱症** 又叫做傳染性膿痂症，病例大多肇因於異位性皮膚炎或痱子惡化等問題，保持皮膚清潔並剪去指甲是最重要的。 ×皮膚科

3. **單純疱疹** 一般稱為Herps，是一種感染病毒而引發的皮膚疾病，發燒、紫外線照射及性交等因素都可能成為感染原因之一。 ××皮膚科

4. **帶狀疱疹** 這是一種會併發神經痛的病症，特徵是會長出帶狀的紅斑及水腫，感染源則為病毒。 ×內科、皮膚科

5. **白癬** 感染皮膚絲狀菌所引起的皮膚病，也是一種會在人、動物及土壤之間交互感染的香港腳、濕疹。 ×皮膚科

6. **扁平疣贅（痣）**、**尋常性疣贅** 前者是扁平隆起且帶有色素沈澱，後者的皮膚則會呈現光滑狀。 ×皮膚科

7. **菜花** 這是性行為感染症的一種，會長出膚色、紅色或褐色的扁平丘疹。 ×泌尿器官科、皮膚科

8. **起斑** 這是指敏感皮膚受到襪子、香水、化妝品及衣料等的外在刺激而產生的過敏反應。 ×皮膚科

9.**蕁麻疹** 這是皮膚會紅腫、搔癢的發疹。 ×皮膚科

10.**日光過敏性皮膚炎** 這是因為曬了太陽而引發過度反應所產生的發疹、發炎病態。 ×皮膚科

11.**藥疹** 因為藥物而使身體表面或內部起變化的皮膚發疹，過敏反應是此症的主要現象，雖然症狀不一，但是大多會有強烈的痛、癢現象。 ×內科、皮膚科

12.**異位性皮膚炎** 這是指皮膚在體質上具有會對花粉、蝨子或灰塵產生過敏反應的狀態，劇烈的癢感是其特徵。 ×內科、皮膚科

13.**富貴手** 這是好發於女性慣用手的濕疹，大多肇因於清潔劑洗掉手上的皮脂，或是從事與水有關的工作的刺激而使皮膚乾燥、龜裂。 ×皮膚科

14.**青春痘** 因青春期的男性荷爾蒙使皮脂增多，導致毛細孔受阻，時而變成毛囊腫，時而發炎、化膿的毛病。 ×皮膚科

15.**疥癬** 源於與蝨子同類的疥癬蟲進入皮膚角質中而發生的皮膚疾病，受感染一個月後才會發病，皮膚上所長出的紅色顆粒到了晚上會更癢。 ×皮膚科

16.**扁平苔癬** 疹子呈紫紅色，是一種主要長在手、腳及口中的皮膚病，治療上頗為困難，必須花費很長的時間。 ×皮膚科

17.乾癬 明顯變紅是其特徵，同時也是一種疙瘩表面會呈銀白色的皮膚病。發病原因至今不明，一般認為是受到環境因素的影響而發生的。 ×皮膚科

18.梅毒 一種以螺旋狀病毒為病原體的性病，感染三個月之後會先長出紅色的硬塊，然後再從發燒惡化到神經麻痺。 ×××皮膚科

19.鞏皮症 一種皮膚硬化的膠原病，而且不只出現在皮膚上，連肺部、心臟或關節也可能受其影響而發炎或纖維化。 ××皮膚科

20.猩紅熱 這是罹患了溶連菌感染症惡化後的狀態，同時也是幼兒易得的感染症，除了發燒、喉嚨痛之外，有時還會全身發疹，偶爾還有併發風濕熱的可能性。 ××小兒科

21.麻疹 這是感染麻疹病毒的病症，首先會出現流鼻水、打噴嚏，潛伏期大概是九～十二日，後來尚有演變成肺炎、中耳炎或腦炎之虞。 ××小兒科

22.風疹 這是經由飛沫傳染而發生的感染症，潛伏期間為二～三週。症狀是耳後的淋巴腺會腫起，並且在額頭及脖子長出粉紅色的小疹子。 ××小兒科

23.水疱瘡 潛伏期大約為十一～二十日，小丘疹的周圍會形成紅色的圓圈而變成水泡，感染的途徑是飛沫傳染，成人還可能因而誘發帶狀疱疹。 ××小兒科

24.恙蟲病 因為感染一種叫做立克次體（rickettsia）的病原體而罹患的病症，除了發疹之外，淋巴節也會腫大，並且併發頭痛及發燒。 ××內科

25.何杰金病 這是長在淋巴組織中的癌症（惡性淋巴腫瘤），罹患此病會使頭部及大腿根部等處的淋巴節腫大。 ×××內科

26.全身性紅斑狼瘡 以顏面長紅斑、發燒及關節痛等為初期症狀的免疫異常所引起的發炎病症，而且還特別有併發腎臟障礙的傾向。 ××內科

27.皮膚肌肉炎 頸部、手腳肌肉發炎、肌力衰退的病症，有時候這些部位還會長出紫紅色的斑點，惡化後會引發呼吸困難。 ××內科

28.結節性動脈炎 指體內中等粗細的動脈血管壁發炎而長出動脈瘤或血栓的疾病，有時還會伴隨發生斑點狀的丘疹、紫斑或蕁麻疹。 ××內科

29.類狀瘤病 主要症狀是肺部淋巴節腫大或出現陰影，眼睛的網膜也會發生變化而有視力減退的現象，是一種原因不明的毛病。 ×××內科

30.多形滲出性紅斑 在手腳、膝蓋等處長出硬幣狀紅疹的皮膚病，有時還會併發具有痛癢感的水泡。 ×皮膚科

31.Behcet病 這是會反覆引起高燒的發炎性病症，症狀包括口腔粘膜發生潰瘍、皮

膚長出紅色斑點狀的硬塊、眼睛發炎及外陰部出現潰瘍等。

××內科

32.子囊菌屬症 因為平常就存在口腔、陰道及消化管內的子囊菌屬菌異常增殖而引起的皮膚粘膜病症，有時是肇因於服用了抗生素，致使抵抗力減弱之故。

××皮膚科

33.陰道三鞭蟲症 受到一種叫做三鞭蟲的原蟲侵入體內而引發的性行為感染症，主要症狀是劇烈的搔癢感，以及有惡臭的黃色白帶。

××婦產科

34.蟯蟲症 這是因為寄生在盲腸附近的蟯蟲在夜晚到肛門外產卵，所以才產生了搔癢感。

×內科、小兒科

35.肝硬化 因為肝細胞壞死，或是肝臟組織之間的纖維增殖而使肝臟發生硬化的疾病。大多數的初期症狀是常常感覺疲倦不堪，惡化之後會出現黃疸、浮腫。

××內科

36.膽石症 膽囊中會阻塞膽汁的凝塊稱為膽結石，除了右上腹部的劇痛外，黃疸亦是症狀之一，必須多加注意。

××內科

37.糖尿病 因為血液中的葡萄糖濃度上升，導致全身各處發生障礙的毛病，除了口渴之外，化膿、濕疹及搔癢感也是可能會出現的症狀。

××內科

38.慢性腎功能不全 因為過濾尿液的機能減退，使得血液中的尿素增加所引起的病症，初期很少有自覺症狀，必須到病情惡化後才會出現浮腫現象。 ××內科

39.痛風、高尿酸血症 由於尿酸生產過多，或是排泄困難所引發的障礙。前者的特徵是手腳關節腫大及發燒，後者有時則無症狀。 ××內科

40.老人性皮膚搔癢症 肇因於皮膚的老化現象，使得皮膚表面乾燥，引起搔癢感的病症。特徵是沒有長疹子，但是卻覺得全身搔癢難耐。 ×皮膚科

41.巴塞杜氏病 甲狀腺機能亢進症的一種，會出現發汗、眼球突出、脖子腫大及手發抖的現象。 ××內科

42.甲狀腺機能降低症 肇因於促進新陳代謝的甲狀腺荷爾蒙減少所引發的各種障礙，皮膚除了會乾燥、蒼白之外，還會出現浮腫症狀。 ××內科

43.各種癌症（末期） 惡性腫瘤大多不會有明顯的初期症狀，因此很難發現，預防之道即主動進行定期檢查，若出現了黃疸，就是末期的症狀了。 ×××內科

44.冬季乾燥性皮膚搔癢症 冬季的氣候會使得皮膚容易乾燥、粗糙而產生搔癢感，如果頻頻抓皮膚，可能會因而長出疙瘩。 ×皮膚科

⑲眼睛異常

●視力障礙 ●光線閃動 ●眼睛痛 ●眼球突出

●眼睛癢、眼尿增多

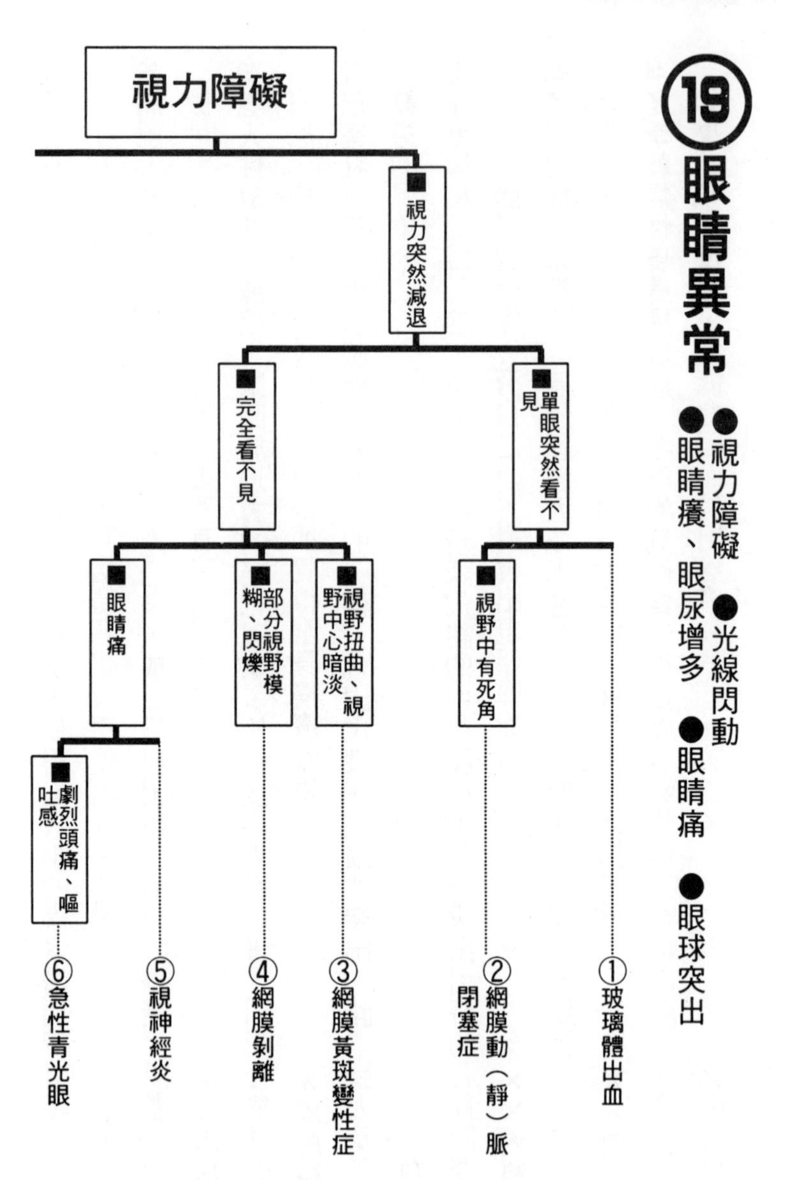

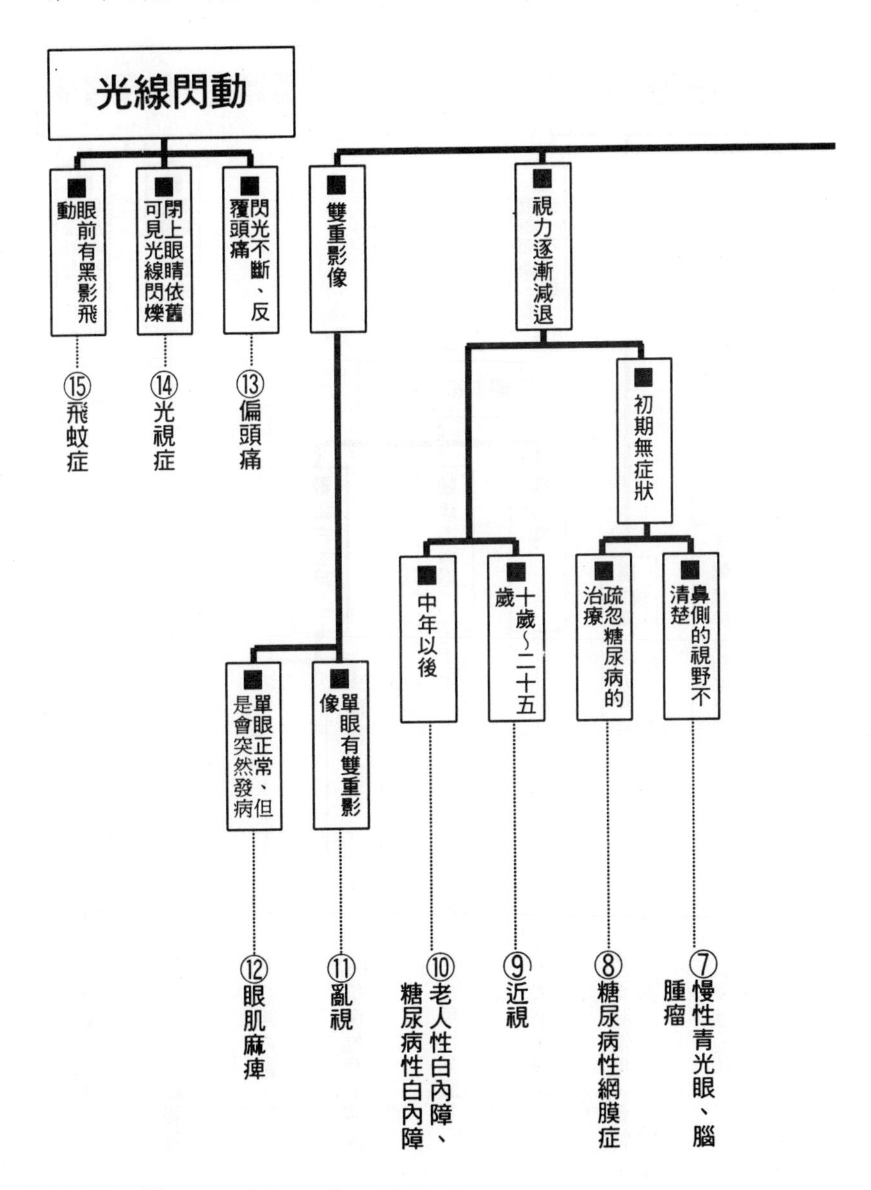
光線閃動
眼前有黑影飛動
閉上眼睛依舊可見光線閃爍
閃光不斷、反覆頭痛
雙重影像
視力逐漸減退
⑮飛蚊症
⑭光視症
⑬偏頭痛
初期無症狀
中年以後
十歲~二十五歲
疏忽糖尿病的治療
鼻側的視野不清楚
單眼正常、但是會突然發病
單眼有雙重影像
⑫眼肌麻痺
⑪亂視
⑩老人性白內障、糖尿病性白內障
⑨近視
⑧糖尿病性網膜症
⑦慢性青光眼、腦腫瘤

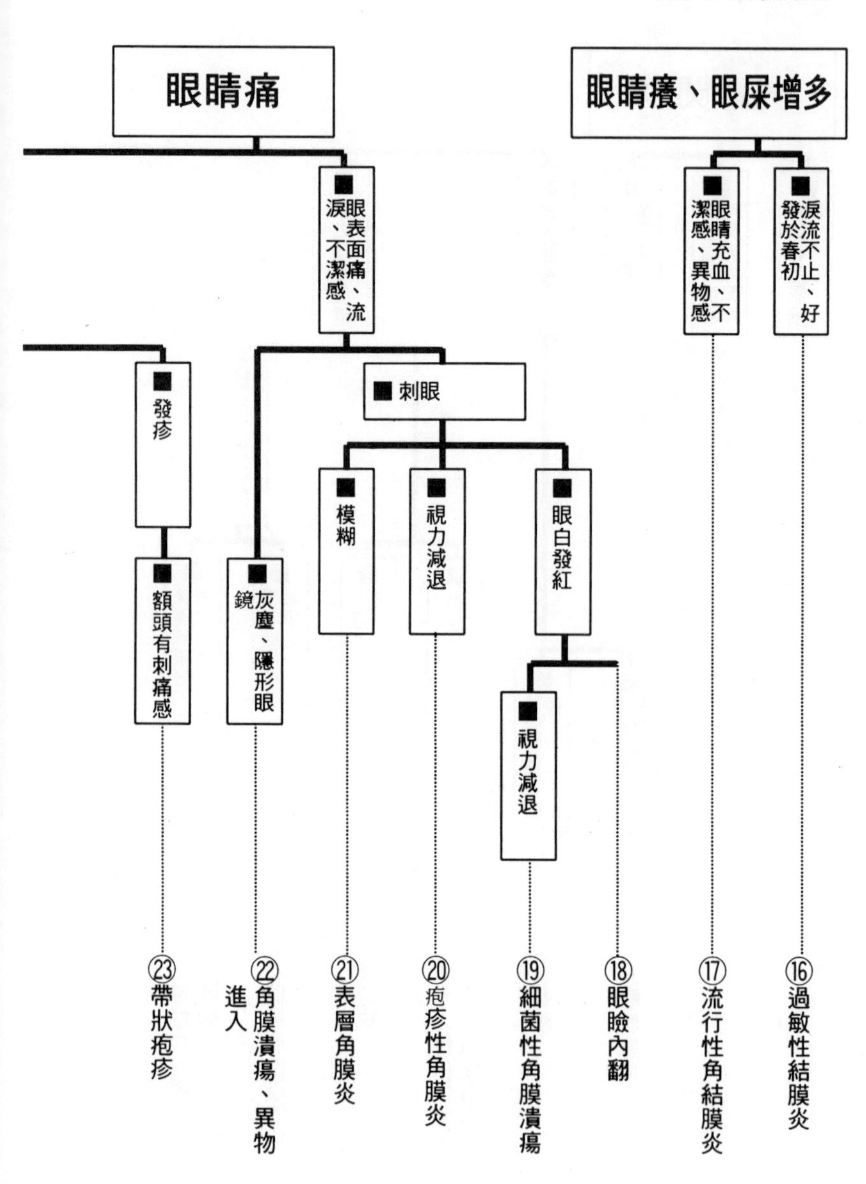
眼睛痛
眼睛癢、眼屎增多
■眼表面痛、流淚、不潔感
■眼睛充血、不潔感、異物感
■淚流不止、好發於春初
■發疹
■刺眼
■模糊
■視力減退
■眼白發紅
■額頭有刺痛感
■灰塵、隱形眼鏡
■視力減退
㉓帶狀疱疹
㉒角膜潰瘍、異物進入
㉑表層角膜炎
⑳疱疹性角膜炎
⑲細菌性角膜潰瘍
⑱眼瞼內翻
⑰流行性角結膜炎
⑯過敏性結膜炎

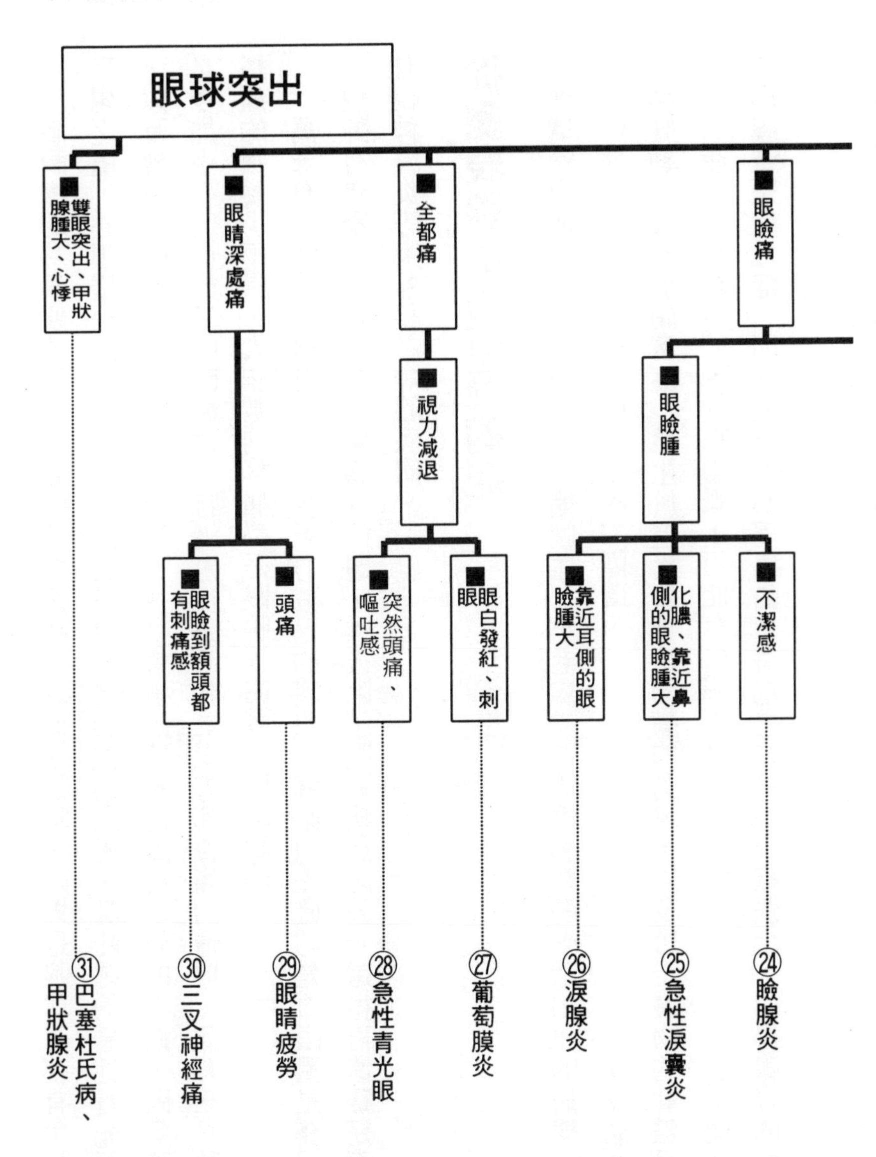
眼球突出
■雙眼突出、甲狀腺腫大、心悸
■眼睛深處痛
■全都痛
■眼瞼痛
■視力減退
■眼瞼腫
■眼瞼到額頭都有刺痛感
■頭痛
■突然頭痛、嘔吐感
■眼白發紅、刺眼
■靠近耳側的眼瞼腫大
■化膿、靠近鼻側的眼瞼腫大
■不潔感
㉛巴塞杜氏病、甲狀腺炎
㉚三叉神經痛
㉙眼睛疲勞
㉘急性青光眼
㉗葡萄膜炎
㉖淚腺炎
㉕急性淚囊炎
㉔瞼腺炎

眼睛痛的時候要核對一下痛的地點是在眼球或是眼瞼，如果是眼球，就有角膜受傷之虞，必須儘快到眼科就診，尤其是會併發突然的頭痛、嘔吐感的急性青光眼，以及會成為頭痛原因的眼鏡不合等，往往會被誤認為是眼科之外的毛病，因此務必多加小心。假如是眼瞼異常，特別是從眼瞼到其上方都會痛的情形，即有三叉神經痛的嫌疑，不過，大多數的疼痛都是眼瞼等處發炎所引起的。

萬一有「眼睛突然看不見」及視力減退的現象，就必須先確認是單眼還是雙眼、視野有無窄化及眼球會不會痛等問題，然後除了眼科疾病之外，還得再懷疑是否有視神經炎等腦外科之類的疾病。

從圖表看出的可疑病症

1. **玻璃體出血**　眼睛受到外傷、網膜血管出毛病或玻璃體剝離的眼睛出血的病態，有時會隨出血量的增多而發生視力障礙。　××眼科

2. **網膜動（靜）脈閉塞症**　發生於運送營養給網膜的動脈，以及帶走廢物的靜脈受阻而產生的障礙，如果是在動脈，可能有失明之虞。　××眼科

3. **網膜黃斑變性症**　因為網膜中心周邊的黃斑部之視細胞組織弱化，使得視野的中

心不容易看見的疾病。 ××眼科

4.網膜剝離　網膜剝離眼底的病症，有時眼前會有蟲飛的景象，有時視野會因此而窄化，大多數的病例都有開刀的必要。 ××眼科

5.視神經炎　大部分的例子都是因為視力突然惡化才發現的，只要一用眼睛就會產生痛感。 ××內科

6.急性青光眼　因為眼壓突然升高，因而引發眼睛痛、頭痛及視力減退的疾病，除此之外還會併發嘔吐。 ××眼科

7.慢性青光眼、腦腫瘤　症狀是眼壓經常偏高、視野逐漸窄化及頭重感，而且還會繼續惡化下去。 ×眼科

8.糖尿病性網膜症　糖尿病所引發的眼底血管出血的毛病，失明的例子很多。 ××眼科

9.近視　遠處的景物模糊、看不清楚的狀態，遺傳因素的影響還可以分成兩種，一種是可以戴眼鏡矯正的，另一種則是無法矯正的（惡性近視） ×眼科

10.老人性白內障、糖尿病性白內障　因為人體老化，營養無法送到水晶體，致使萎鏡混濁而看不清楚的毛病。 ×眼科

11.**亂視**　視野中的景物變成雙重，無論遠近都無法對焦的狀態，是一種角膜異常引發的病症，偶而也可能變成弱視。　×眼科

12.**眼肌麻痺**　因為活動眼睛的肌肉發生麻痺，時而難以發揮作用，時而變成斜視的病症，物體影像會變成雙重，有時則以腫瘤、發炎為發病的誘因。　××神經內科

13.**偏頭痛**　單側頭痛的病症，有時會以視野窄化、光線閃動或飛舞為發病預兆。　××內科

14.**光視症**　一種雖然沒有燈光照射，但是卻會感到光線閃動的病症。　×眼科

15.**飛蚊症**　眼前突然出現蟲飛，或是灰塵飄動的疾病，健康之人亦可能會有此現象，但是情況假如突然劇烈化，就必須多加小心。　×眼科

16.**過敏性結膜炎**　這是因為過敏所引起的發炎、眼睛充血、眼屎增多及流淚等症狀的病症。　××眼科

17.**流行性角結膜炎**　以病毒為病原體所造成的傳染症，眼睛會充血發紅，並且有灰塵入眼的異物感，黑色瞳孔的部位也可能有白濁現象。　××眼科

18.**眼瞼內翻**　俗稱為睫毛倒插，這是因為眼瞼向內翻，使得長出的睫毛傷及眼球，或是使眼睛發出聲響的毛病，如是老年人，大多數必須開刀治療。　×眼科

19.細菌性角膜潰瘍 因為角膜受細菌感染而形成潰瘍，惡化後角膜會開洞而化膿，是一種有失明之虞的疾病。 ××內科

20.疱疹性角膜炎 因為角膜受到疱疹病毒的感染而發炎的毛病。角膜上原本就存有具有殺菌作用的淚液，一旦淚液無法阻止病毒、細菌的侵襲，眼睛就會出現病症。 ××眼科

21.表層角膜炎 角膜上皮剝離，眼白混濁的疾病，容易產生視力減退及流淚的症狀，偶而也會造成視力障礙。 ××眼科

22.角膜潰瘍、異物進入 肇因於角膜受傷或異物進入而感染細菌的毛病，角膜會因而形成潰瘍，眼睛亦會因為不潔感而痛。 ××眼科

23.帶狀疱疹 因為知覺神經受到病毒的刺激，進而形成帶狀疱疹的病態。有時神經痛般的感覺會刺激到視神經等處。 ××眼科

24.瞼腺炎 一種長在眼瞼的腫瘤，會自然痊癒，但是其中也藏有會化膿，必須切除的嚴重病例。 ×眼科

25.急性淚囊炎 可能會流淚、眼屎增多或化膿的毛病，原因源自鼻子的病症，其中以鼻淚管受阻而發炎的情形佔大多數。 ××眼科

26.淚腺炎 製造淚液的淚腺發生腫痛的狀態，有時是以漸近的方式進行，一旦慢性化後就不會再有痛感了。 ××眼科

27.葡萄膜炎 這是像一把拉起虹彩、毛狀體及脈絡膜等眼球內膜般的擴張性發炎，主要誘因是結核、風濕及糖尿病。 ××眼科

28.急性青光眼 肇因於眼球內部壓力增加，進而引起眼睛機能障礙的病症，特徵是角膜會成綠色、浮腫，而且還會併發眼睛痛、頭痛以及嘔吐感的現象。 ××眼科

29.眼睛疲勞 有些眼睛疲勞是因為背地裡潛藏了疾病，有的則是因為神經衰弱而產生的精神障礙，其症狀不一而足，包括眼睛模糊、充血、肩膀痠痛及嘔吐感等。 ×眼科

30.三叉神經痛 臉部突然掠過一陣劇痛的毛病，三叉是指分布在眉眼、上顎及下顎三處的神經，如果它們的機能發生障礙，就會引起三叉神經痛。 ×腦外科

31.巴塞杜氏病、甲狀腺炎 因為甲狀腺荷爾蒙分泌過多，導致眼球突出的病症，甲狀腺炎一旦惡化，就會出現類似巴塞杜氏病的症狀。 ××內科

「該不該去看腦外科」的十項核對單

■有時在入浴後，或是在早晨醒來的瞬間感到頭痛。
■經歷過站不住腳的目眩，或是團團轉的暈眩。
■口齒不清，不容易發出聲音。
■被旁人指出性格、興趣、性向及人品有變化。
■手腳有痲痺感，容易掉落東西或跌倒。
■突然出現雙重影像。
■有時血壓偏高，頭部感到陣陣疼痛。
■看報紙或讀書時會有一瞬間不知其所云為何。
■有嘔吐感，眼睛模糊的現象。
■雖然只是極短的時間，但是的確曾有過輕微的腦貧血發作。

以上只是列舉部分的症狀，若是符合其中任何一項，就一定要接受檢查。

⑳耳朵異常

●耳痛
●耳鳴

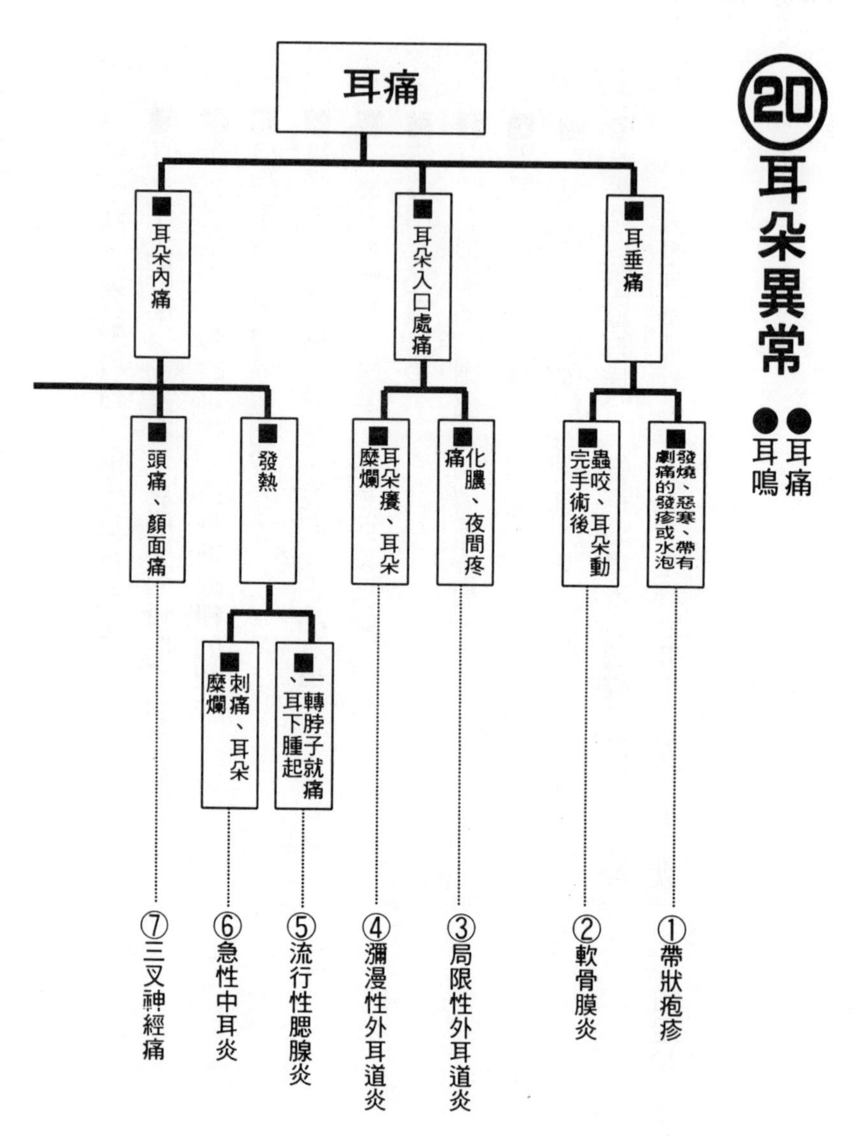

耳痛
耳朵內痛
耳朵入口處痛
耳垂痛
頭痛、顏面痛
發熱
耳朵癢、耳朵糜爛
化膿、夜間疼痛
蟲咬、耳朵動完手術後
發燒、惡寒、帶有劇痛的發疹或水泡
刺痛、耳朵糜爛
一轉脖子就痛、耳下腫起
⑦三叉神經痛
⑥急性中耳炎
⑤流行性腮腺炎
④瀰漫性外耳道炎
③局限性外耳道炎
②軟骨膜炎
①帶狀疱疹

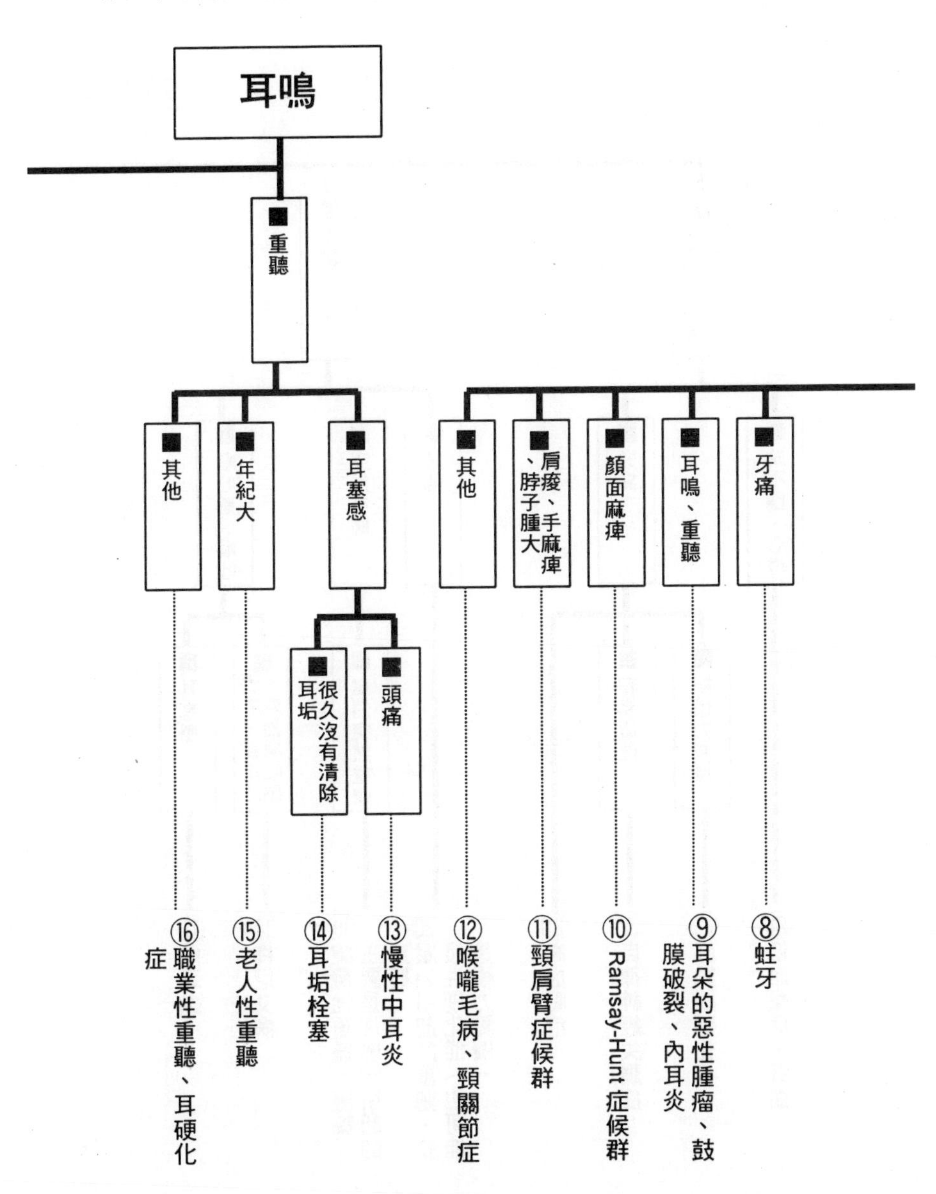
耳鳴
重聽
其他
年紀大
耳塞感
很久沒有清除耳垢
頭痛
其他
肩痠、手麻痺、脖子腫大
顏面麻痺
耳鳴、重聽
牙痛
⑯職業性重聽、耳硬化症
⑮老人性重聽
⑭耳垢栓塞
⑬慢性中耳炎
⑫喉嚨毛病、頸關節症
⑪頸肩臂症候群
⑩Ramsay-Hunt 症候群
⑨耳朵的惡性腫瘤、鼓膜破裂、內耳炎
⑧蛀牙

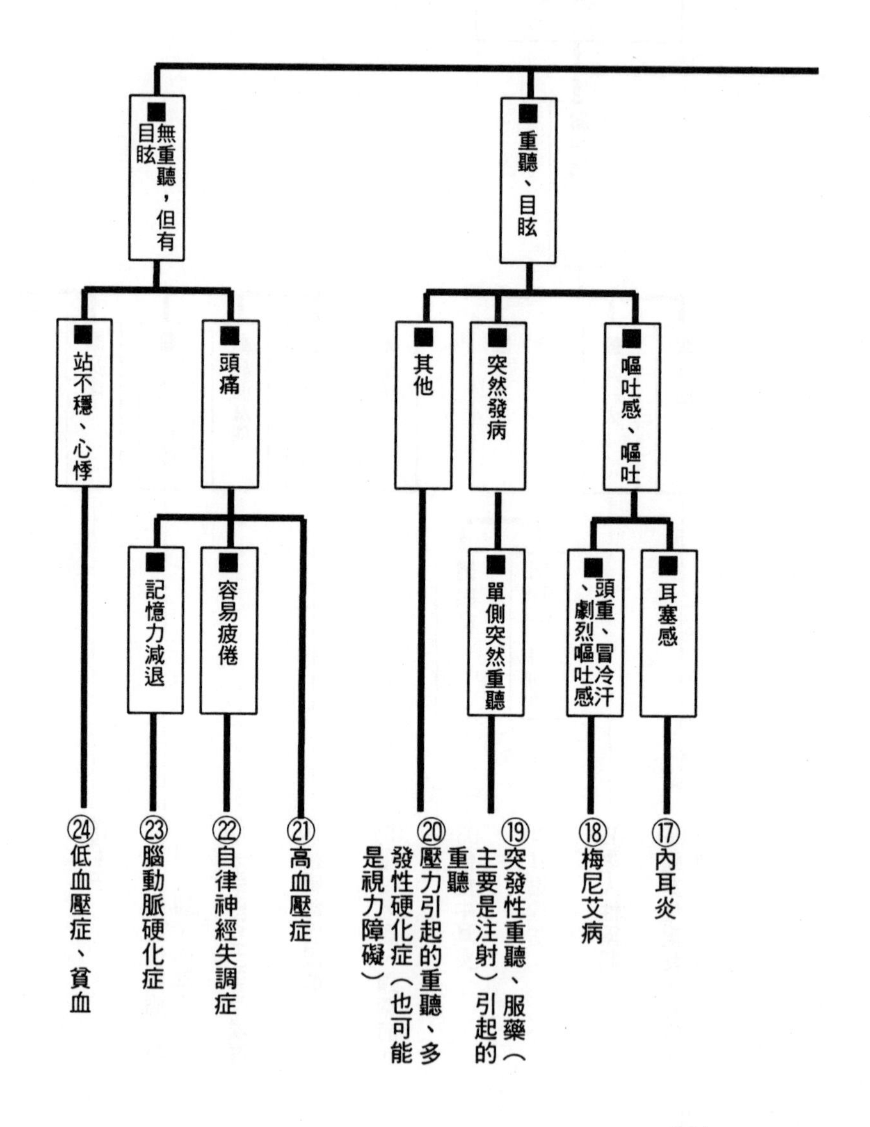

重聽、目眩
嘔吐感、嘔吐
耳塞感
⑰內耳炎
頭重、冒冷汗、劇烈嘔吐感
⑱梅尼艾病
突然發病
單側突然重聽
⑲突發性重聽、服藥（主要是注射）引起的重聽
其他
⑳壓力引起的重聽、多發性硬化症（也可能是視力障礙）
無重聽，但有目眩
頭痛
㉑高血壓症
容易疲倦
㉒自律神經失調症
記憶力減退
㉓腦動脈硬化症
站不穩、心悸
㉔低血壓症、貧血

包括耳痛、耳鳴及重聽等在內，耳朵的疾病其實是琳瑯滿目的，一旦發生了耳朵疼痛或是耳朵糜爛，大部分的人都會先想到是急性中耳炎或耳下腺炎之類的發炎毛病，但是如果是會併發嘔吐感等的嚴重疾病，就必須儘快到耳鼻喉科就診。

大多數的耳鳴是由於過度疲勞、過度緊張或睡眠不足所引起的，但是這種症狀也可能是更年期障礙的其中一環。不過，假使在休息後依然耳鳴不斷，甚至還併發了目眩，便可能是在背地裡潛藏了高血壓症等意想不到的循環系統疾病，務必要到內科接受檢查。

此外，若是有嘔吐感，就必須擔心是梅尼艾病，一定要到耳鼻喉科請醫生為你診察一下情況為何。

重聽又併發耳鳴是常有的現象，但是假若罹患了高血壓症，腦動脈硬化等耳鼻喉科之外的疾病，一般即使有耳鳴、目眩，也大多不會有重聽症狀，針對這一點加以區別就能夠鎖定就診的科別了。

像梅尼艾病或內耳炎都是會有重聽的病症，而其他大部分的重聽也都可以預先推測是在外耳、內耳某處發生了障礙所引起的。

從圖表看出的可疑病症

1. **帶狀疱疹** 在臉部等處帶狀形成疱疹的病態，發病過程是從紅色的丘疹開始併發水腫、劇痛，如果疱疹長在眼睛周圍，可能會有失明之虞，患者要多加小心。

××皮膚科

2. **軟骨膜炎** 萬一傷及外耳及軟骨（造成耳殼受感染），就會演變成化膿且疼痛的病症，如果再更嚴重，軟骨亦會發生變形現象。

××耳鼻喉科

3. **局限性外耳道炎** 因為外耳道的入口處附近發炎，致使耳垢腺及皮脂腺受到感染而引發的毛病，耳朵有時還會有劇痛或紅腫的症狀。

×耳鼻喉科

4. **瀰漫性外耳道炎** 指整個外耳道（瀰漫有全部之意）都發炎的狀態，除了痛、癢之外，有時還有糜爛現象，中耳炎也可能是此病的誘因之一。

×耳鼻喉科

5. **流行性腮腺炎** 感染病毒二～三週後會在耳前的耳下腺（唾液腺）發生腫大現象，除了微燒之外，有時也會有疼痛感。

×小兒科

6. **急性中耳炎** 因為感染了感冒等的細菌或病毒，致使中耳發炎的病症。耳朵痛的原因是鼓膜受到膿汁的壓迫所致。

×耳鼻喉科

7. 三叉神經痛　在眉眼、上顎及下顎三條神經掠過電流通過般的痛楚之病，症狀是單側臉部、耳朵會有疼痛感。　**×內科**

8. 蛀牙　蛀牙如果放置不顧，蛀牙的洞會日益變大加深，進而引發牙髓炎，而且發炎的範圍還會擴大到耳、鼻之處。　**×牙科**

9. 耳朵的惡性腫瘤、內耳炎　也可能是鼓膜破裂所引起的。一般的傾向是症狀愈近內耳愈嚴重，而且容易誘發重大疾病。　**×××耳鼻喉科**

10. Ramsay-Huut症候群　除了肌肉緊張、弱化及語言障礙之外，有時也會有癲癇發作，是小腦發生障礙的病變總稱，大多傾向於十多歲之時發病。　**××腦神經科**

11. 頸肩臂症候群　這是包括肩膀痠痛在內，會在頸部、手臂併發疼痛的疾病總稱。肌肉疲勞、內臟毛病及精神壓力等因素都對此病產生影響。　**×整形外科**

12. 喉嚨毛病、頸關節炎　雖然是喉嚨、脖子的毛病，但是此病也常會引發與耳朵有關的疾病。　**×耳鼻喉科**

13. 慢性中耳炎　發炎的症狀一旦慢性化，連中耳的粘膜及骨骼都會受到侵襲，如果置之不理，重聽與耳朵糜爛的程度會再繼續惡化下去。　**××耳鼻喉科**

14. 耳垢栓塞　積存的耳垢阻塞了外耳道的毛病，會併發耳痛及重聽。就體質而言，這是好發於耳垢脂肪質多之人的病症。

×耳鼻喉科

15. **老人性重聽**　隨著人體逐漸老化，聽覺中樞的通路也會日益衰退而開始聽不清楚外界的聲音，此病特徵是只能聽到聲響，但是卻無法分辨字音。

×耳鼻喉科

16. **職業性重聽、耳硬化症**　這是因為工作所需，必須長時間與大的爆炸聲、噪音為伍之人易得的毛病，症狀是難以聽取一定音域之內的聲音。

×耳鼻喉科

17. **內耳炎**　位於中耳深處，負責維持平衡的內耳發炎的病態，除了重聽、耳鳴的程度會比中耳的病症更嚴重之外，而且還會併發嘔吐感。

××耳鼻喉科

18. **梅尼艾病**　這是一種以耳鳴、重聽及目眩為主要症狀的原因不明的病症，雖然這些症狀是周而復始地發生，但是平常並無重聽的例子是佔了較多數的情況。

×耳鼻喉科

19. **突發性重聽、服藥引起的重聽**　後者主要是以起於注射之因的病例較為明顯，但是服用利尿劑、風濕治療藥劑等也可能成為發病的因素之一，前者則原因不明。

×耳鼻喉科

20. **壓力引起的重聽、多發性硬化症**　壓力或身心症的精神障礙也會造成暫時的失聰。

×耳鼻喉科

21.高血壓症　因為某種原因而使血壓升高的病態總稱，除了頭痛、氣喘及心悸等症狀外，其中也有不少病例出現了耳鳴的現象。　××內科

22.自律神經失調症　負責主宰心臟等與人體意志無關之臟器機能的是自律神經，如果它出了毛病，就會產生幾乎是全身都出症狀的病症。　××內科

23.腦動脈硬化症　隨著年齡不斷地增長，腦部動脈也會失去彈性而變硬，導致血管內的血流受阻，所以才會出現目眩及耳鳴等的症狀。　××內科

24.低血壓症、貧血　低血壓本身並不是疾病，一般多在症狀出現時才受人注意，一旦慢性化之後，目眩、疲倦及耳鳴之類的現象就會隨之而生。　××內科

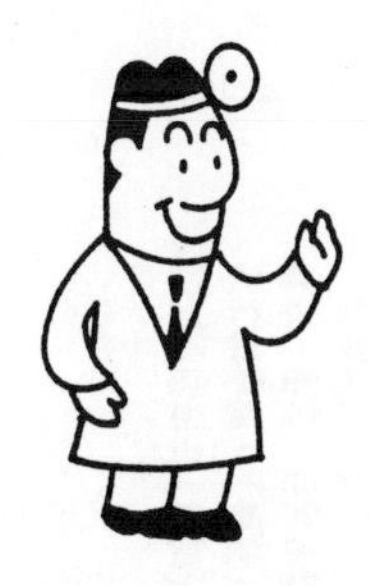

㉑鼻子異常

●鼻塞 ●流鼻血
●嗅覺異常

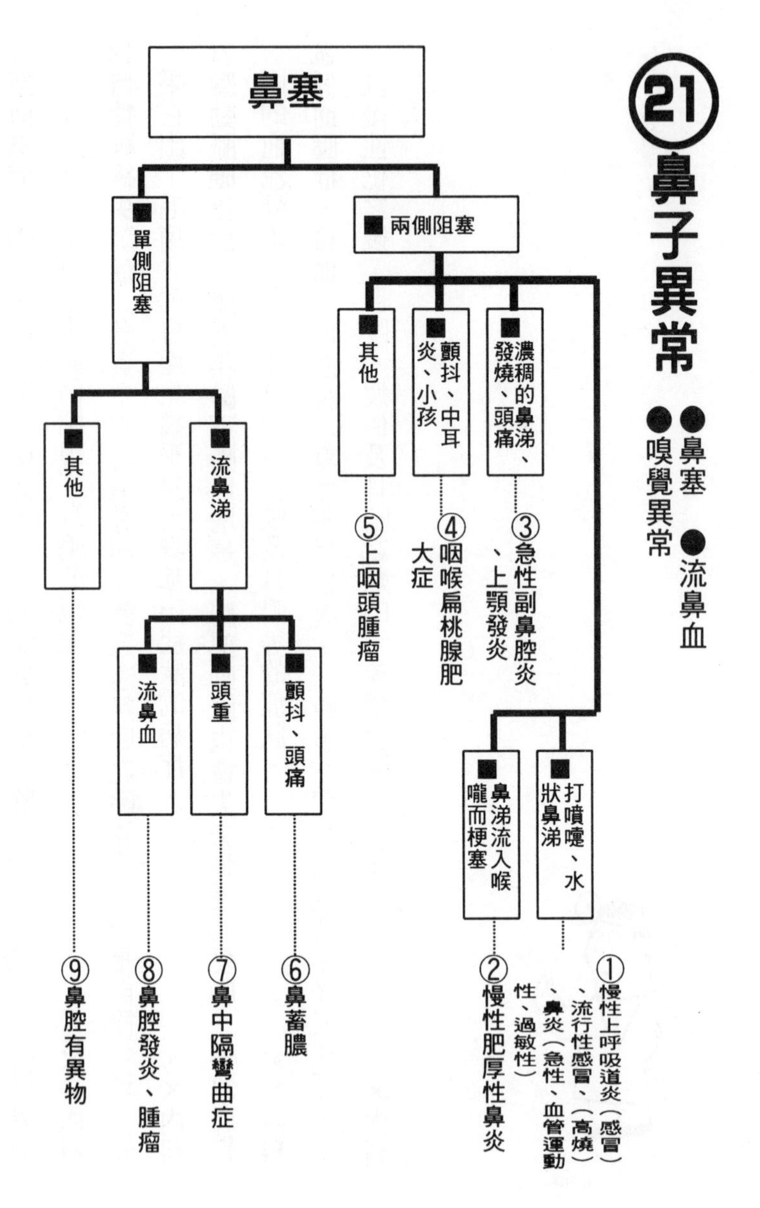

鼻塞
■兩側阻塞
■單側阻塞
■濃稠的鼻涕、發燒、頭痛
■顫抖、中耳炎、小孩
■其他
■打噴嚏、水狀鼻涕
■鼻涕流入喉嚨而梗塞
■流鼻涕
■其他
■顫抖、頭痛
■頭重
■流鼻血
①慢性上呼吸道炎（感冒）、流行性感冒、（高燒）、鼻炎（急性、血管運動性、過敏性）
②慢性肥厚性鼻炎
③急性副鼻腔炎、上顎發炎
④咽喉扁桃腺肥大症
⑤上咽頭腫瘤
⑥鼻蓄膿
⑦鼻中隔彎曲症
⑧鼻腔發炎、腫瘤
⑨鼻腔有異物

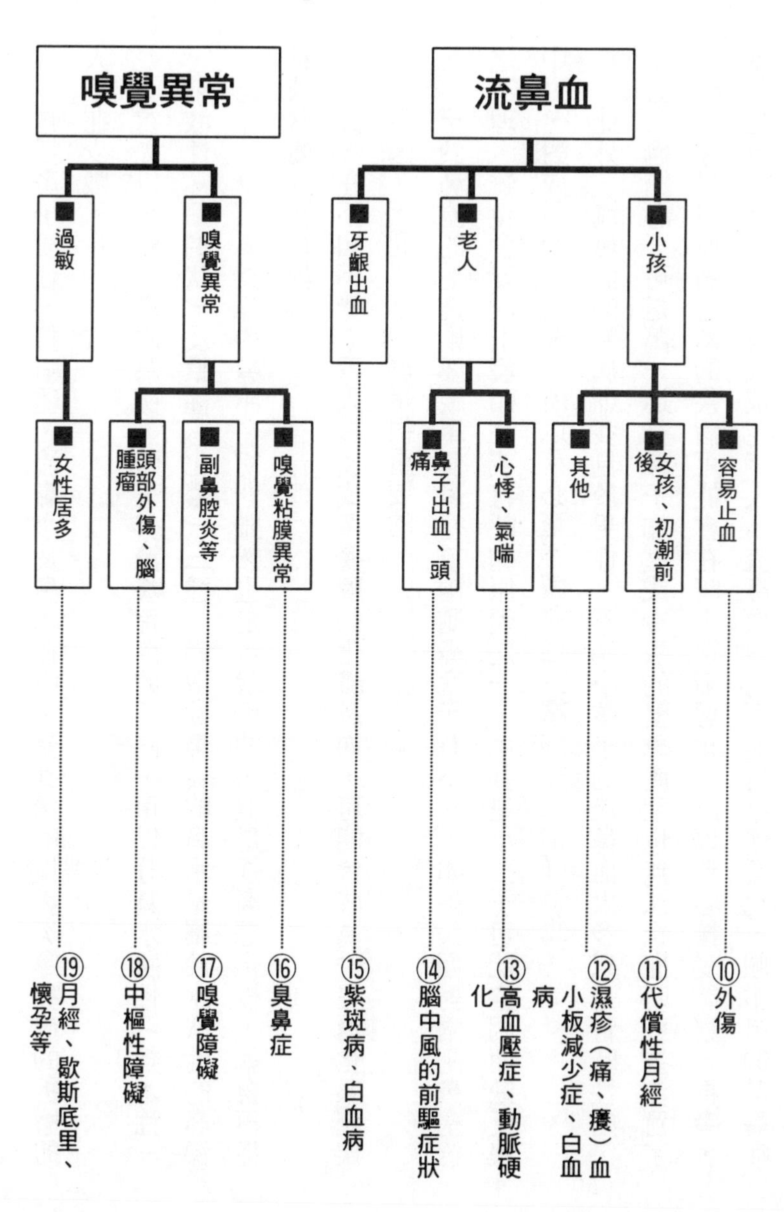
嗅覺異常
過敏
嗅覺異常
女性居多
頭部外傷、腦腫瘤
副鼻腔炎等
嗅覺粘膜異常
⑲月經、歇斯底里、懷孕等
⑱中樞性障礙
⑰嗅覺障礙
⑯臭鼻症
流鼻血
牙齦出血
老人
小孩
鼻子出血、頭痛
心悸、氣喘
其他
女孩、初潮前後
容易止血
⑮紫斑病、白血病
⑭腦中風的前驅症狀
⑬高血壓症、動脈硬化
⑫濕疹（痛、癢）血小板減少症、白血病
⑪代償性月經
⑩外傷

包括鼻子變紅、打噴嚏、流鼻水及鼻塞在內，受到過敏性鼻炎等鼻病的折磨的人不在少數。

首先以鼻涕、鼻水為例，隨著其濃淡程度的不同，可以分為水狀性（類水性）、粘液性（粘稠狀）及膿性（化膿）三種。過敏性鼻炎的鼻水是屬於水狀性的鼻涕，此外，急性鼻炎等的鼻涕在初期雖然也是水狀性的，但是逐漸惡化後，就會再從粘液狀變成膿性鼻涕。

萬一在不知不覺中吞入鼻炎或鼻蓄膿的化膿鼻涕，可能會成為併發消化系統疾病的原因，因此早期治療是很重要的。

至於鼻塞的毛病則要視單側鼻塞或兩側鼻塞而有不同，如果長期對兩側鼻塞置之不理，難免會變成引發頭痛或打呼的原因之一，尤其是小孩子可能會因而缺乏集中力，對成長產生妨礙，所以務必毫不懈怠地持續到完全治好為止。

此外，流鼻血的毛病則多見於男性，不過小孩子的流鼻血大多只是暫時性的，不必太過擔心，可是萬一進行鼻子加壓或冷敷的緊急處理也無法止血時就要注意了，因為像是白血病之類的疾病可能會在暗中逐漸惡化，所以務必接受診察。再者，特別是患有高血壓的成人或老年人，流鼻血很有可能是動脈硬化、腦中風的前驅症狀，一定要儘快到內科進行診斷。

從圖表看出的可疑病症

1. **鼻炎（急性、血管運動性、過敏性等）、感冒、流行性感冒** 因為鼻子發炎所引起的毛病，如果鼻水流個不停，又發高燒，最好是到醫院請醫生開藥方服用。
×內科、耳鼻喉科

2. **慢性肥厚性鼻炎** 整個鼻腔粘膜都發炎，或肥厚的粘膜產生分枝所引發的病症，必須以藥物療法或開刀來進行治療。
××耳鼻喉科

3. **急性副鼻腔炎、上顎發炎** 雖然情況會隨著發炎的程度而異，但是顏面會先產生痛感，最初發的是微燒，可是發炎的情形如果嚴重化，微燒也會轉變為高燒。
×××耳鼻喉科

4. **咽喉扁桃腺肥大症** 因為鼻腔深處的咽喉扁桃腺腫大，因而阻塞了鼻子呼吸的毛病，除了以口呼吸之外別無他法。
×××耳鼻喉科

5. **上咽頭腫瘤** 如果口蓋扁桃長出腫瘤，就要先懷疑是惡性腫瘤，並且儘早到專科醫院進行檢查為要。
×××耳鼻喉科

6. **鼻蓄膿** 指副鼻腔積膿的狀態，症狀包括嗅覺遲鈍、記憶力減退、失去耐心及頭痛等。 ×××耳鼻喉科

7. **鼻中隔彎曲症** 指扮演將鼻腔一分為二之任務的鼻中隔軟骨等向左右任何一方彎曲的病症。 ××耳鼻喉科

8. **鼻腔發炎、腫瘤** 如果鼻內的發炎情況太過嚴重，有時也會出現流鼻血的現象，若是長腫瘤亦會引發出血。 ×耳鼻喉科

9. **鼻腔有異物** 如果異物進入鼻腔，千萬不要用手指摳挖，務必到專科醫院請醫生代為處理，因為外行人的做法難免會使鼻粘膜受到損傷。 ××耳鼻喉科

10. **外傷、鼻中隔薄區（Kiesselbach's avea）靜脈叢出血** 將小指伸入鼻孔內，指尖所碰觸到的就是鼻中隔薄區，如果此處受傷，就會引發出血（流鼻血）。 ×耳鼻喉科

11. **代償性月經** 指月經停止，或經血減少之時從鼻子、乳腺及胃部等處出血的病態，因為有時是肇因於其他的病症，所以有做精密檢查的必要。 ×××婦產科

12. **濕疹、血小板減少症、白血病** 身上如果長出濕疹，必須先觀察一、二天，假使情況沒有好轉，就前往專科醫院就診，千萬不以外行人的判斷亂塗止癢的軟膏。

13. **高血壓症、動脈硬化** 如果長期持續高血壓症，血管的障礙會日益惡化，結果可能引起以動脈硬化症或腦梗塞為首的心臟、腎臟各種臟器的障礙。 **×皮膚科** **××內科**

14. **腦中風的前驅症狀** 腦動脈破裂後所流出的血液會積存在附近四周，並且可能成為鼻血而流出，必須前往醫院診治。 **××循環器官內科**

15. **紫斑病、白血病** 紫斑病是因為血小板的數量異常，致使皮膚、粘膜出現內出血的現象，由於外表看來很像紫色，所以才有這個名稱。 **××內科**

16. **臭鼻症** 因為鼻腔粘膜萎縮，致使鼻腔內部空間擴大的病症，病情惡化後連鼻骨組織都會萎縮，發病原因至今不明。 **××耳鼻喉科**

17. **嗅覺異常** 這是時而對味道敏感，時而味覺全失的障礙，必須先查明是何種嗅覺異常之後才能夠進行治療。 **××耳鼻喉科**

18. **中樞性障礙** 此病會造成呑嚥困難，發病的原因可能是進行性球麻痺、延髓腫瘤、流行性腦炎或進行性麻痺等疾病。 **××神經內科**

19. **月經、歇斯底里、懷孕等** 這些情況會引發對食物的味道以及嗅覺的敏感，但是這只是暫時性的，所以不必擔心。 **□無病**

㉒喉嚨異常

●喉嚨痛 ●吞嚥困難
●聲音沙啞

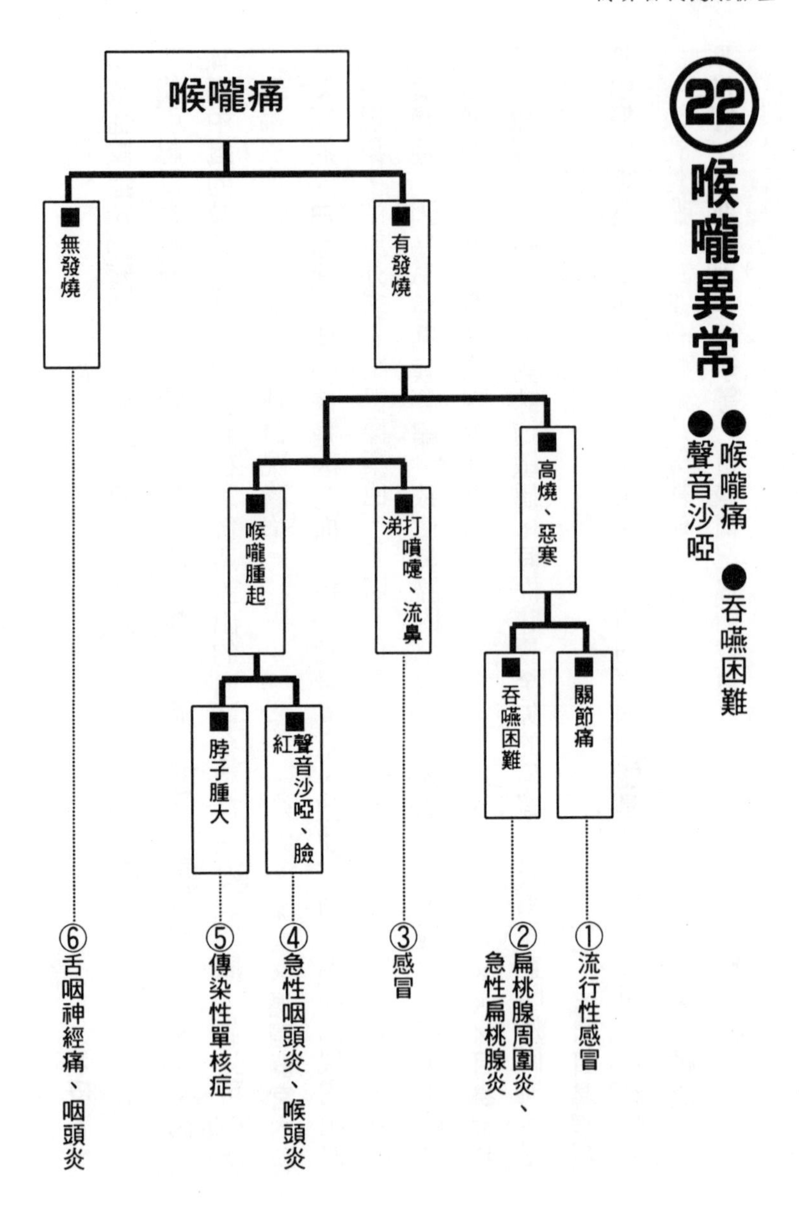

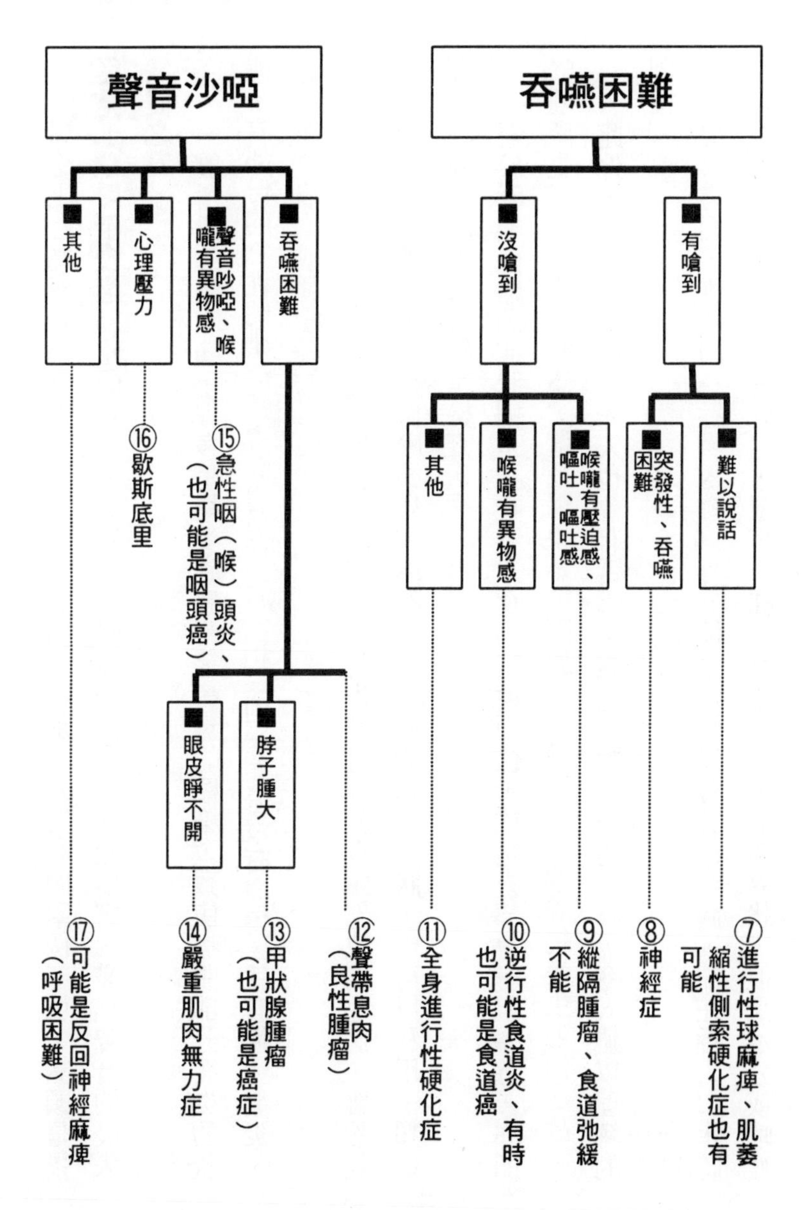
聲音沙啞
其他
心理壓力
聲音沙啞、喉嚨有異物感
吞嚥困難
⑯歇斯底里
⑮急性咽（喉）頭炎、（也可能是咽頭癌）
眼皮睜不開
脖子腫大
⑰可能是反回神經麻痺（呼吸困難）
⑭嚴重肌肉無力症
⑬甲狀腺腫瘤（也可能是癌症）
⑫聲帶息肉（良性腫瘤）
吞嚥困難
沒嗆到
有嗆到
其他
喉嚨有異物感
喉嚨有壓迫感、嘔吐、嘔吐感
突發性、吞嚥困難
難以說話
⑪全身進行性硬化症
⑩逆行性食道炎、有時也可能是食道癌
⑨縱隔腫瘤、食道弛緩不能
⑧神經症
⑦進行性球麻痺、肌萎縮性側索硬化症也有可能

醫學上在為喉嚨異常進行檢查時，必須先區別咽頭與喉頭兩個部位，咽頭是指從鼻子深處至食道為止的食物入口處，而喉頭則是通向呼吸器官、發出聲音的吸入氣體之處。

一般所說的喉嚨痛，大多是指受到感冒等病毒的感染，致使喉頭部分發炎的狀態。大部份的急性感染症都會有發燒症狀。相反的，如果沒有發燒，就有慢性發炎、神經痛、潰瘍或腫瘤等的可能。

包括聲音沙啞、嘶啞及失聲等的聲音異常也都是屬於喉頭部位的毛病，雖然發炎會造成患部腫大，但是像喉頭息肉或喉頭癌等病的初期症狀，也可以利用「類似聲音沙啞」的現象來做為檢查病症的線索之一。

至於吞嚥困難的症狀則是指在吞入食物時會梗住，或是胃部會有阻塞感，亦即喉嚨產生了壓迫或狹窄感，這種現象是肇因於支配吞入運動的神經發生毛病之故。此外，罹患此種病症的人也會有舌頭不靈光、說話語焉不詳，令人難以理解的困擾。

另一方面，雖然同為吞嚥困難，有一種是好像沒有其他毛病，卻在吞入口水時會有阻塞感的咽喉頭異常感症，還有一種是吞嚥食物時並無異狀，但是水分或唾液卻難以通過（食道神經異常）。

有些則是以食道炎、食道癌、甲狀腺發炎等的病症為原因，而腦中風之類的腦神經系統疾病偶爾也可能成為誘因之一。不論如何，若是沒有其他症狀，只是喉嚨有阻塞感，最好還是走一趟耳鼻喉科接受檢查。

從圖表看出的可疑病症

1. **流行性感冒**　特徵是以發燒為首，並且在全身出現強烈、明顯的症狀，有時還會大規模地流行。　×內科

2. **扁桃周圍炎、急性扁桃腺炎**　只要看看口蓋扁桃即可知悉擴大的情形，而且此病也經常是腎炎、中耳炎及心臟瓣膜症等病的併發症。　××耳鼻喉科、內科

3. **感冒**　最重要的是要吃有營養的食物、多休息，快的人二～三日即可靠吃藥及休息而復元。　×內科

4. **急性咽喉炎、喉頭炎**　因為口腔內部的發炎情況極為嚴重才產生的病名，但是只要以藥物治療，一～二週內即可康復。　×內科

5. **傳染性單核症**　症狀是發燒及喉嚨痛等，但是最多一～二週即可治好，應該保持

安靜，進行服用退燒藥的對症療法。 ×內科

6. **舌咽神經痛、咽頭炎** 舌咽神經痛是多見於中年男性的病症，特徵是在進食時掠刺向舌頭深處的疼痛。 ××神經內科

7. **進行性球麻痺、肌萎縮性側索硬化症** 無法活動手部等的運動麻痺，是肌萎縮性側索硬化症，這種病症如果又涵蓋了延髓，就稱為進行性球麻痺。有時候會因為咽頭的動作惡化而吃不下飯，進而引發營養障礙。 ××神經內科

8. **神經症** 心理因素是引發此病的原因。 ××神經科、精神科

9. **縱隔腫瘤、食道弛緩不能** 藉由X光檢查所顯現的異常陰影便能夠立即發現，治療方式是開刀切除，或者是進行藥物療法，放射線療法。 ××胸部外科

10. **逆行性食道炎、食道癌** 進入胃部的食物發生逆流的症狀，有時是起於曾經動過胃部手術，使人體失去防止食物逆流的機能。 ××消化器官內科

11. **全身進行性硬化症** 原因不明的惡疾，症狀是從手指等末梢部位開始，然後包括臉部及四肢都會慢慢僵硬。 ××神經內科

12. **聲帶息肉（良性腫瘤）** 聲帶長出息肉的毛病，大部分都是在大聲嘶喊時才會發現，如果息肉愈長愈大，也會產生呼吸困難的感覺，必須開刀切除息肉。

13.甲狀腺腫瘤（也可能是癌症） 如果是良性腫瘤，即使長出來也只是腫瘤而已，沒有異常感覺即是其特徵。

××耳鼻喉科

××內科、外科

14.嚴重肌肉無力症 日本厚生省所指定的特定疾病，特徵是好發於十～三十歲的女性，高齡男性也可能染患，會造成肌力衰退，但是原因不詳。

×××神經內科

15.急性咽（喉）頭炎（也可能是咽頭癌） 為了保護喉嚨，最好避免外出，並且多喝水，最重要的是要嚴守禁菸、禁酒。

××內科

16.歇斯底里 壓力等因素是此病的原因，時有身體異常的感覺，時有健忘等的精神異常，每次發作的症狀都有變化。

××精神科、神經科

17.反回神經麻痺（呼吸困難等） 這是與聲帶運動有關係的反回神經麻痺所引發的病症，症狀是聲音沙啞，嚴重時也會造成呼吸困難。

×××耳鼻喉科、氣管食道科

㉓口腔異常

●口、舌異常 ●嘴唇異常
●口臭 ●口齒不清

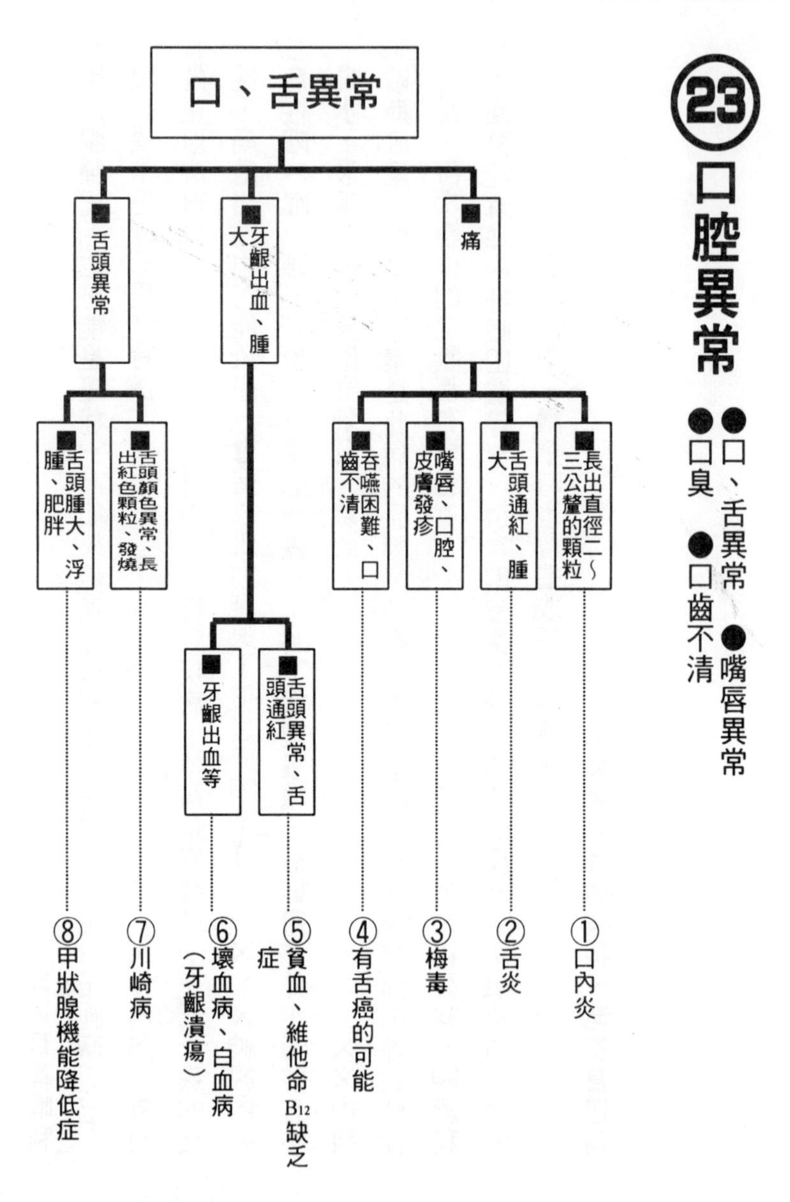

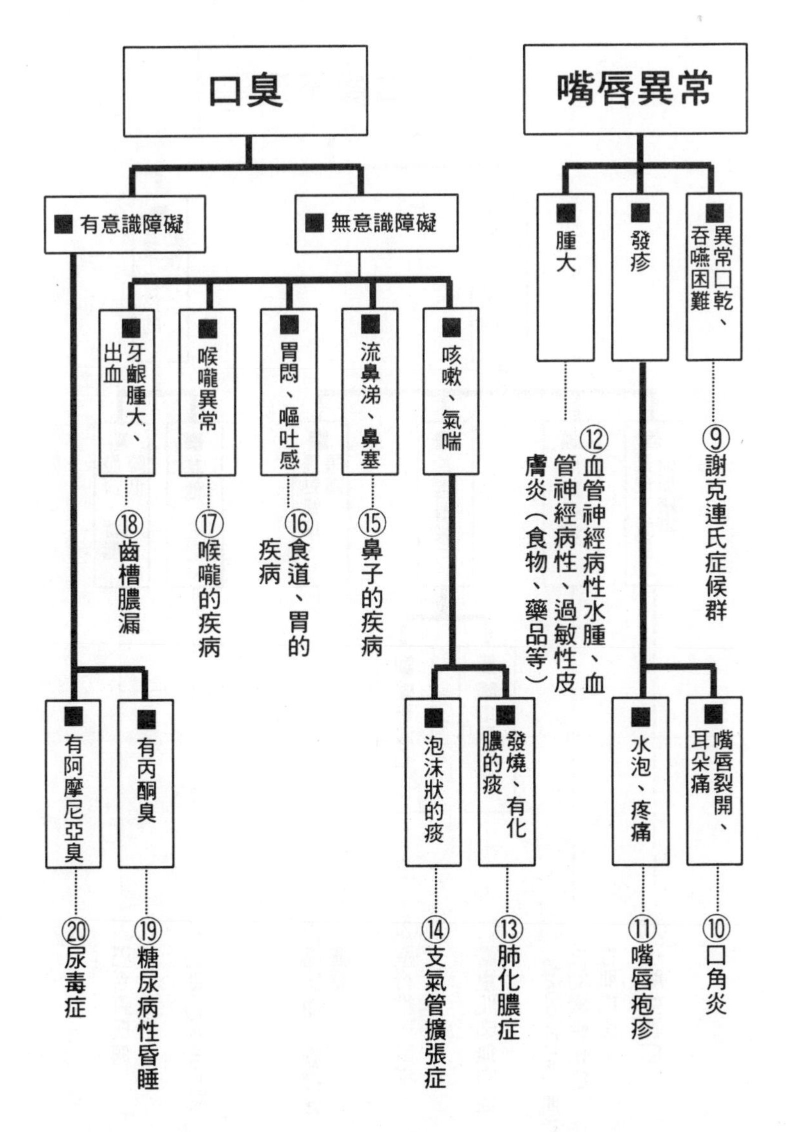
口臭
■有意識障礙
■無意識障礙
■牙齦腫大、出血
■喉嚨異常
■胃悶、嘔吐感
■流鼻涕、鼻塞
■咳嗽、氣喘
⑱齒槽膿漏
⑰喉嚨的疾病
⑯食道、胃的疾病
⑮鼻子的疾病
■有阿摩尼亞臭
■有丙酮臭
■泡沫狀的痰
■發燒、有化膿的痰
⑳尿毒症
⑲糖尿病性昏睡
⑭支氣管擴張症
⑬肺化膿症
嘴唇異常
■腫大
■發疹
■異常口乾、吞嚥困難
⑫血管神經病性水腫、血管神經病性、過敏性皮膚炎（食物、藥品等）
⑨謝克連氏症候群
■水泡、疼痛
■嘴唇裂開、耳朵痛
⑪嘴唇疱疹
⑩口角炎

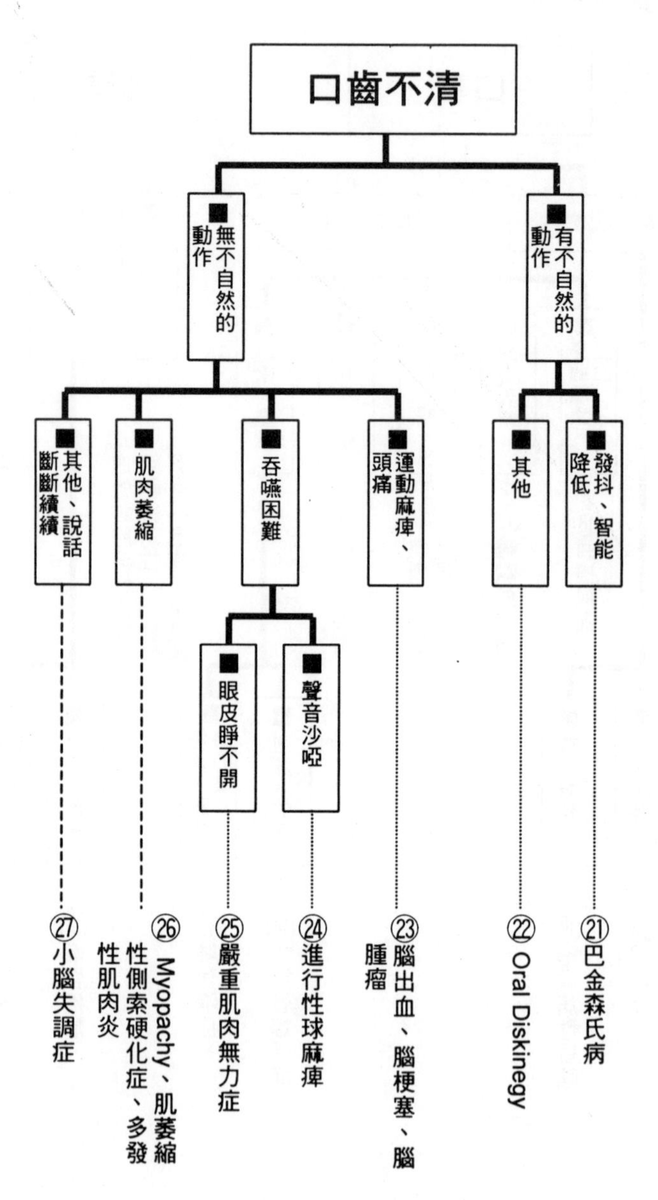
口齒不清
■無不自然的動作
■有不自然的動作
■其他、說話斷斷續續
■肌肉萎縮
■吞嚥困難
■運動麻痺、頭痛
■其他
■發抖、智能降低
■眼皮睜不開
■聲音沙啞
㉗小腦失調症
㉖Myopachy、肌萎縮性側索硬化症、多發性肌肉炎
㉕嚴重肌肉無力症
㉔進行性球麻痺
㉓腦出血、腦梗塞、腦腫瘤
㉒Oral Diskinegy
㉑巴金森氏病

口腔的毛病可以分為兩種，一種是與口腔、嘴唇及舌頭等有關的疾病，另一種則是全身的病症，例如從嘴的兩角（口角）至粘膜都通紅、出血的口角炎等即是前者的代表，而有口臭的肺化膿症，以及會口齒不清的腦出血、腦梗塞與腦腫瘤等皆是後者的典型例子。

另外值得注意的是，牙齦出血或腫大的罕見病症，這時候所需的不是牙科的治療，因為發病的原因可能是紫斑病或白血病。

唇色的變化也是必須注意的項目，如果嘴唇腫脹且變為紫色，就有氧氣不足的嫌疑，假如嘴唇失去血色，便有貧血的可能，假若嘴唇粗糙，也有維他命不足、食物過敏等的可能性。萬一一直維持張口狀態，而且還伴隨疼痛，可能就是耳下腺炎，或是與淋巴腺有關的毛病，如果不會痛，偶爾也可能是顎骨骨髓炎。

口臭是自己不容易有自覺的現象，而引發口臭的主要原因則是齒槽膿漏及胃炎等病。相反的，自以為有口臭而擔心不已的情況，大多是源於心理因素，必須借助於親人的幫忙，傾耳聆聽對方的問題而做出客觀的判斷。

口齒不清的現象則有隱藏重大疾病的可能性，例如出現與自我意識無關的肌肉不自然運作，罹患巴金森氏病的可能性就很高。至於舌頭及眼瞼的活動不如理想，說不定就是得了嚴重肌肉無力症。此外，會併發頭痛的毛病有時是腦出血的前驅症狀，不論如何，這些現象都有極高的神經、肌肉系統疾病的可能性，必須走一趟神經內科接受醫生檢查。

從圖表看出的可疑病症

1. **口內炎**　最重要的是保持口腔清潔，為了預防細菌的繁殖，勸你最好多漱漱口，如果疼痛非常劇烈，就請專科醫生進行處理。　**×口腔外科、耳鼻喉科**

2. **舌炎**　發病原因是貧血、維他命B12不足及舌頭的形成異常等，必須多漱漱口，儘量保持口腔的清潔。　**×耳鼻喉科**

3. **梅毒**　會在口腔內膜長出硬斑，或是咽頭的扁桃附近形成了潰瘍的病症，因為這些現象都會成為感染源，務必儘快到專科醫院接受診斷。　**××性病科**

4. **舌癌**　據說假牙的尖端，以及不合適的金屬牙套的刺激很容易成為發病的誘因，必須早日到專科醫院進行檢查。　**×××口腔外科、耳鼻喉科**

5. **貧血、維他命B12缺乏症**　貧血會引發屬於 Plammerbinson 症候群症狀之一的舌炎。而維他命B12的缺乏則會引起亨透氏舌炎（Hunter's glossitrs）。　**××內科**

6. **壞血病、白血病(牙齦潰瘍)** 壞血病的初期症狀是從倦怠感開始的，並且隨之引發牙齦出血、鼻出血及皮下出血等的現象，如果放置不管，就會呈現貧血狀態。白血病也一樣會出現貧血問題，但它卻是一種血癌。 ××內科

7. **川崎病** 罹患此病會突然原因不明地發高燒，並且持續五日～一週，有住院治療的必要，大約有一成的人會留下心臟後遺症。 ×××小兒科

8. **甲狀腺機能降低症** 指血液中的甲狀腺荷爾蒙的濃度降低的狀態，結果會因而併發各種疾病。 ×××內科

9. **謝克連氏症候群** 因為淚腺、唾液腺原因不明地發炎，致使眼淚、唾液不易流通的疾病，初期會有眼睛疲勞及對食物的喜好改變的現象。 ×眼科、內科

10. **口角炎** 罹患此病會使口角糜爛、裂開及長疙瘩，保持患部的清潔是最重要的作法。 ×耳鼻喉科

11. **嘴唇疱疹** 一般的症狀都很輕微，但是容易因疲勞、壓力、發燒、性交及月經等因素而復發則是其特徵。 ××內科

12. **血管神經病性水腫、血管神經病性、過敏性皮膚炎(食物、藥品等)** 眼瞼、嘴唇會突然腫起，但是數日之後即會消失，而血管神經病性水腫則是肇因於毛細管

漏出的液體積存在組織間所引起的。

×××內科

13. **肺化膿症**　會出現倦怠感、頭痛、發燒及惡寒的全身症狀，而且還會咯血，要以抗生素療法進行治療。

×××胸部外科、呼吸器官內科

14. **支氣管擴張症**　咳嗽與咳痰會慢性地持續下去，以前的根治方法必須借助於開刀，現在內科的治療也可以發揮相同的效果。

×××內科

15. **鼻子的疾病**　因為過敏反應或感染病毒等而發炎的病症，突然發炎的稱為急性鼻炎，持續數日的叫慢性鼻炎。

××內科、耳鼻喉科

16. **食道、胃的疾病**　在食道內側發炎的是食道炎，胃的疾病則有源於壓力的胃潰瘍或慢性胃炎等。

×××消化器官內科

17. **喉嚨的疾病**　因為感染病毒而發炎。

×內科、耳鼻喉科

18. **齒槽膿漏**　最近改稱為牙周病，這是以牙齦發炎為起因，進而使牙齒動搖、脫落的毛病。

××牙科

19. **糖尿病性昏睡**　糖尿病的症狀惡化後除了產生糖質代謝異常之外，水及礦物質的代謝也會失調，有時血液會從鹼性轉為酸性而使患者呈現昏睡狀態，除此之外，還有其他可怕的併發症，務必儘快到專科醫院請醫生診治。

×××內科

20.尿毒症 務必儘早住院開始治療，如果不肯就醫，恐怕會有生命危險。
×××內科、泌尿器官科

21.巴金森氏病 除了手部發抖之外，口、舌及脖子也會有相同的現象。此病的症狀會慢慢惡化，並且對日常生活形成障礙。
×××內科

22.Oral Diskinegy 這是無意識地動口、吐出舌頭的毛病，多見於老年人。
××腦外科

23.腦出血、腦梗塞、腦腫瘤 儘快到專科醫院就診。
×××腦外科

24.進行性球麻痺 從延髓開始發生病變的疾病，時而食不下嚥，時而口齒不清，是日本厚生省指定的特定疾病之一。
×××內科

25.嚴重肌肉無力症 這是在一天之內就會發生變化的病症，而且下午比上午更惡化。此外，症狀也隨著感染症、懷孕、月經及生產等原因而更加嚴重。
×××神經內科

26.Myopachy、肌萎縮性側索硬化症 Myopachy是指肌肉的障礙，除了遺傳因素之外，荷爾蒙異常及維他命缺乏亦是起因之一。
×××神經內科

27.小腦失調症 症狀是時而失去平衡，無法行走，甚至連站立或維持固定的姿勢都非常困難，時而會手腳發抖、口齒不清。
××腦外科

㉔肩頸異常

●肩痠 ●肩痛 ●脖子腫大 ●脖子痛

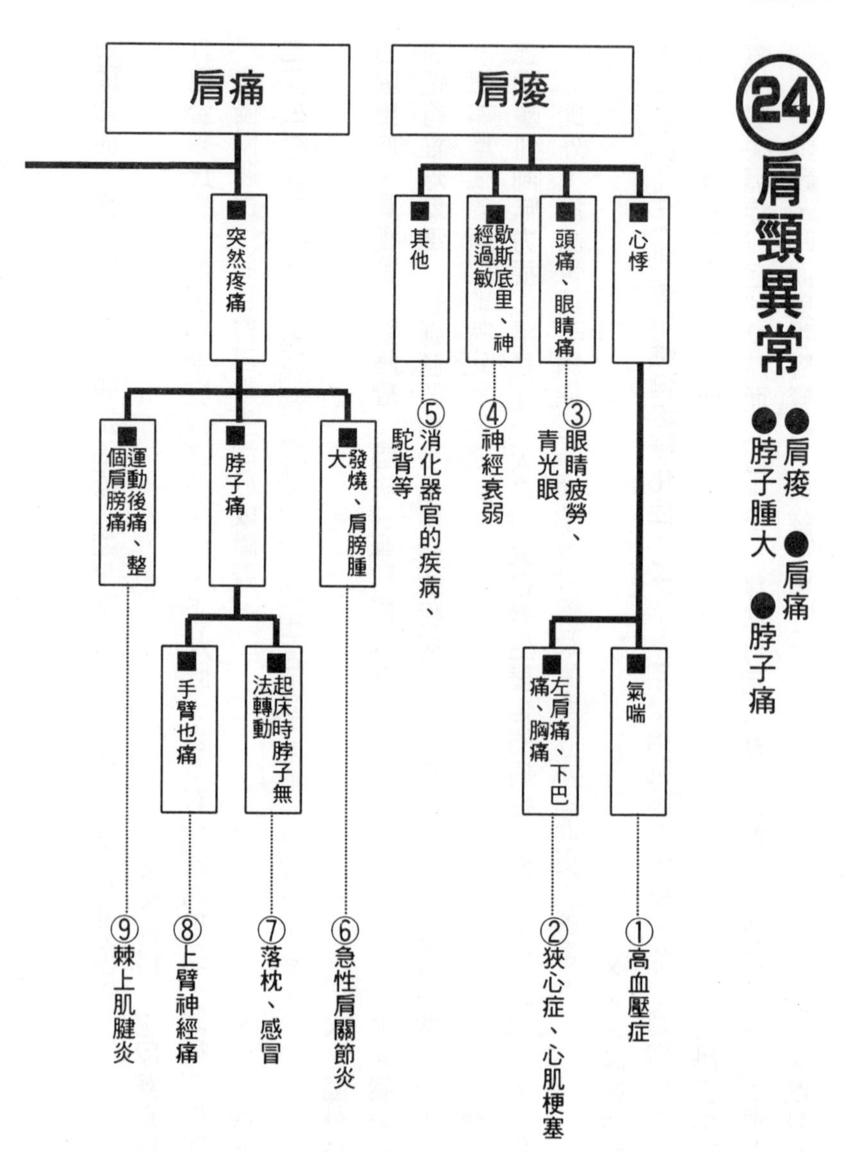

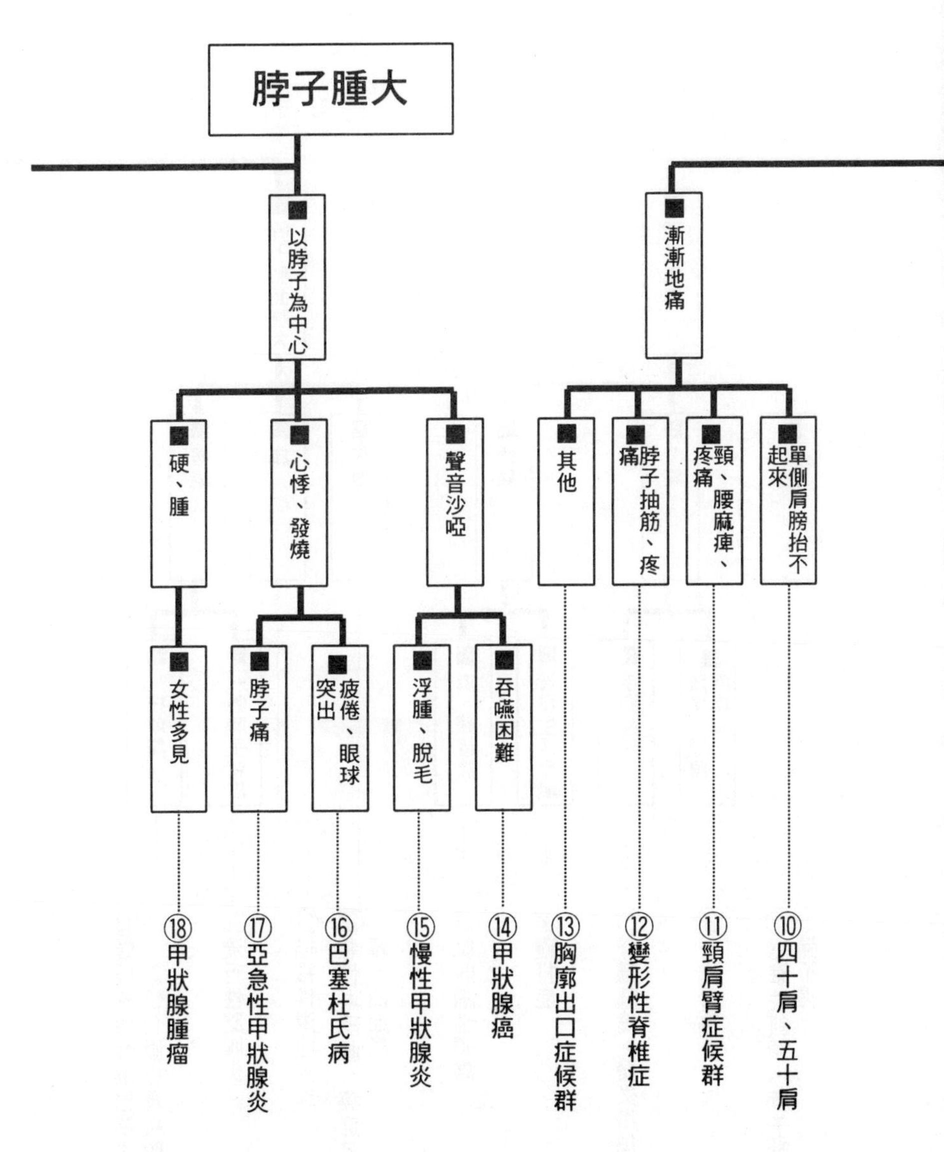
脖子腫大
以脖子為中心
漸漸地痛
硬、腫
心悸、發燒
聲音沙啞
其他
脖子抽筋、疼痛
頸、腰麻痺、疼痛
單側肩膀抬不起來
女性多見
脖子痛
疲倦、眼球突出
浮腫、脫毛
吞嚥困難
⑱甲狀腺腫瘤
⑰亞急性甲狀腺炎
⑯巴塞杜氏病
⑮慢性甲狀腺炎
⑭甲狀腺癌
⑬胸廓出口症候群
⑫變形性脊椎症
⑪頸肩臂症候群
⑩四十肩、五十肩

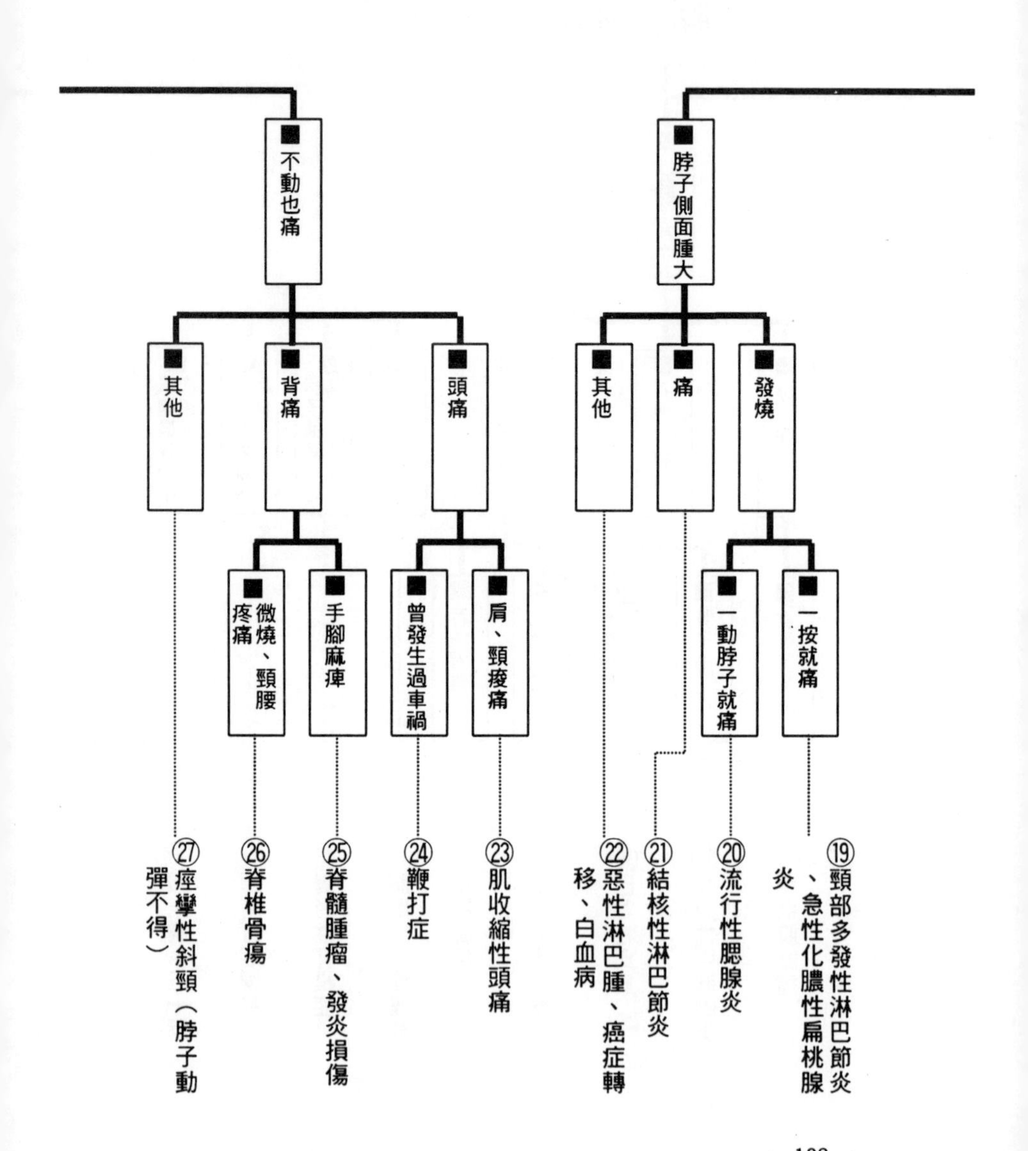
脖子側面腫大
發燒
一按就痛
⑲頸部多發性淋巴節炎、急性化膿性扁桃腺炎
一動脖子就痛
⑳流行性腮腺炎
痛
㉑結核性淋巴節炎
其他
㉒惡性淋巴腫、癌症轉移、白血病
不動也痛
頭痛
肩、頸痠痛
㉓肌收縮性頭痛
曾發生過車禍
㉔鞭打症
背痛
手腳麻痺
㉕脊髓腫瘤、發炎損傷
微燒、頸腰疼痛
㉖脊椎骨瘍
其他
㉗痙攣性斜頸（脖子動彈不得）

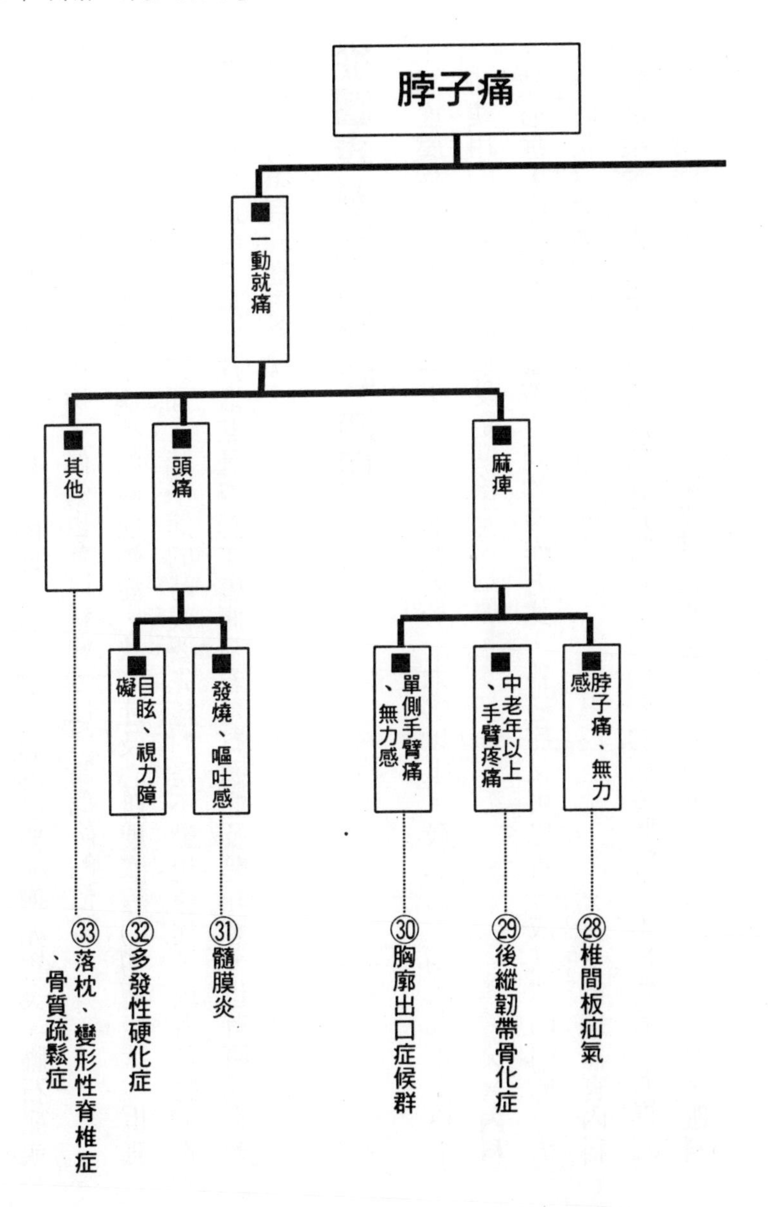
脖子痛
一動就痛
其他
頭痛
麻痺
目眩、視力障礙
發燒、嘔吐感
單側手臂痛、無力感
中老年以上、手臂疼痛
脖子痛、無力感
33 落枕、變形性脊椎症、骨質疏鬆症
32 多發性硬化症
31 髓膜炎
30 胸廓出口症候群
29 後縱靭帶骨化症
28 椎間板疝氣

肩膀疼痛的現象除了可能是源於落枕或五十肩等整形外科系統的病症之外，有時也可能藏有內科或眼科的毛病，因此，有多加注意的必要。例如胃炎、膽石症或肝炎之類的消化系統的疾病，偶爾也會以肩痛等症狀為危險的信號。

此外，屬於循環系統病症的高血壓症、狹心症及心肌梗塞等的初期症狀，也有出現肩痛的病例。另一方面，脖子痛的時候要先核對是不動也會痛，或者是動了才會痛？有無麻痺？或是採取某種姿勢才會痛？若是有頭痛及嘔吐感，也有髓膜炎的嫌疑，必須到神經內科就診。

從圖表看出的可疑病症

1. **高血壓症**　在安靜狀態下，最高血壓高於一六〇以上，最低血壓高於九十五以上所使用的病名，需要接受定期檢查及治療。　**××內科**

2. **狹心症、心肌梗塞**　隨著不同的發作方式，狹心症又可以再分成其他的病名，治療時是以亞硝酸等為基本的藥物療法。　**×××循環器官內科**

3. **眼睛疲勞、青光眼**　眼睛疲勞就是眼睛使用過度的疲倦狀態，不是病名。而青光眼則是眼球壓力異常增高，致使視神經產生障礙的病症。　**××眼科**

4.神經衰弱 神經衰弱可以說是心因性的疾病，所以精神療法就成了基本的治療方式，但是最近也有改以藥物療法來進行治療的例子。 ××精神科

5.消化器官的疾病、駝背 這是內臟中特別為消化系統的毛病所獨具的症狀，如果是駝背，則腰部、背部都會痛。 ×內科、整形外科

6.急性肩關節炎 症狀是左右兩側的相同部位都會痛，疼痛在下午會比上午較為緩和則是此病的特徵。 ××整形外科

7.落枕、感冒 如果是落枕，疼痛大多在半天至一天內即會消失，感冒則會發燒，從這一點應該就能夠看出是否為感冒。 ×內科

8.上臂神經痛 在肩、臂及手部等處大範圍發作的神經痛，主要治療方式是安靜保護療法及藥物療法，有時也可能要開刀來治療病變。 ×整形外科

9.棘上肌腱炎 發生在四十歲以上的五十肩之一，同時也是一種特別在上臂肌腱發炎的毛病。 ×整形外科

10.四十肩、五十肩 正式病名為肩關節周圍炎，老化是此病的發生原因，但是並非關節本身，而是關節周圍組織起變化而發炎的毛病。 ×整形外科

11.頸肩臂症候群 肩、臂麻痺、疼痛的病症總稱，透過精密的檢查可以找出麻痺與

疼痛的原因，然後再取個別病名。 ××整形外科

12.**變形性脊椎症** 多見於四十歲以上的病症，不過也有不會痛的病例。因為發病的原因是起於老化，所以無法治療。 ××神經內科

13.**胸廓出口症候群** 胸廓出口即是動脈、靜脈及神經束的出入口之處，因為這個部位窄化了，才會有麻痺、肩痛的現象，這個病名即是這些症狀的總稱。 ××整形外科

14.**甲狀腺癌** 百分之九十的甲狀腺癌是屬於腺癌，特徵是惡化緩慢，只要動手術大多可以完全根治，而且癒後情況良好。 ×××外科

15.**慢性甲狀腺炎** 只要甲狀腺機能可以正常發揮，再輔以定期檢查，觀察其發展情況即可，應沒有治療的必要。 ××內科

16.**巴塞杜氏病** 症狀的特徵是甲狀腺腫大、脈搏加速、心悸感及眼球突出等。 ××內分泌科

17.**亞急性甲狀腺炎** 即使不治療，大約在一個半月至半年的時間內也能夠復原，但是有時會在根治後留下甲狀腺機能降低症的後遺症。 ××內科

18.**甲狀腺腫瘤** 在血液檢查時並不會有異常狀況，唯一可以看得出症狀的是頸部會

有硬塊。若是良性的，只做定期檢查即可，大概沒有治療的必要。 ×××內科

19.頸部多發性淋巴節炎、急性化膿性扁桃腺炎 必須保持安靜直到發炎消失為止，有時可能還需要切開淋巴節排膿。 ××內科、外科

20.流行性腮腺炎 剛開始是稍微發燒，不久之後耳朵下側也會腫起，等到腫到最大的時候，發燒也會上升到四十度。 ××小兒科、內科

21.結核性淋巴節炎 如果罹患了結核病，淋巴節有時也會受到其影響而發生病變，症狀是會腫，但是不會痛。 ×××內科

22.惡性淋巴腫、癌症轉移、白血病 細胞惡性化而無限制的增殖毛病，必須儘快到專科醫院就醫。 ×××內科

23.肌收縮性頭痛 這是會併發頸、肩痠痛的頭痛，服用止痛劑及按摩都有助於紓解頭痛，有時候過度疲勞或壓力也會成為發病的誘因。 ×內科

24.鞭打症 首先要固定頸部，以保持安靜為第一要務，然後再服用止痛劑、消炎劑等藥物進行治療，如果情況嚴重，可能也有住院的必要。 ××整形外科

25.脊髓腫瘤、發炎損傷 如果是脊髓腫瘤，開刀切除是最好的辦法，但是萬一無法取出，也可改用化學療法、放射線療法來進行療。 ×××整形外科

26.**脊椎骨瘍** 這是結核菌侵入脊椎所引發的病症，如果脊髓受到病巢的壓迫，可能會因而造成雙腳突然麻痺。 ××神經內科

27.**痙攣性斜頸（脖子動彈不得）** 頸部的肌肉收縮，使得脖子動彈不得的毛病，一般認為心理因素是發病的原因，所以很難治療。 ×××精神科、神經內科

28.**椎間板疝氣** 發生於頸椎的椎間板疝氣，症狀是頸部後側會感到疼痛，使得脖子無法轉動，如果是急性的，首先必須要保持安靜。 ×××整形外科

29.**後縱韌帶骨化症** 有時候會併發排尿、排便困難的膀胱直腸障礙，可能有開刀的必要。 ×××整形外科

30.**胸廓出口症候群** 肇因於胸廓出口窄化所引起的疾病總稱，必須經診斷之後才能夠再取個別的病名。 ××整形外科

31.**骨髓炎** 如果四肢某處有發燙或是腫痛的現象，說不定就是骨髓炎，必須儘快到整形外科就診，而不是內科。 ××整形外科

32.**多發性硬化症** 罹患此病使眼睛出現許多症狀，例如眼球轉動不靈活、視力減退，雙重影像及眼睛痛等，是日本厚生省指定的特定疾病之一。 ×××神經內科

33.**落枕、變形性脊椎症、骨質疏鬆症** 有的落枕不需要治療也會復原，有的則是重

大疾病所引起的，必須經由專科醫院的檢查才能夠判定。

××整形外科

「該不該去看呼吸器官科」的十項核對單

■持續三十九度以上的高燒。
■痰量增加，或者是咳出帶紅、黃色的痰。
■有疲勞感、倦怠及提不起勁的明顯症狀。
■胸部有時會產生刺痛感。
■乾咳不斷，微燒不退。
■呼氣比吸氣困難。
■嘴唇發紫，有浮腫及胸痛的現象。
■有盜汗、肩痠、食慾不振、容易疲倦、失眠及打寒顫等情形。
■曾經咳出血痰、咯血。
■有時會脈搏快跳，喉嚨有咻咻的聲音。

以上只是列舉部分的症狀，若符合其中任何一項，就一定要接受檢查。

㉕腰背異常

●背痛 ●腰痛 ●背部彎曲

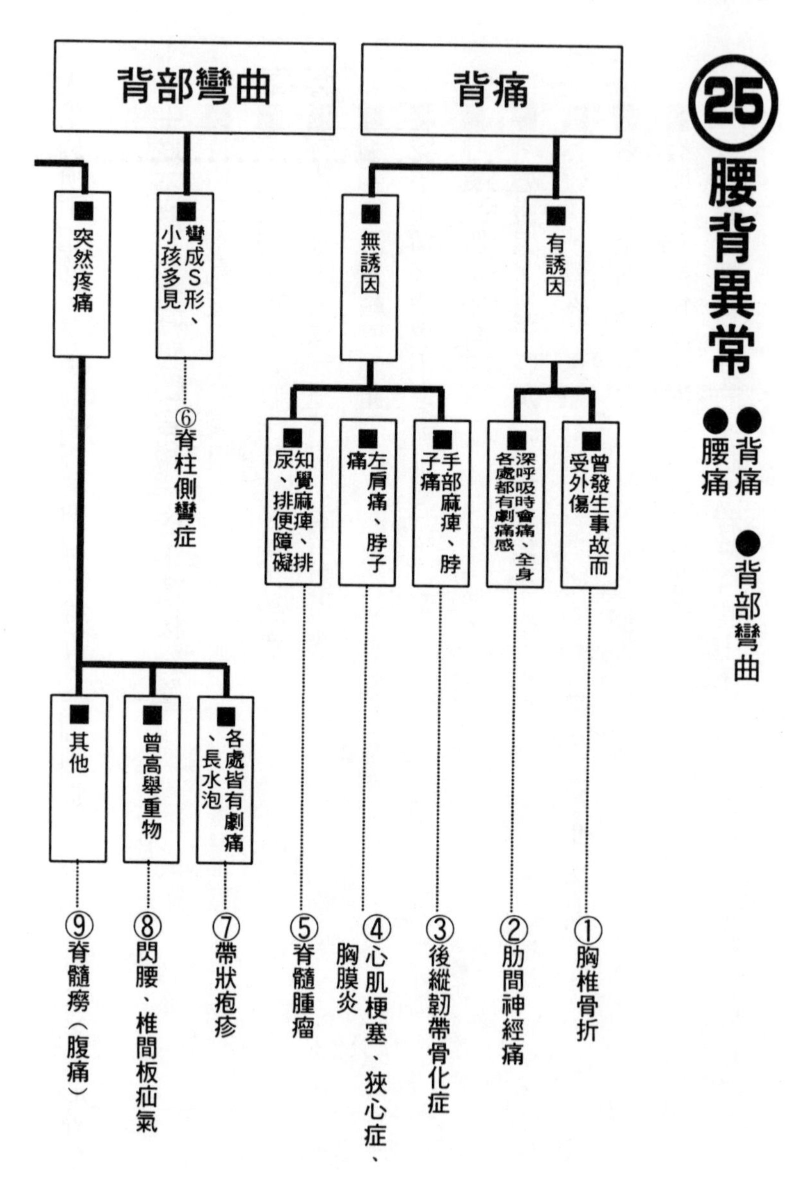

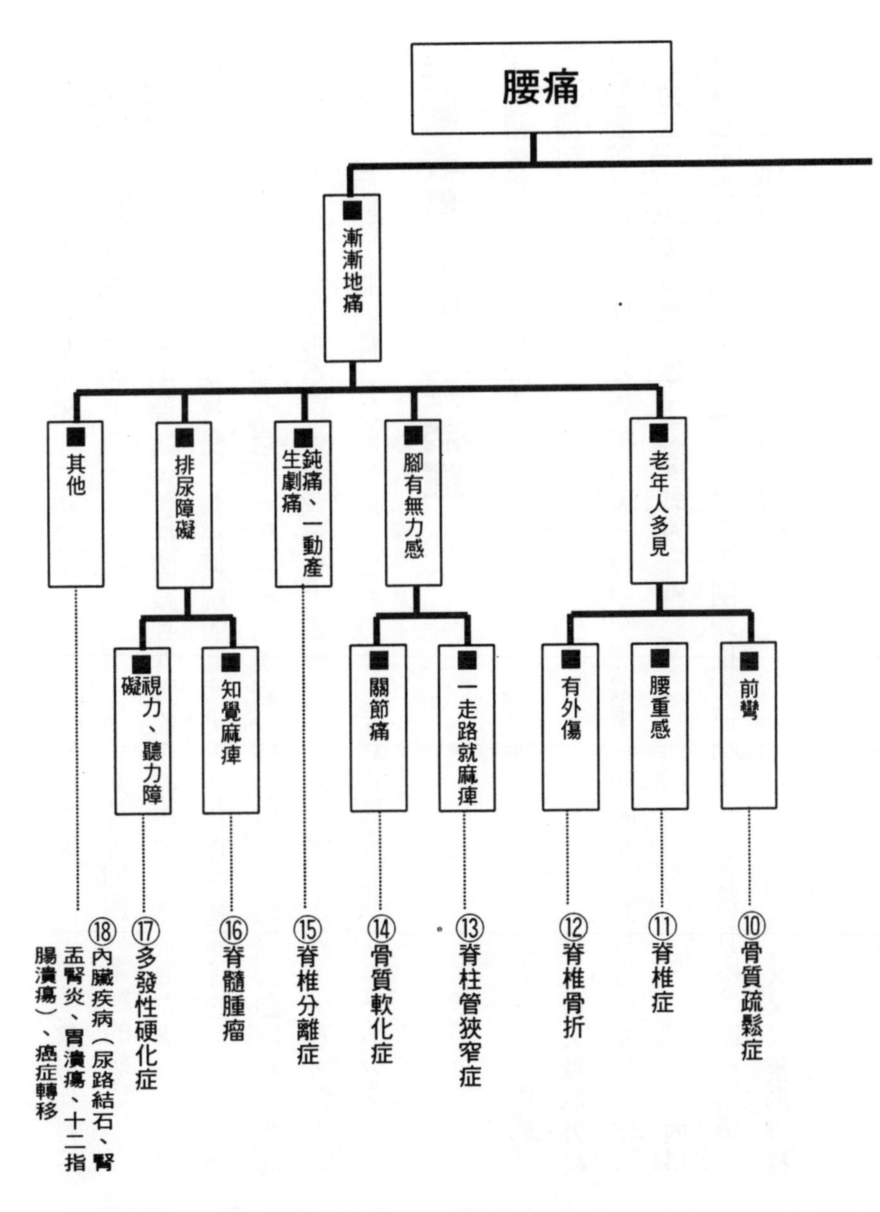
腰痛
漸漸地痛
其他
排尿障礙
鈍痛、一動產生劇痛
腳有無力感
老年人多見
視力、聽力障礙
知覺麻痺
關節痛
一走路就麻痺
有外傷
腰重感
前彎
⑱內臟疾病（尿路結石、腎盂腎炎、胃潰瘍、十二指腸潰瘍）、癌症轉移
⑰多發性硬化症
⑯脊髓腫瘤
⑮脊椎分離症
⑭骨質軟化症
⑬脊柱管狹窄症
⑫脊椎骨折
⑪脊椎症
⑩骨質疏鬆症

背痛、腰痛的情形大致上可以分成三種：一、屬於骨骼、肌肉等的整形外科系統。二、屬於脊髓、神經系統。三、歸入循環、消化系統等的內科系統的病症。

若是整形外科系統的問題，包括閃腰到骨質軟化症在內，都必須先檢查何時開始痛？疼痛的方式？若是脊髓、神經系統的毛病，大多為脊髓腫瘤等的重病，萬一還有麻痺症狀，就得更加注意。內科系統的疾病像狹心症、析離性大動脈瘤之類的病症，除了會有胸痛現象之外，背部也大多會掠過一陣劇痛。此外，結石、腎盂腎炎、子宮肌腫及膽石症之類的病症，也有許多例子是在腰痛之後才初次被發現。

從圖表看出的可疑病症

1. **胸椎骨折**　椎間板是胸椎的緩衝區，並且提供保護之效，一旦受到外力，可能就會發生骨折。

××整形外科

2. **肋間神經痛**　症狀是從脊椎沿著肋骨會突然襲來一陣劇痛，而且也可能是源於其他疾病，如果持續不斷，就要到醫院就診。

××內科

3. **後縱韌帶骨化症**　罹患此病後必須限制頸椎的運動來改善脊柱管內的血液循環，如果症狀嚴重，可能也有開刀的必要。

×××整形外科

4.心肌梗塞、狹心症、胸膜炎 這些病症與生命關係非常密切，即使治好也會留下後遺症，務必儘快到專科醫院接受檢查、治療。 ×××內科

5.脊髓腫瘤 必須開刀切除腫瘤或採取化學療法，為了避免手術後留下四肢麻痺等的障礙，復健治療是絕對不可或缺的。 ×××整形外科

6.脊柱側彎症 這是多見於小學生的毛病，因為是背骨的變形，所以要很有耐心地進行治療，與主治大夫商量，接受物理治療師的指導及做體操都是不可少的。 ×××整形外科

7.帶狀疱疹 症狀是沿著神經長出紅色的水泡，並且掠過劇烈的疼痛，有時還可能長期留下皮膚知覺異常、神經痛等的後遺症。 ××內科、皮膚科

8閃腰、椎間板疝痛 除了腰痛之外，大部分的人還會在臀部至大腿以及腳踝外側掠過坐骨神經痛的疼痛。 ×××整形外科

9.脊髓癆（腹痛） 罹患此病會出現步行障礙及手腳麻痺的現象，大多數是在感染梅毒後十年才會有這些症狀。 ×××神經內科、性病科、內科

10.骨質疏鬆症 必須服用鈣劑、維他命D來強化骨骼，因為會比較容易骨折，所以上下樓梯的時候要多加小心。 ××內科、整形外科

11. **脊椎症**　這是包括脊椎分離症（參考15）、椎體向前滑落而壓迫到神經的脊椎滑落症等脊椎病症的總稱，可能還會有腰痛及腳痛現象。　××整形外科

12. **脊椎骨折**　在治療期間要以石膏固定大約八週，此後的治療過程必須再花八週，另外不可用力勉強運動的生活又要再花上八週的時間。　×××整形外科

13. **脊柱管狹窄症**　因為反挺背骨反而會使病情惡化，為了避免發生這種情形，所以必須穿束腰來約束自己的動作。　×××整形外科

14. **骨質軟化症**　務必按照醫生的指示服用維他命D，如果有必要，還得再服用鱗劑、鈣劑。　×××內科、整形外科

15. **脊椎分離症**　因為缺少椎間關節上下突起間的骨骼，導致脊椎向前方或後方分離的病症，透過X光的檢查即可知情況為何。　××整形外科

16. **脊髓腫瘤**　背部會感到強烈的疼痛，並且產生知覺障礙，必須開刀切除腫瘤，或者是以化學療法、放射線療法進行治療。　×××整形外科

17. **多發性硬化症**　一般多認為這是肇因於免疫反應異常的病症，但是詳情不明，治療法也尚未確立。　×××神經內科

18. **內臟疾病（尿管結石、腎盂腎炎、胃潰瘍、十二指腸潰瘍）**　必須到專科醫院進行精密檢查，或者是由主治大夫做診斷。　×××內科、泌尿器官科

「該不該去看消化器官科」的十項核對單

■經常胃悶或打嗝。
■食物、唾液的吞嚥有困難，只要一吞東西就會產生疼痛感。
■空腹時或進食後有腹痛現象。
■胸口會湧上酸酸的物質。
■一吃油膩的食物或喝酒就會腹痛、噁心。
■有便秘或下痢的現象。
■排便時會出血
■黑色的糞便被說成是瀝青便。
■雖然沒有吃很多，但是腹部卻有飽腹感。
■曾有吐血的經驗。
■心情不好，悶悶不樂。

以上只是列舉部分的症狀，若是符合其中任何一項，就一定要接受檢查。

㉖手腳異常

●手腳痛
●手腳麻痺
●手腳麻木
●手指顫抖
●關節痛

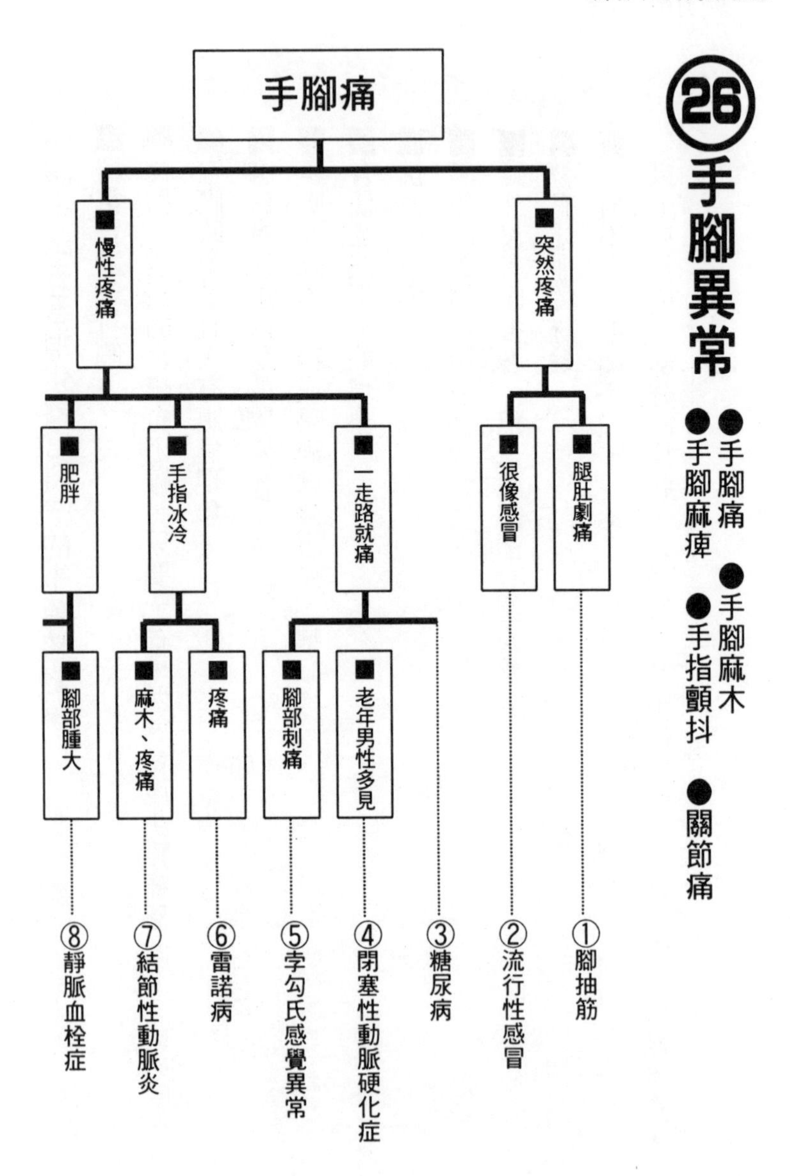

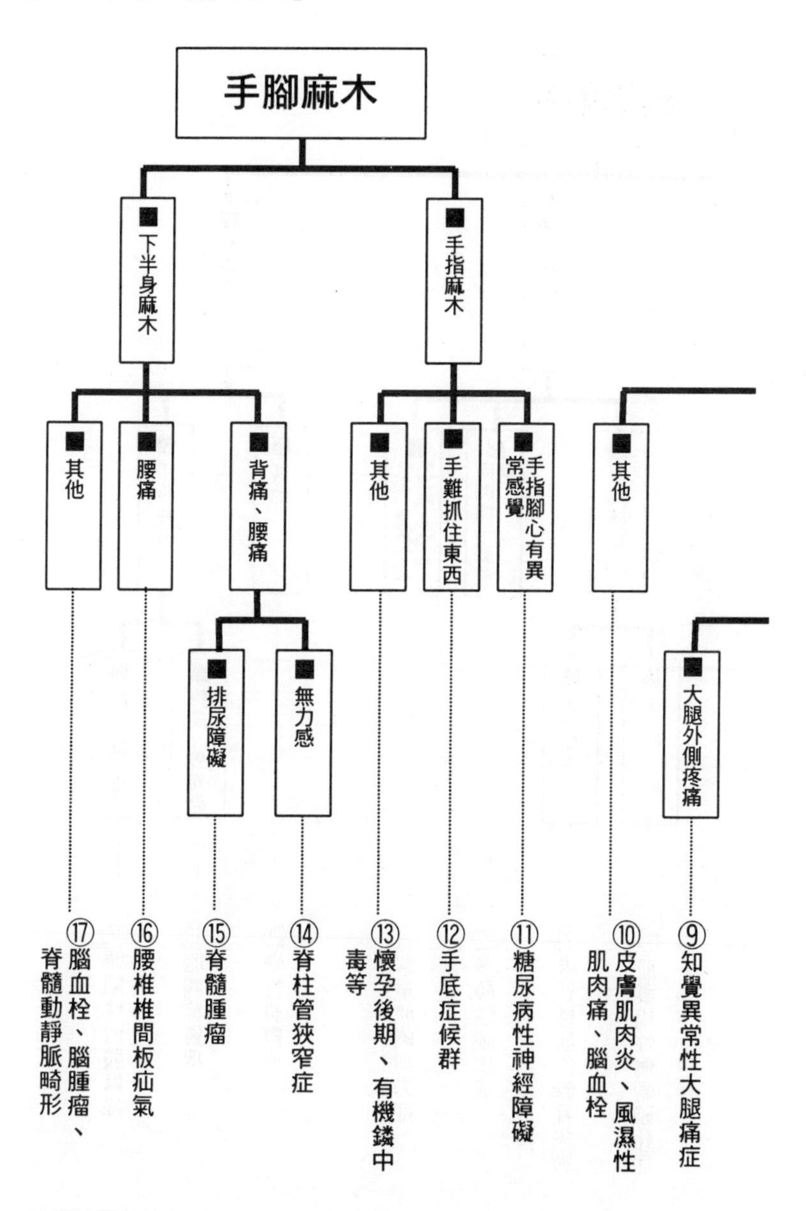

手腳麻木
■下半身麻木
■手指麻木
■其他
■腰痛
■背痛、腰痛
■其他
■手難抓住東西
■手指腳心有異常感覺
■其他
■排尿障礙
■無力感
■大腿外側疼痛
⑰腦血栓、腦腫瘤、脊髓動靜脈畸形
⑯腰椎椎間板疝氣
⑮脊髓腫瘤
⑭脊柱管狹窄症
⑬懷孕後期、有機鱗中毒等
⑫手底症候群
⑪糖尿病性神經障礙
⑩皮膚肌肉炎、風濕性肌肉痛、腦血栓
⑨知覺異常性大腿痛症

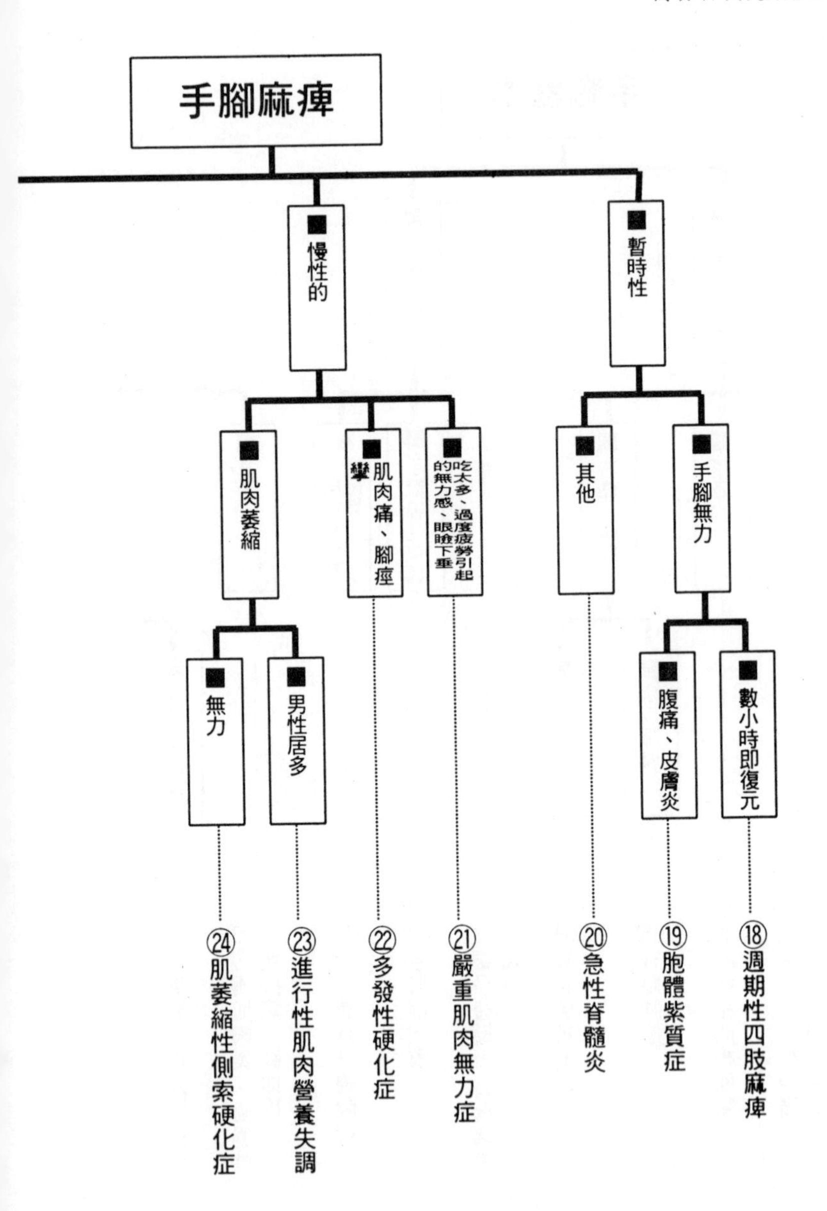
手腳麻痺
■慢性的
■暫時性
■肌肉萎縮
■肌肉痛、腳痙攣
■吃太多、過度疲勞引起的無力感、眼瞼下垂
■其他
■手腳無力
■無力
■男性居多
■腹痛、皮膚炎
■數小時即復元
㉔肌萎縮性側索硬化症
㉓進行性肌肉營養失調
㉒多發性硬化症
㉑嚴重肌肉無力症
⑳急性脊髓炎
⑲胞體紫質症
⑱週期性四肢麻痺

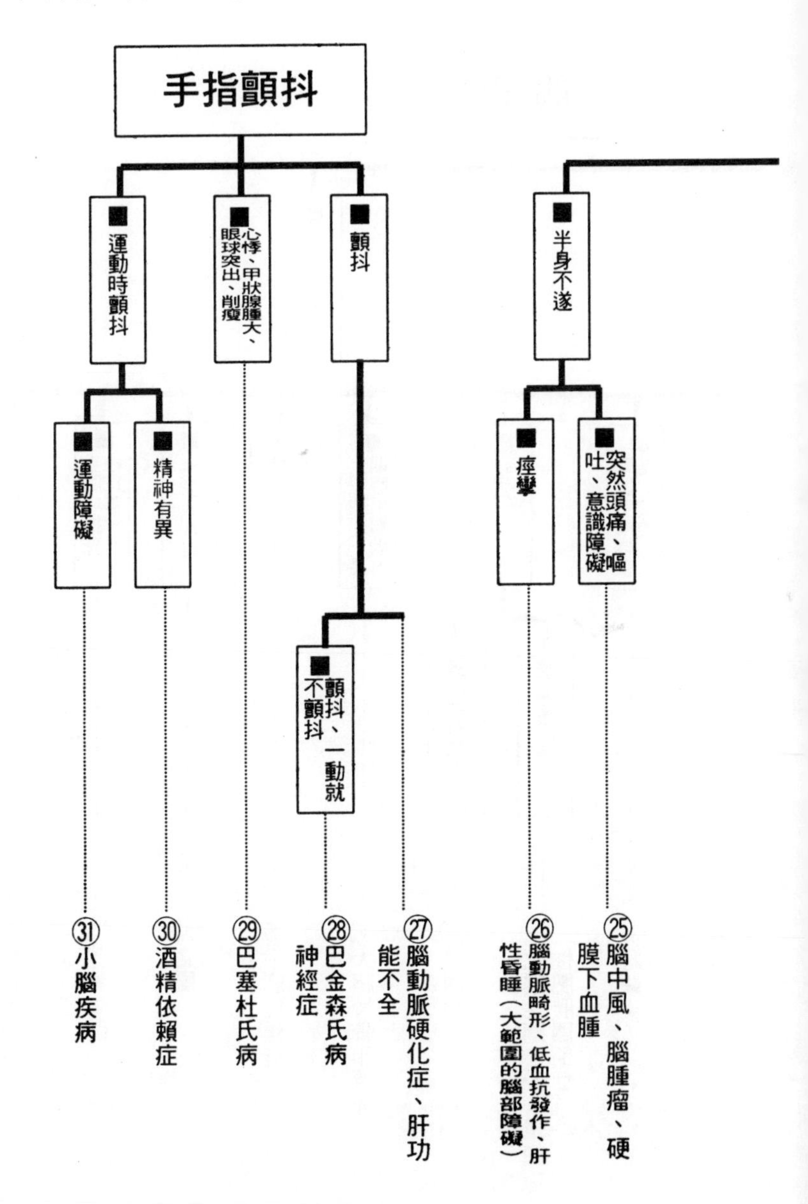
手指顫抖
運動時顫抖
心悸、甲狀腺腫大、眼球突出、削瘦
顫抖
半身不遂
運動障礙
精神有異
顫抖、一動就不顫抖
痙攣
突然頭痛、嘔吐、意識障礙
㉛小腦疾病
㉚酒精依賴症
㉙巴塞杜氏病
㉘巴金森氏病神經症
㉗腦動脈硬化症、肝功能不全
㉖腦動脈畸形、低血抗發作、肝性昏睡（大範圍的腦部障礙）
㉕腦中風、腦腫瘤、硬膜下血腫

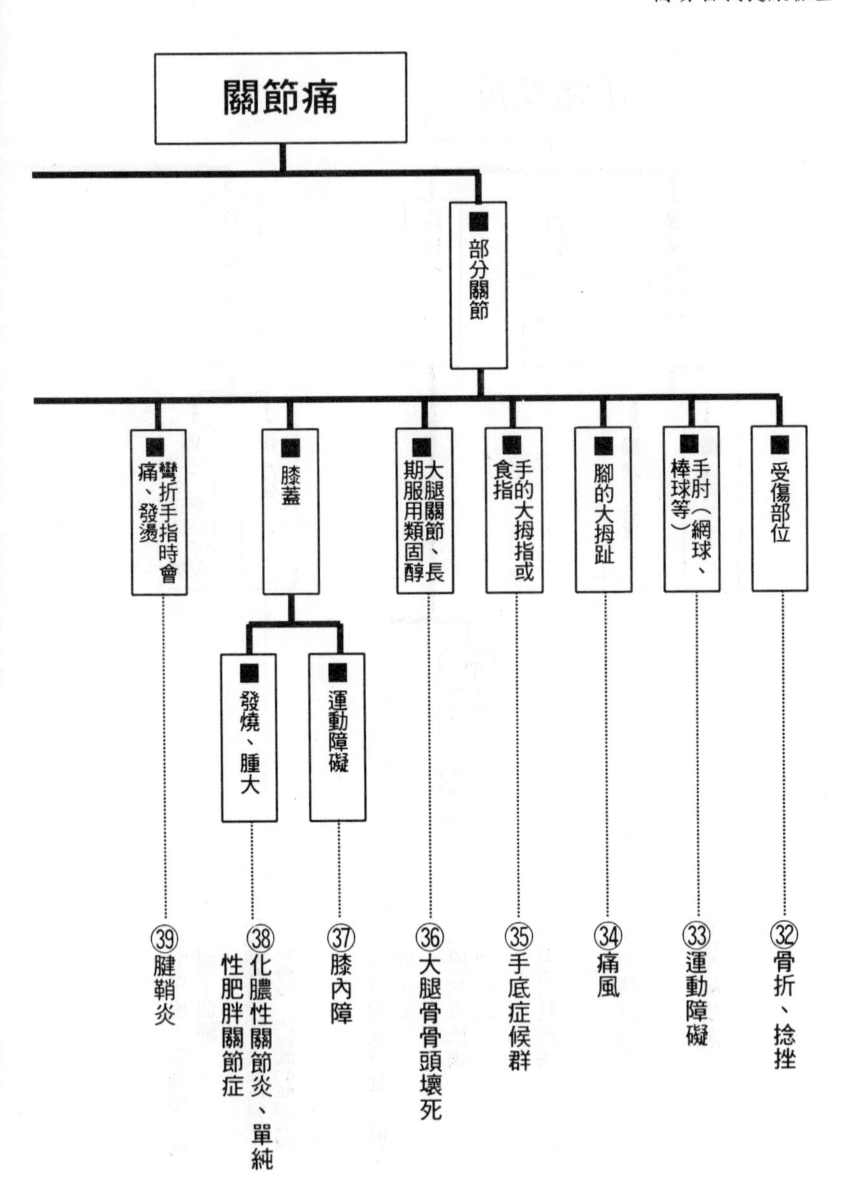
關節痛
■部分關節
■彎折手指時會痛、發燙
■膝蓋
■發燒、腫大
■運動障礙
■大腿關節、長期服用類固醇
■手的大拇指或食指
■腳的大拇趾
■手肘（網球、棒球等）
■受傷部位
㊴腱鞘炎
㊳化膿性關節炎、單純性肥胖關節症
㊲膝內障
㊱大腿骨骨頭壞死
㉟手底症候群
㉞痛風
㉝運動障礙
㉜骨折、捻挫

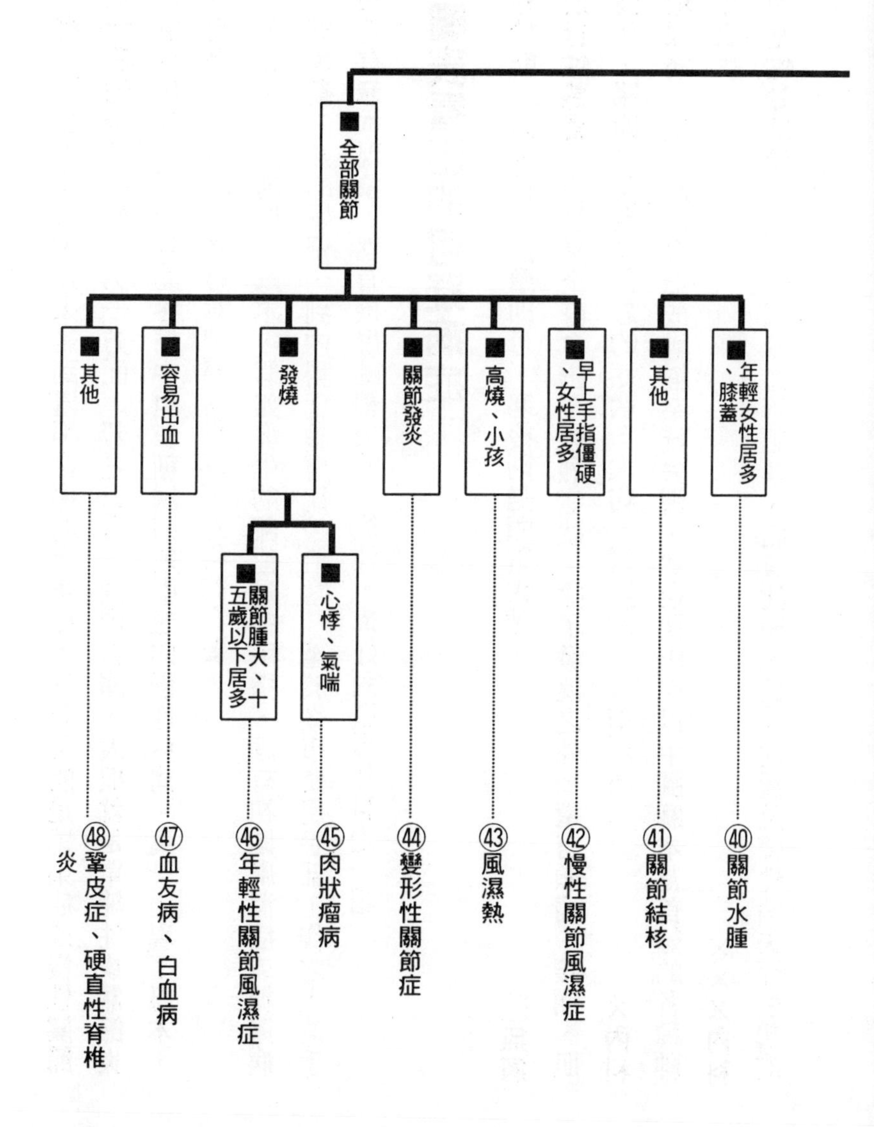
■全部關節
■其他
■容易出血
■發燒
■關節發炎
■高燒、小孩
■早上手指僵硬、女性居多
■其他
■年輕女性居多、膝蓋
■關節腫大、十五歲以下居多
■心悸、氣喘
㊽鞏皮症、硬直性脊椎炎
㊼血友病、白血病
㊻年輕性關節風濕症
㊺肉狀瘤病
㊹變形性關節症
㊸風濕熱
㊷慢性關節風濕症
㊶關節結核
㊵關節水腫

發生手腳疼痛時，如果是到處都會痛的全身痛，就有可能是感染症或慢性關節風濕症等的全身疾病。另一方面，若是只有一個地方痛，大概就是單純性或關節炎、痛風等病症。而全身的疼痛中也有糖尿病所引起的慢性疼痛。萬一出現了麻木、麻痺及發抖的症狀，就有看神經內科或腦外科的必要。

不過，雖然同樣是麻木，假如發生的部位是在手指，就有初期風濕症或糖尿病性神經障礙之類的嫌疑，到內科就診會比較恰當。至於從事使用手部工作之人的手，假若有麻木現象，就有罹患腱鞘炎的可能性，最好到整形外科走一趟。

從圖表看出的可疑病症

1. **腳抽筋**　只要稍加按摩即可，寒冷則是頭號大敵。　□無病

2. **流行性感冒**　特徵是全身會出現強烈症狀，除了發燒之外，還有頭痛、腰痛、肌肉痛、關節痛及全身倦怠的症狀，大約一週之內即可治好。　×內科

3. **糖尿病**　罹患此病會造成神經系統失調，然後便出現以手腳麻木為首等的各種神經症狀。　××內科

4. **閉塞性動脈硬化症**　肇因於血管肥厚、脂質沈澱、鈣質沈澱及彈性消失而引起的

血管閉塞，同時此病也是屬於動脈硬化症中的一種。 ×××內科

5. **孛勾氏感覺異常（Berger's Sigh）** 這是因為手腳的動靜脈發炎，長出血栓，進而造成血液停滯，導致末梢組織壞死的病症。 ×××內科

6. **雷諾病** 罹患此病要避免受寒，注意保暖。 ××內科

7. **結節性動脈炎** 必須儘快進行精密檢查、診斷後才能夠加以判定。 ×××內科

8. **靜脈血栓症** 因為靜脈中的血液凝固，致使靜脈內側閉塞的疾病，治療方式是施予血栓溶解劑，有時也可能需要開刀除去血栓。 ×××內科

9. **知覺異常性大腿痛症** 這是因為腰部至大腿的神經出了毛病，有時可能會併發劇痛、麻木、刺痛及過敏等的症狀。 ××整形外科

10. **皮膚炎、風濕性肌肉痛、腦血栓** 引發這些情形的疾病有很多種，判定上非常困難，必須到專科醫院進行精密檢查後才能找出原因。 ×××內科、皮膚科

11. **糖尿病性神經障礙** 這是一種會出現手腳麻木等的神經障礙。 ×××內科

12. **手底症候群** 一旦用力握住東西，就會產生強烈的異常感覺，惡化後會造成肌肉萎縮，無法用大拇指及小指來夾物品。 ××整形外科

13. **懷孕後期、有機鐇中毒** 有可能是中毒症狀。 ×××內科、婦產科

14. **脊椎管狹窄症**　罹患此病會出現腰痛、站立時下肢麻木等的全身疼痛症狀，嚴重後連睡覺時都會出現腳部麻木現象。　××**整形外科**

15. **脊髓腫瘤**　初期階段必須保持絕對的安靜，因為復原的速度很慢，所以經常會引起膀胱炎等的併發症，住院治療及全身管理是有必要的。　×××**整形外科**

16. **腰椎椎間板疝氣**　大約二～三週即可治好，但是會慢性化。　××**整形外科**

17. **腦血栓、腦腫瘤、脊髓動靜脈畸形**　腦動脈因為窄化、血栓及腫瘤等因素而使神經組織受到破壞的病症，病因是擔任連絡腦部與末梢神經任務的脊髓發生了血管障礙的可能性最大。　×××**腦外科**

18. **週期性四肢麻痺**　發病原因不明，只知道與血液中的鉀濃度的變化有關，同時也知道這是屬於遺傳性疾病。　××**神經內科**

19. **胞體紫質症**　幾乎完全是遺傳所引起的，特徵是晒到日光的部分容易晒傷，必須立刻停止喝酒的習慣。　××**皮膚科、內科**

20. **急性脊髓炎**　只要檢查髓液即可發現細胞的數值有異。　×××**神經內科**

21. **嚴重肌肉無力症**　罹患率大約是十萬人中有三人，症狀是肩膀、上臂等處的肌肉會產生無力感，然後再逐漸擴大到腳部。　×××**神經內科**

22.多發性硬化症 日本厚生省所指定的特定疾病之一。
××神經內科

23.進行性肌肉營養失調 雖然尚未確立治療法，但是如果不使用肌肉，反而會加快惡化的速度，所以患者本人要儘量多活動身體。
××神經內科

24.肌萎縮性側索硬化症 多見於二十歲以上的成年男性，症狀是從手腳肌肉萎縮開始，然後變成運動麻痺，再擴大到整個身體。
××神經內科

25.腦中風、腦腫瘤、硬膜下血腫 必須立刻到醫院就診。
××腦外科、內科

26.腦動脈畸形、低血抗發作、肝性昏睡 要立刻找專科醫院治療。
××內科

27.腦動脈硬化症、肝功能不全 肇因於長年的高血壓，使得腦動脈失去彈性而變硬的病態，但是也有可能是源於肝臟機能明顯降低的問題。
××腦外科、內科

28.巴金森氏病 首先是一隻手微微地發抖，不久之後另一隻手、嘴及脖子等部位也會出現相同的情況，發生率大約是十萬人中有五十人。
××神經外科、內科

29.巴塞杜氏病 女性發生的比例大約是男性的三～五倍，一般認為可能是肇因於甲狀腺荷爾蒙分泌過多，發生率大約是十萬人中有八十人。
××甲狀腺專門醫療機構

30.酒精依賴症 如果必須靠爛醉如泥才能解除焦慮，或者是因為在家中或公司中有不如意的事而喝酒，就有酒精依賴症的可能。

×專科醫院

31. **小腦疾病**　暫時性的腦虛脫狀態，但是會反覆地發生。另外還被認為是腦梗塞的預兆，務必到專科醫院進行診察。

××神經內科

32. **骨折、捻挫**　會有劇痛、腫大及不自然的變形，如果是因為大骨折而引發嚴重的出血，可能還會造成出血性休克。

××整形外科

33. **運動障礙**　這是因為運動中特有的動作才發生的現象，多見於捻挫、毆打或骨折等時候。

××運動整形外科、運動外科

34. **痛風**　發病的原因有二：一是肇因於遺傳的體質，另一種則是因為飲用過多酒類、肥胖以及食用高熱量的食品。

××內科、整形外科

35. **手底症候群**　如果用力握東西就會感到麻木，惡化後會出現肌肉萎縮的現象，必須到專科醫院接受診斷及治療。

×內科

36. **大腿骨骨頭壞死**　發生於大腿關節、膝關節，有開刀的必要。

××整形外科

37. **膝內障**　因膝蓋的軟骨、韌帶及肌肉等無法平衡發揮作用的毛病，症狀是膝蓋無力而產生不安感，而且還會併發鈍痛。

××整形外科

38. **化膿性關節炎、單純性關節炎**　因為連鎖球菌、葡萄球菌等細菌侵入關節，引起化膿的病症，有住院治療的必要。

××整形外科

39.腱鞘炎 避免使用會痛的部位。 **×整形外科**

40.關節水腫 關節中原本就存有叫做關節液的液體，此病就是因為過多的液體積存在關節內而引起的，關節可能會動彈不得或變形。 **××整形外科**

41.關節結核 因為結核菌侵入關節而引起的發炎，雖然不會有太明顯的腫痛，但是關節卻會日益受損。 **×××整形外科**

42.慢性關節風濕症 症狀是會在與關節等處無直接關係的部分出現微燒及疲勞感。特徵則為手指在早上起床時會有僵硬感。 **××風濕專門醫院**

43.風濕熱 特徵是大多會引發心臟瓣膜症、心內膜炎或多發性關節炎等的後遺症，六～十五歲是好發的對象。 **××小兒科**

44.變形性關節症 特徵是一動關節就會開始出現疼痛感。 **××整形外科**

45.肉狀瘤病 日本厚生省所指定的特定疾病，百分之五十～六十的患者不會出現症狀，大多是在健康檢查時才偶然被發現。 **××內科、呼吸器官科**

46.年輕性關節風濕症 尚在成長階段的小孩子所罹患的疾病。 **××風濕專門醫院**

47.血友病、白血病 如果大量的出血就會持續慢性的發炎。 **×××小兒科、內科**

48.鞏皮症、硬直性脊髓炎 如果是鞏皮症，內臟及消化管就會特別受到侵害而變硬。 **××膠原病專門內科、皮膚科、內科**

㉗排尿異常

●血尿 ●頻尿 ●缺尿

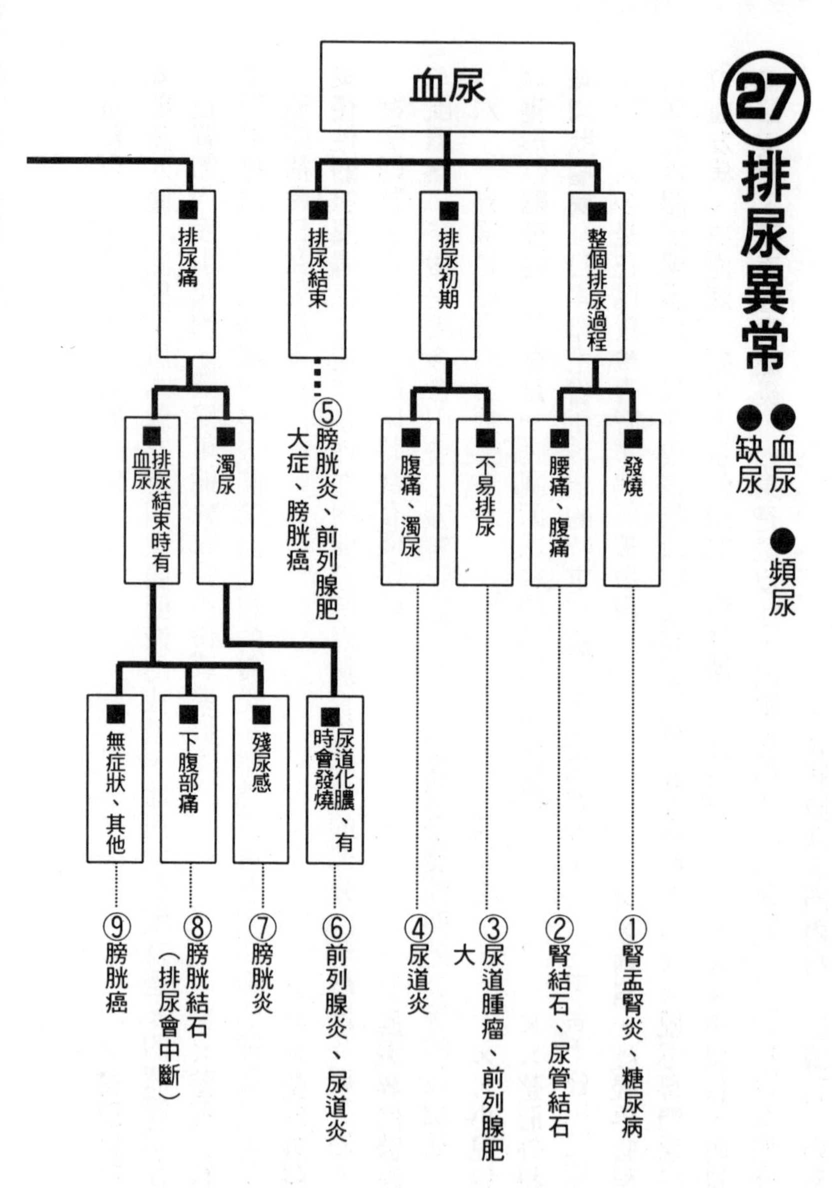

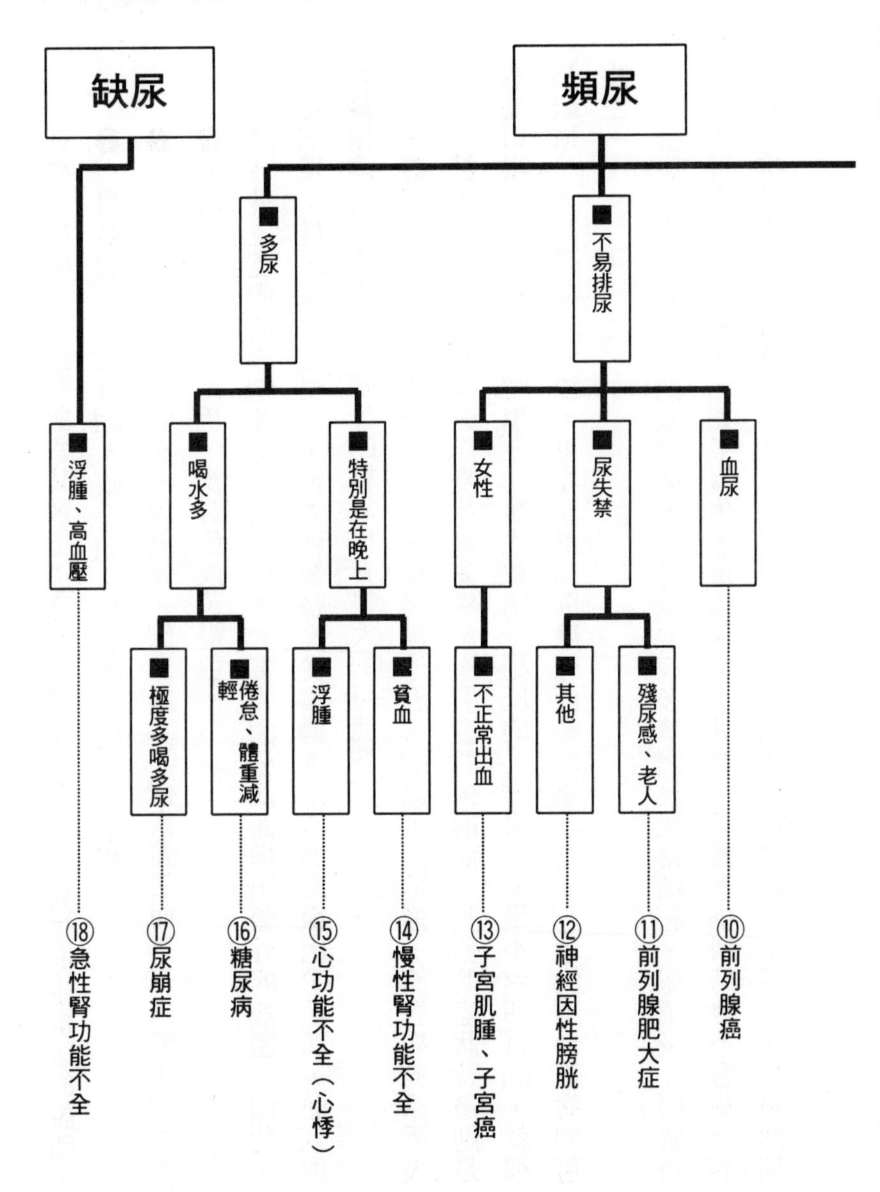
缺尿
頻尿
多尿
不易排尿
浮腫、高血壓
喝水多
特別是在晚上
女性
尿失禁
血尿
極度多喝多尿
輕倦怠、體重減
浮腫
貧血
不正常出血
其他
殘尿感、老人
⑱急性腎功能不全
⑰尿崩症
⑯糖尿病
⑮心功能不全（心悸）
⑭慢性腎功能不全
⑬子宮肌腫、子宮癌
⑫神經因性膀胱
⑪前列腺肥大症
⑩前列腺癌

在檢查排尿時要注意觀察其數量、次數及顏色等表現，下列是健康排尿的說明：

●一旦數量……五百ml～兩千ml（牛奶瓶兩瓶半～十瓶）。

●一日次數……四～六次（因氣候、飲食內容及個人差異而有很大的不同）。

●尿液的顏色……無色、淡黃色或黃褐色。

尿液就是體內的廢物及過多的水分經過腎臟的分離而排出體外的液體。因此，一旦出現了排尿異常的現象，首先就懷疑是從事過濾工作的腎臟出了毛病，而且與腎臟相連的輸尿管及膀胱等的異常也有很大的可能性。

一般所謂的多尿是指一天的尿量超過兩千五百ml以上的情形，而發病的原因大多源自糖尿病、心因性多尿症及荷爾蒙異常所引發的尿崩症，其他的症狀特徵則是容易口渴，所以在檢查時也要向醫生說明。相反的，一天的尿量不到四百ml，就稱為缺尿，尤其是在燒傷後，更容易提高罹患急性腎功能不全、心功能不全等病的可能性。

排尿次數多的情形則叫頻尿，這種現象大多肇因於尿路結石、尿道炎、膀胱炎及腎盂腎炎之類的毛病，如果發生了這種現象，就要注意觀察排尿時會不會痛？容不容易排尿？尿色有無混濁？以性別而言，女性比較易得膀胱炎，男性則易患前列腺肥大症。若是除了頻尿之外又有殘尿感（排尿後又想再排尿），就得多加小心了。

此外，尿中混有血色的情形稱為血尿，若是混有膿汁，則叫做膿尿，不論如何，本人必須詳細注意是發生於排尿初期或是結束之時，抑或是整個排尿過程都有這些異常現象。

最近市面上已經發售了一種可以自行在家中檢查腎炎等毛病的尿液檢查試紙，但是千萬不要隨便自我判斷，與專科醫生商談後再正確地使用才是明智的做法。

從圖表看出的可疑病症

1. **腎盂腎炎、糖尿病**　如果腎盂受到細菌感染就會罹患腎炎，然後出現腰痛、倦怠感及高燒等全身的症狀，尿色也會變得混濁。　**××泌尿器官科、內科**

2. **腎結石、尿路結石**　尿路內長出結石的病症，在腎臟出現的稱為腎結石，在尿路形成的則叫做尿路結石，會有劇痛及血尿的症狀。　**××泌尿器官科**

3. **尿道腫瘤、前列腺肥大**　尿道所長出的良性腫瘤，除了排尿之外，步行及性交時也會有疼痛的感覺，開刀即可根治。　**××泌尿器官科**

4. **尿道炎**　如果在性交後一週之內有殘尿感及排尿時會疼痛等症狀，而且內褲也被透明的分泌液所污染，就有罹患此病的可能。

××泌尿器官科

5. **膀胱炎、前列腺肥大症、膀胱癌**　症狀是排尿時有痛感或出現血尿、頻尿及尿液混濁的現象，探究原因是最重要的步驟。

×××泌尿器官科

6. **前列腺炎、尿道炎**　淋菌引起的稱為淋菌性尿道炎，其他起因的則叫做非淋菌性尿道炎，症狀是殘尿感及排尿時會痛。

××泌尿器官科

7. **膀胱炎**　這是受葡萄球菌、大腸菌等細菌的感染而引發的病症，會出現殘尿感及排尿時會痛的症狀，一般以藥物療法來進行治療，可以在一～二週內治好。

××泌尿器官科、內科

8. **膀胱結石（排尿會中斷）**　膀胱內長出結石的疾病，症狀為排出血尿、頻尿及排尿時有疼痛感，排尿時突然中斷則是其特徵。

××泌尿器官科

9. **膀胱癌**　特徵是男性的發生比例為女性的三倍，會出現排尿疼痛、頻尿等與膀胱炎的類似症狀，必須儘快到專科醫院就醫。

×××泌尿器官科

10. **前列腺癌**　初期階段幾乎不會有像症狀的症狀，但是在惡化後就會出現排尿障礙、下肢浮腫及貧血的現象。

×××泌尿器官科

11. **前列腺肥大症**　罹患此病會引起頻尿、排尿費時及殘尿等的排尿障礙，如果持續

長期殘尿，可能也會造成腎功能不全。 ××泌尿器官科

12.神經因性膀胱　無法順暢排尿的病症，發病的原因大多源自巴金森氏症候群、多發性硬化症、腦部及脊髓損傷之故。 ××泌尿器官科

13.子宮肌腫、子宮癌　初期階段不會有什麼症狀，頂多是在性交之時出血而已，因此大多會延遲發現的時機，惡化後會引發生殖器官出血或大量出血而導致貧血。 ×××婦產科

14.慢性腎功能不全　如果腎盂腎炎反覆發生，最後就會變成慢性化，雖然沒有明顯的症狀，但是假如放置不管，可能會有罹患腎功能不全的危險性。 ××內科

15.心功能不全（心悸）　這是心臟無法送出必須量的血液的病症。 ×××內科

16.糖尿病　最可怕的是會出現眼睛障礙、腎臟機能障礙或動脈硬化引發的心肌梗塞、腦梗塞之類的併發症。 ××內科

17.尿崩症　腦下垂體的異常是發病的原因，只要一喝水，就會立刻變成尿液而排出體外，一天最多的尿量可以達到十公升以上。 ××內分泌內科

18.急性腎功能不全　雖然發生率非常低，但是一旦罹患就會立刻嚴重化，這時候如果不洗腎就會有生命的危險。 ××泌尿器官科、內科

㉘陰莖異常

●會癢
●不會癢

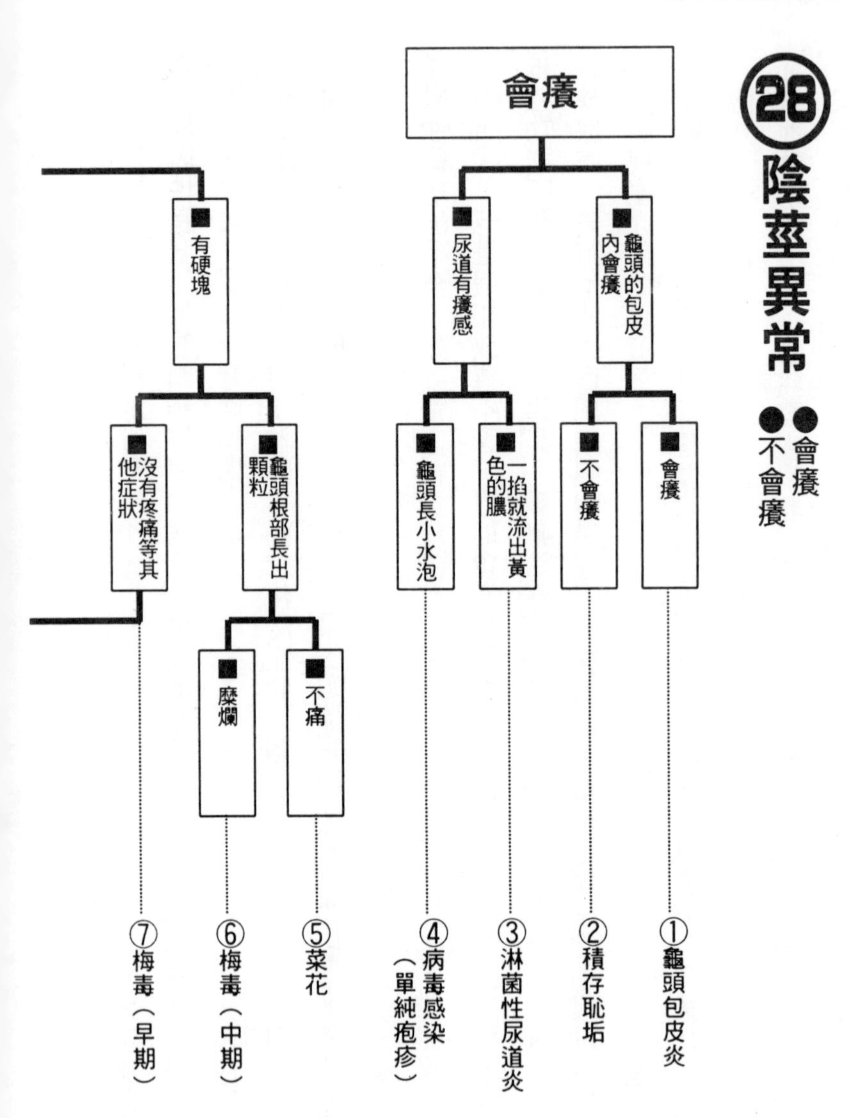
會癢
■龜頭的包皮內會癢
■尿道有癢感
■有硬塊
■會癢
■不會癢
■一掐就流出黃色的膿
■龜頭長小水泡
■龜頭根部長出顆粒
■沒有疼痛等其他症狀
■不痛
■糜爛
①龜頭包皮炎
②積存恥垢
③淋菌性尿道炎
④病毒感染（單純疱疹）
⑤菜花
⑥梅毒（中期）
⑦梅毒（早期）

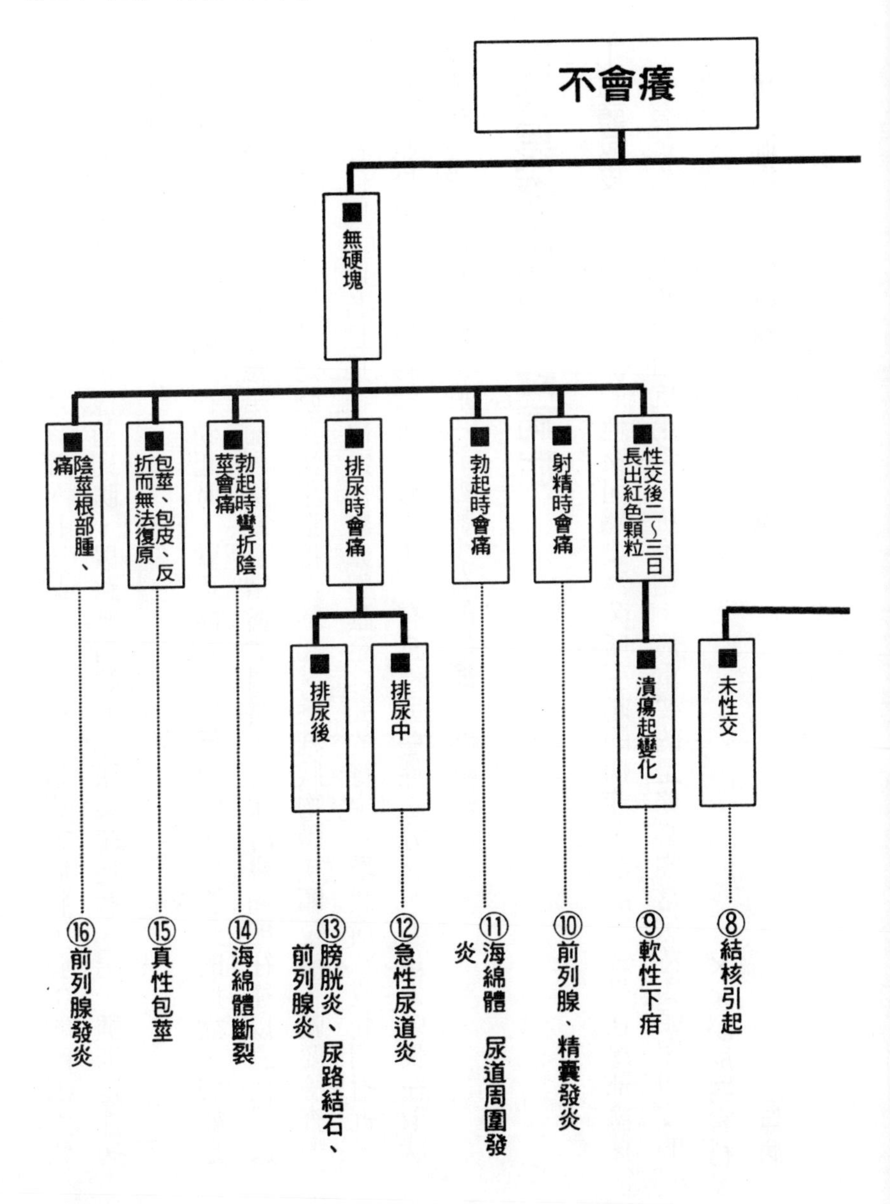
不會癢
■無硬塊
■陰莖根部腫、痛
■包莖、包皮、反折而無法復原
■勃起時彎折陰莖會痛
■排尿時會痛
■勃起時會痛
■射精時會痛
■性交後二～三日長出紅色顆粒
■排尿後
■排尿中
■潰瘍起變化
■未性交
⑯前列腺發炎
⑮真性包莖
⑭海綿體斷裂
⑬膀胱炎、尿路結石、前列腺炎
⑫急性尿道炎
⑪海綿體 尿道周圍發炎
⑩前列腺、精囊發炎
⑨軟性下疳
⑧結核引起

陰莖異常時會出現陰莖疼痛、長出凝塊、硬塊、腫痛等症狀，發生的原因大致上可以分為兩種，一種是像前列腺、尿路結石等的泌尿系統疾病，另一種則是性病、皮膚病之類的問題。

尤其是疼痛如果發生在勃起時，就可能是海綿體異常、尿道炎的病症，假如是在射精時會痛，就要考慮是前列腺或是精囊的異常，排尿時會痛則往往以急性尿道炎等為主要原因。倘若是陰莖發生潰瘍（腫起、蘑菇狀物體或顆粒），就要檢查一下是長在何處，假若是長在龜頭、龜頭與陰莖之間的縫中（環狀溝）或肛門附近，即有可能是菜花（感染病毒所引發的疣，有良性與惡性之分），若是大多長在環狀溝或包皮中，則有軟性下疳（最近較少有的病症）的嫌疑。

從圖表看出的可疑病症

1. **龜頭包皮炎**　因為不潔的性交而感染淋菌所引起的病症，治療方式是在患部塗抹含有抗生的軟膏或服用抗生素、抗炎劑，最重要的是務必經常保持龜頭與包皮的清潔。

××泌尿器官科

2. **積存恥垢**　要保持龜頭部位的清潔。

□無病

3.**淋菌性尿道炎** 感染的途徑是性交，必須服用或注射抗生素來進行治療，至於有無治癒則要做尿液、膿汁的檢查。

××性病科

4.**病毒感染（單純疱疹）** 只要在患部塗抹抗生素軟膏，水泡大約會在二、三日內破裂、結痂，然後在兩週之內即可復原。

××泌尿器官科

5.**菜花** 特徵是龜頭、包皮、陰囊及肛門等處會長出疣狀的物體，如果放置不管，疣會變得更大，並且產生疼痛感。

××泌尿器官科

6.**梅毒（中期）** 感染後的三個月至三年為感染中期，一旦範圍擴大，就會引起發燒、脫毛，並且出現梅毒性發疹。

××性病科

7.**梅毒（早期）** 感染後的三週內會在陰部、嘴唇及乳房長出數公釐的硬塊，待其糜爛、潰瘍化後便會在數週內消失，然後就進入了梅毒潛伏期。

××性病科

8.**結核引起** 這是因為尿路感染了腎結核所致。

××泌尿器官科

9.**軟性下疳** 因為性交感染而發生的病症，症狀是潰瘍會在一週之內出現於龜頭溝及包皮內側，大部分的人的鼠蹊淋巴節會在之後的一～二週內腫大、化膿。

10.**前列腺、精囊發炎** 雖然是精囊發炎，但是幾乎都會與前列腺炎一起發病。

××泌尿器官科

11. **海綿體、尿道周圍發炎** 在非淋菌性尿道炎中受到真菌、葡萄球菌或原蟲等的感染而引發的毛病，一般大多會成為前列腺的併發症。 ××泌尿器官科

12. **急性尿道炎** 一種是淋菌所引起的，另一種則是肇因於其他細菌。 ××泌尿器官科

13. **膀胱炎、尿路結石、前列腺炎** 會產生劇痛，而且在排尿後幾乎會痛得站不住腳，必須立刻到專科醫院就診。 ××泌尿器官科

14. **海綿體斷裂** 又叫做陰莖折斷症，大多起於性交時採取勉強的體位所致，必須立刻送醫急救，往後會有無法性交或性無能的危險性。 ××急診

15. **包莖** 有真性包莖、假性包莖及嵌頓包莖三種，真性包莖會產生性交的障礙，而且以後罹患陰莖癌的機率也比較高，所以有治療的必要，嵌頓包莖則是包皮無法翻回、陰莖浮腫的狀態。 ××泌尿器官科

16. **前列腺發炎** 症狀是濁尿、血尿或排便時有疼痛感。 ××泌尿器官科

第四章 判讀「女性與小孩」

■婦產科、小兒科

29 乳房

●授乳中
●未授乳

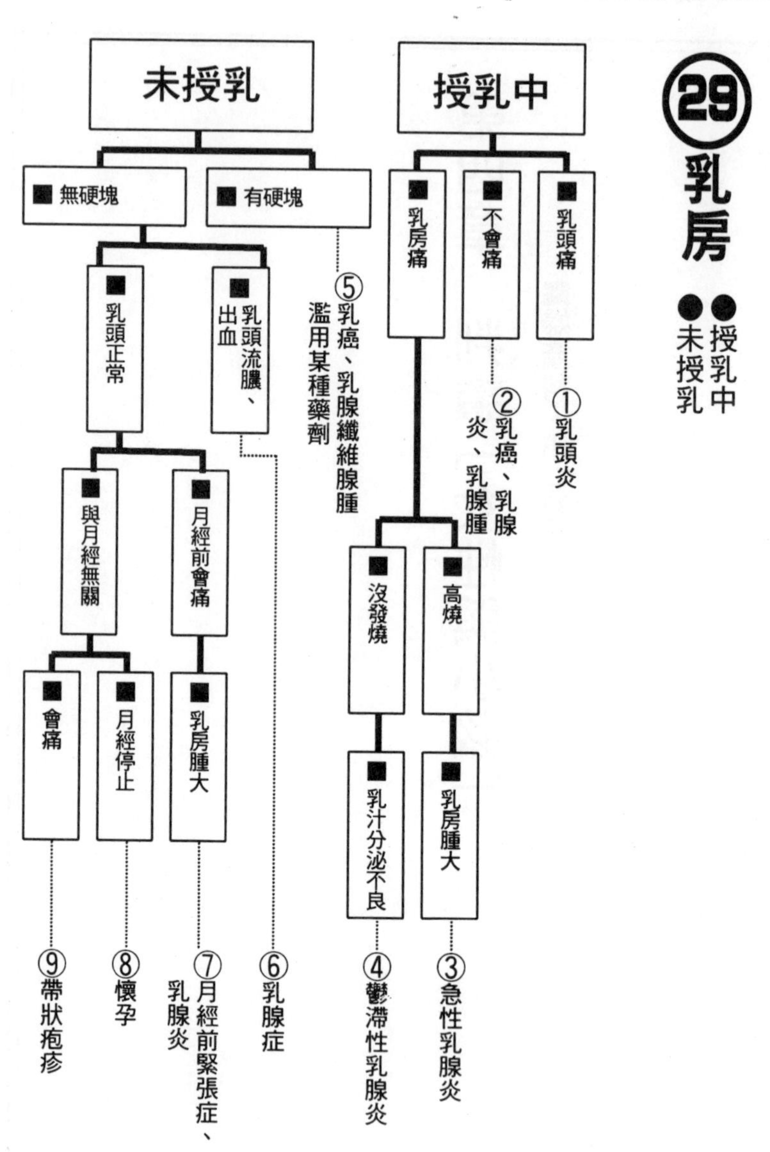

授乳中
■乳頭痛
■不會痛
■乳房痛
①乳頭炎
②乳癌、乳腺炎、乳腺腫
■高燒
■沒發燒
■乳房腫大
■乳汁分泌不良
③急性乳腺炎
④鬱滯性乳腺炎
未授乳
■無硬塊
■有硬塊
⑤乳癌、乳腺纖維腺腫
濫用某種藥劑
■乳頭正常
■乳頭流膿、出血
⑥乳腺症
■與月經無關
■月經前會痛
■會痛
■月經停止
■乳房腫大
⑦月經前緊張症、乳腺炎
⑧懷孕
⑨帶狀疱疹

在乳房的異常中，最令人擔心的就是乳癌的硬塊，一般而言，乳房中的硬塊會比周邊組織稍硬，很像是觸摸夾在年糕中的豆子的感覺，但是也有例外的情況，亦即有些凝塊是柔軟到無法與周圍區別的，所以有必要多加注意。

早期發現乳癌的最佳方法，就是除了生理期及其前後的時間之外，自己要撥一些時間來進行乳房自我檢查。

不過，由於乳房會因為各種荷爾蒙的影響，使乳腺組織時而增殖，時而萎縮，所以每天都有不同的變化，因此把固化的乳腺誤以為是癌組織而擔心不已的例子也不在少數。

但是，如果真的很擔心，千萬不要自己嚇自己，最好走一趟專科醫院接受診斷，現在已經有可以立即得知的超音波檢查了，所以就診時也輕鬆多了。

此外，會長硬塊的病症以乳腺炎為多，與乳癌不同的差異就在於它的硬塊會有兩個以上。

乳腺會腫大的毛病則為乳腺炎。

其特徵為腋下的淋巴腺會有腫痛現象，除此以外，月經前緊張症也會有乳房腫大、長硬塊的情形。

從圖表看出的可疑病症

1. **乳頭炎**　一種是單純的乳頭發炎，一種則是會併發視神經毛病的乳頭炎，兩者要分辨清楚。　**×婦產科**

2. **乳癌**　如果發現乳房有硬塊，最重要的就是分別腫瘤是良性還是惡性，也就是照射可以映出乳房內部情形的X光及超音波檢查來檢視真相，因為早期發現是非常重要的一環，所以務必儘快到專科醫院接受診治。　**×××外科**

3. **急性乳腺炎**　因乳腺感染細菌而引發的病症，由於長期化的感染會導致蓄膿，所以有早期治療的必要。　**××婦產科**

4. **鬱滯性乳腺炎**　因乳管無法順利分泌授乳期所需的乳汁，致使乳汁積存於乳腺的毛病。此病容易再受細菌的感染而變成乳腺炎。　**×××婦產科**

5. **乳癌、乳腺纖維腺腫**　如果是良性的硬塊就是乳腺纖維腺腫，若是惡性的則為乳癌，必須藉由精密的檢查來確認是否為癌細胞。　**×××婦產科、外科**

6. **乳腺症**　必須先確認是否為癌細胞，如果是良性腫瘤，就屬於乳腺症，若是再發育下去，體積也會再增大。　**××婦產科、外科**

7.月經前緊張症、乳腺炎 必須接受專科醫院的檢查來分辨是因為細菌侵入乳腺所引發的疼痛，抑或只是月經前緊張症。

××**婦產科**

8.懷孕 如果在三~五個月內沒有月經，首先必須要考慮是否是懷孕了。

××**婦產科**

9.帶狀疱疹 這是身體的某處掠過神經痛，並且發紅、水腫的現象，治療方式是塗抹含殺菌劑的軟膏，同時還要保持安靜。

××**皮膚科**

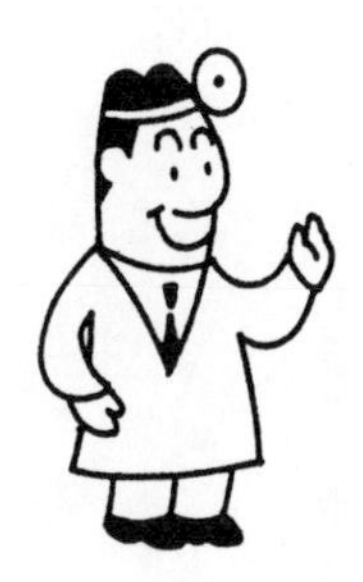

㉚月經

●十八歲以上而無月經
●有月經

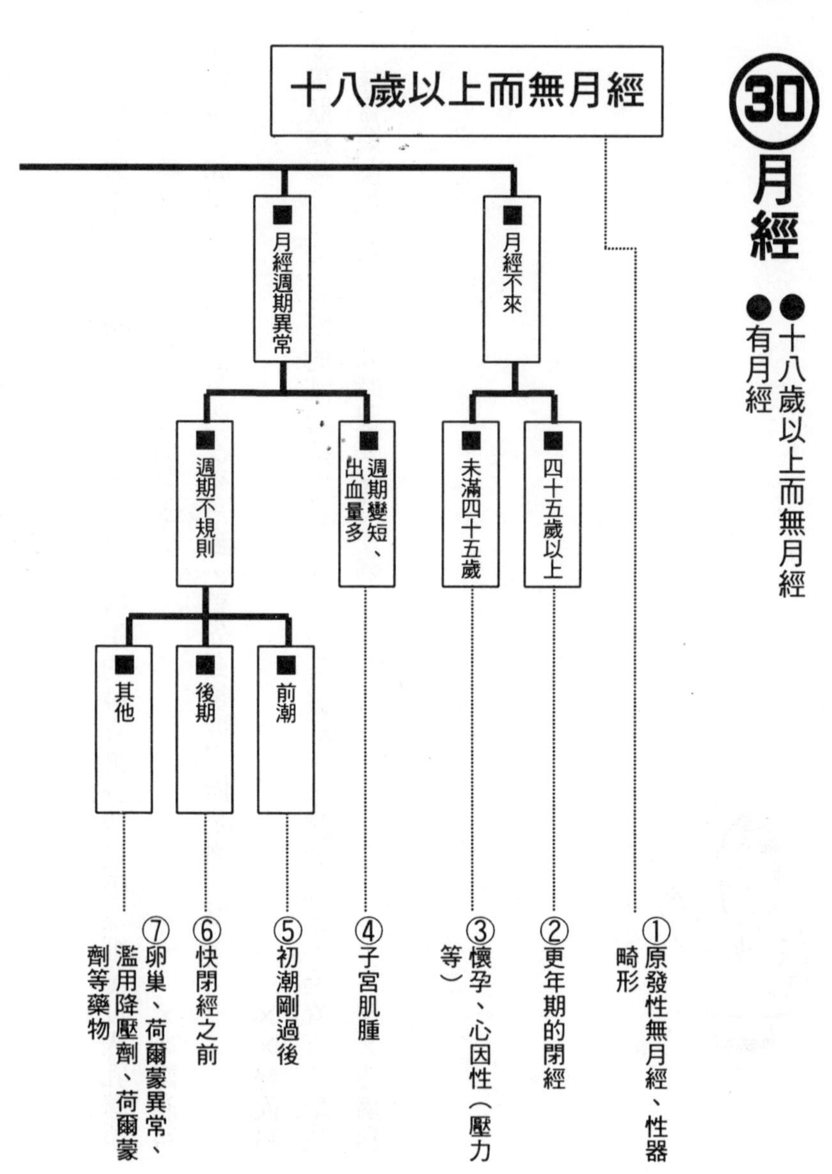

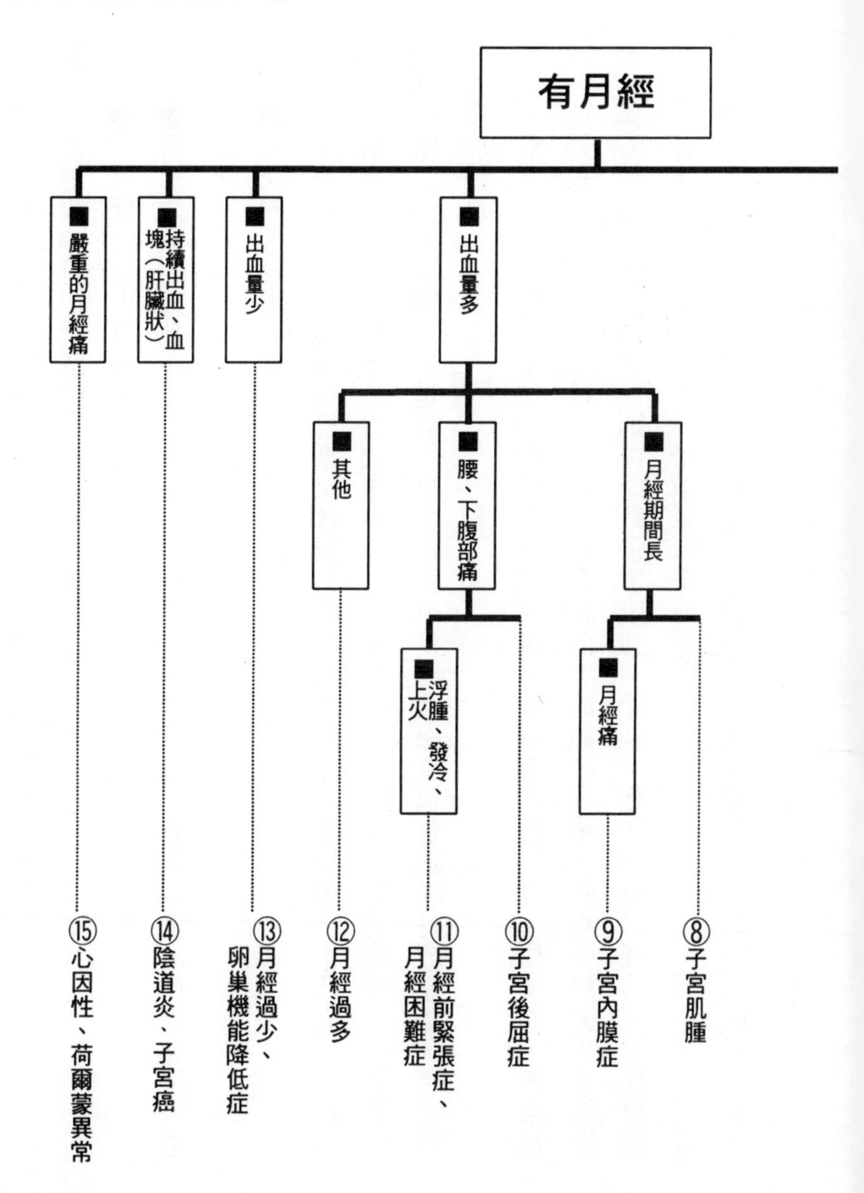
有月經
■嚴重的月經痛
■持續出血、血塊（肝臟狀）
■出血量少
■出血量多
■其他
■腰、下腹部痛
■月經期間長
■浮腫、發冷、上火
■月經痛
⑮心因性、荷爾蒙異常
⑭陰道炎、子宮癌
⑬月經過少、卵巢機能降低症
⑫月經過多
⑪月經前緊張症、月經困難症
⑩子宮後屈症
⑨子宮內膜症
⑧子宮肌腫

檢查月經異常時要觀察其次數、每次的月經量是多是少、有無下腹部痛或是腰痛等，而健康的月經狀態則具有下列性質：

●十六歲之前即有初潮。

●月經週期的天數在二十五～三十五天內（從月經來臨之日算起到下次月經開始的前一天）。

●每次的月經出血量大約為五十ml。

在檢查時必須依據這些標準來核對月經的問題所在，如果過了十八歲仍無月經，這就稱為原發性無月經，假如曾有的月經突然消失，則大多是因為懷孕或是更年期障礙所引起的閉經，但是假使壓力過大或是節食過度也會造成月經停止，這一點需要多加注意。

若是月經週期短，下次的月經很快又來臨，就稱為頻發月經，相反的，如果月經週期過長，就叫做稀發月經，假如是屬於前者的頻發現象，就有荷爾蒙異常的嫌疑，倘若是過了中年以後，則可能是子宮肌腫。此外，數次出現月經的情形也可能是在不知不覺中發生了子宮外孕或是成為流產的前兆。

不過，月經久久不來的稀發月經也有青春期、更年期的無排卵月經的可能性，但是子宮發育不全的不孕症，偶爾也會以稀發月經來表現，而且卵巢、荷爾蒙的異常亦會引發這些現象，因此有必要到婦產科進行診斷。

如果月經量多，首先就要懷疑是子宮肌腫，另一方面，若是有月經痛的現象，則罹患子宮內膜症的可能性就很大，而且除了子宮肌腫之外，子宮內發炎也會引發多量出血的現象。

相反的，假如出血量太少，就稱為月經過少，而發病的原因可能源於卵巢機能降低或女性荷爾蒙異常。

無論如何，萬一在很少會有疼痛症狀的子宮發生了疼痛感，就一定要儘快接受診察，當然，即使沒有疼痛問題，仍然有可能潛伏重大的疾病，因此，平常有進行自我檢查的必要。

從圖表中看出的可疑病症

1.原發性無月經、性器畸形 如果年過十八之後初潮仍未來臨，大多是肇因於天生就無陰道、子宮或子宮異常等因素。此外，壓力、體重減輕、副腎及甲狀腺機能的減退亦名列發病的行列之內，找出原因是首要之務。

×××婦產科

2.更年期的閉經　時間的早晚會因人而有或多或少的差異，但是大部分的人都是在四十四～五十三歲之間迎接閉經的到來，而且這段時間會在身體及精神上引發不適的現象。　×婦產科

3.懷孕　除了月經會停止之外，基礎體溫也會維持在高溫狀態，因為有時會發生妊娠中毒、子宮外孕或胞狀畸胎等的異常毛病，所以有注意的必要。　×婦產科

4.子宮肌腫　症狀是心悸、氣喘、便秘、頻起尿意、月經痛及腰痛等，而且它也可能成為不孕症、流產、早產或難產的原因。　××婦產科

5.初潮剛過後　等到卵巢機能發達後，週期就會趨於穩定。　×婦產科

6.快閉經之前　這是因為卵巢機能逐漸衰退所引發的現象。　×婦產科

7.卵巢、荷爾蒙異常　如果是因為亂用降壓劑或荷爾蒙劑所引起的，就要立刻中止服用。　××婦產科

8.子宮肌腫　即使專科醫生診斷是子宮肌腫，也不會立刻為患者動手術，只有在腫大到了手掌大的程度，而且除了子宮肌腫之外還可能成為不孕的原因，或者是肌腫雖小，但是有缺鐵性貧血的症狀時才會開刀切除。　××婦產科

9.子宮內膜症　為了避免感染的範圍擴大到腹膜，必須服用強力的抗生素，而且徹

底的治療是有必要的。 ××婦產科

10.子宮後屈症 指子宮的位置朝背部屈曲的狀態，但是最近一般的看法，大多認為子宮後屈的本身並不會成為流產或不孕症的原因。 ××婦產科

11.月經前緊張症 發病的原因至今仍然未被解明，所以處理的方式是採取對症療法，若是浮腫的情況很嚴重，可能也有服用利尿劑的必要。 ×婦產科

12.月經過多 除了子宮內膜症、子宮肌腫等病症之外，卵巢荷爾蒙的分泌異常、壓力或高血壓也是起因之一。 ××婦產科

13.月經過少、卵巢機能降低症 這是月經異常過少的狀態，但是月經週期固定的情況仍然佔了大多數。 ××婦產科

14.陰道炎、子宮癌 感染真菌所引起的叫做子囊菌屬陰道炎，三鞭蟲引起的則叫做三鞭蟲陰道炎，淋菌引起的就稱為淋菌性陰道炎，子宮癌也會有這些現象，所以要儘早到專科醫院就診。 ×××婦產科

15.心因性、荷爾蒙異常 為了追究原因，必須去看專科醫生。 ××婦產科

㉛ 小孩痙攣

●新生兒
●幼兒

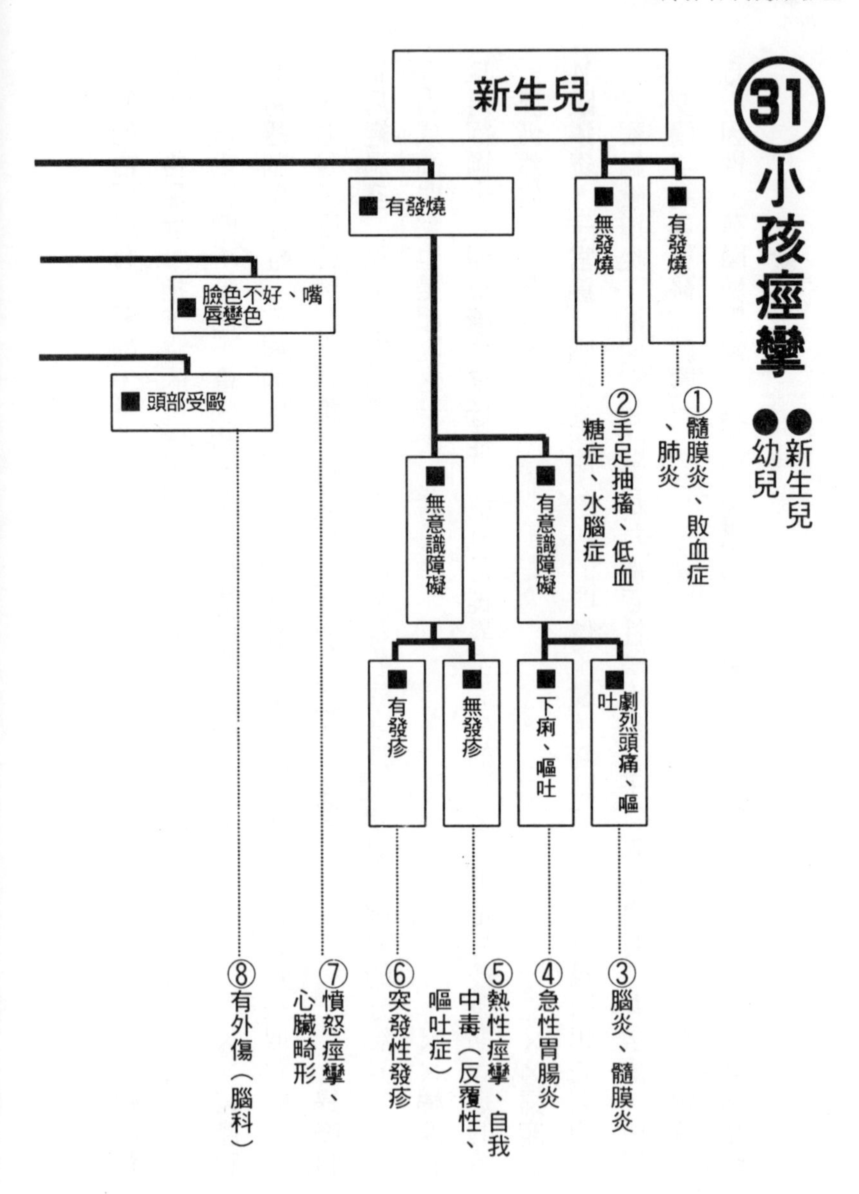
新生兒
■有發燒
■無發燒
①髓膜炎、敗血症、肺炎
②手足抽搐、低血糖症、水腦症
■有發燒
■有意識障礙
■無意識障礙
■劇烈頭痛、嘔吐
■下痢、嘔吐
■無發疹
■有發疹
③腦炎、髓膜炎
④急性胃腸炎
⑤熱性痙攣、自我中毒（反覆性、嘔吐症）
⑥突發性發疹
■臉色不好、嘴唇變色
⑦憤怒痙攣、心臟畸形
■頭部受毆
⑧有外傷（腦科）

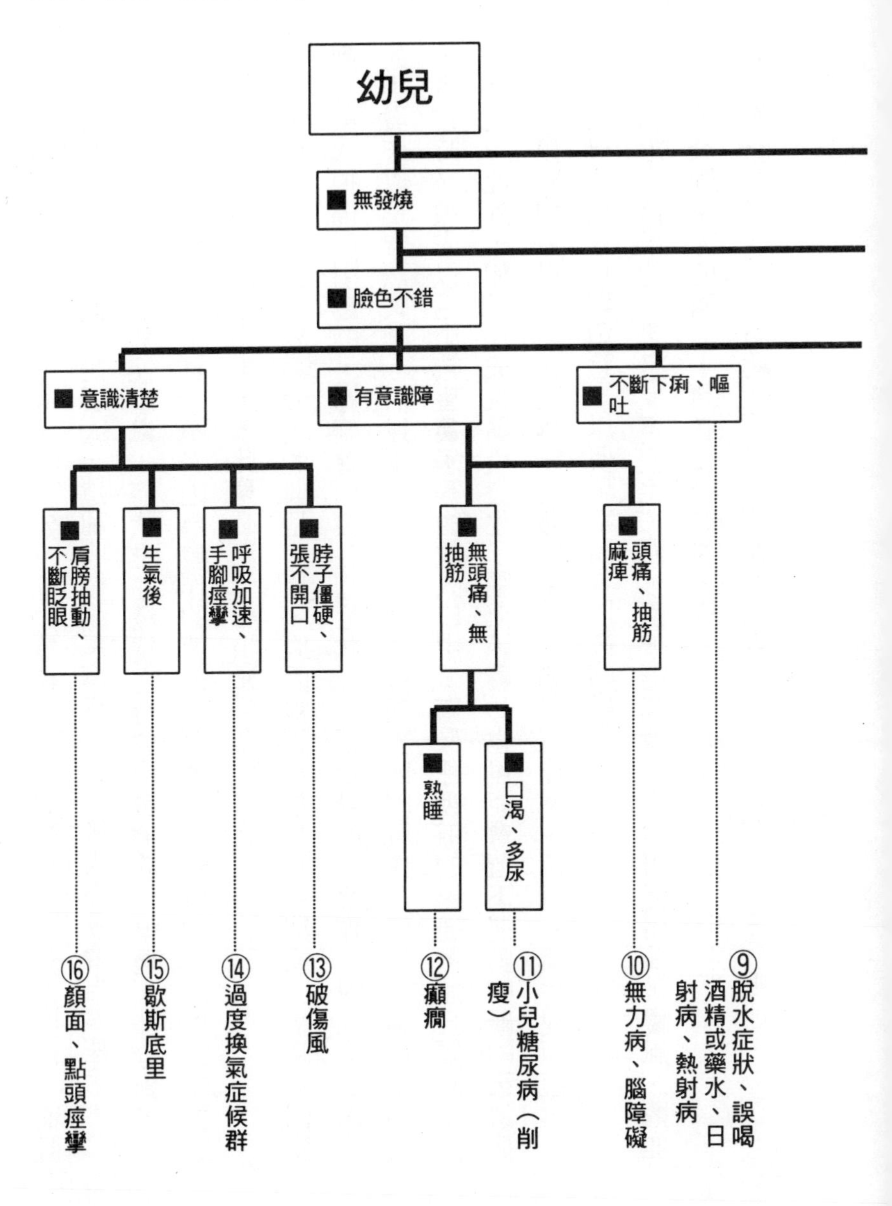
幼兒
■無發燒
■臉色不錯
■意識清楚
■有意識障
■不斷下痢、嘔吐
■肩膀抽動、不斷眨眼
■生氣後
■呼吸加速、手腳痙攣
■脖子僵硬、張不開口
■無頭痛、無抽筋
■頭痛、抽筋麻痺
■熟睡
■口渴、多尿
⑯顏面、點頭痙攣
⑮歇斯底里
⑭過度換氣症候群
⑬破傷風
⑫癲癇
⑪小兒糖尿病（削瘦）
⑩無力病、腦障礙
⑨脫水症狀、誤喝酒精或藥水、日射病、熱射病

小孩痙攣與大人的不同，不一定全都是重病，但是看到孩子劇烈地哭泣，而且又是突然發作，場面真是嚇人，這種叫做憤怒痙攣，長大後大多就會自然痊癒。

另外有一種叫做熱性痙攣，症狀是在發燒之時會引發抽筋，但是大部分到了五、六歲之後就會消失不見。不過因為發作的情形是反覆、暫時性的，所以很難與腦炎等嚴重的疾病區別開來，因此務必走一趟小兒科進行檢查。

癲癇也是小孩子容易發生的典型病症，原因被認為是在胎兒期或出生時腦部受到感染或損傷所引起的。癲癇會引發各種症狀，包括全身的大發作、瞬間失去意識的小發作以及突然失神，而以嘔吐感、頭痛、腹痛表態的發作。但是不論情況為何，發作時必須先以毛巾包裹筷子等物放入口中，確保呼吸道的暢通，並且要立刻送醫診治。此外，如果在成長階段發生了腦部障礙，也可能會留下運動障礙的後遺症——小兒麻痺（日本現在已無）。若出生後的嬰兒有痙攣、黃疸（新生兒黃疸），為人父母者也要特別留意，以便早期發現以後的異常。

如果小孩子的痙攣是反覆發生，而且還伴隨高燒，也有可能隱藏破傷風、敗血症或肺炎等重大的病症，務必立即送醫治療。

萬一小孩子突然發生了痙攣，周圍的大人必須依下列的步驟進行處理：

●鬆開衣服，使其容易呼吸。

●不要大聲喊叫「〇〇（小孩的名字）」，以免嚇到他（她），也不要以搖動小孩的身體企圖喚回其意識，最重要的是確保呼吸道暢通。

即使發作結束了，但是仍然會有嘔吐感或嘔吐的現象，所以也不能夠掉以輕心，首先要保持安靜，讓臉部轉向斜下方，避免嘔吐物阻塞喉嚨，並且儘量消除小孩子所承受到的衝擊。

從圖表看出的可疑病症

1. **髓膜炎、敗血症、肺炎**　髓膜炎是指腦部的軟膜及蜘蛛膜間發炎的毛病，而肺炎是指肺部的發炎。敗血症則是肇因於細菌侵入血液中而引起中毒的病症。

××小兒科

2. **手足抽搐、低血糖症**　血液中的葡萄糖濃度降到正常值以下所引起的，症狀包括痙攣、無力感及昏睡等，這一類的刺激狀態就叫做手足抽搐。

××內分泌科

3. **腦炎、髓膜炎**　症狀是突然頭痛、高燒及痙攣，如果是日本腦炎，會有百分之四十的死亡率，即使得救也會留下麻痺、障礙的後遺症，務必儘速送醫治療。

4.急性胃腸炎 這是胃、腸的粘膜發炎的毛病，藥物、飲食、感染症的中毒因子及心理因素等都是發病的誘因。

××小兒科

×小兒科

5.熱性痙攣、自我中毒 熱性痙攣即體溫急速上升所引起的全身性痙攣。自我中毒是自己的體內形成了有毒的代謝物而引發了嘔吐、下痢的症狀。

××小兒科

6.突發性發疹 這是在出生後初次發燒所引起的急性病毒發疹症，亦是高燒之後會出現風疹的發疹。

×小兒科

7.憤怒痙攣、心臟畸形 小孩子在受到驚嚇或生氣時所發生的痙攣，大人千萬不要慌張，務必要從容地處理。

×小兒神經科

8.外傷（腦科） 如果是在受到毆打之後有產生哭泣的反應，大人就可以稍微放心一點，若是四十八小時以內也無嘔吐、痙攣的現象，那就更可以安心了，不然就要儘快送醫治療。

××腦外科

9.脫水症狀、日射病、熱射病 這是肇因於炎熱的天氣，或是身處於異常高溫多濕的場所，致使體溫上升、水分過度流失的毛病，如果嘔吐頻繁就得特別注意了。

××小兒科

10.無力病、腦障礙 這是顯示腦底部血管網異常的疾病，小孩子會出現單側麻痺、語言障礙及意識障礙等症狀。 ×××腦外科

11.小兒糖尿病 症狀是口渴、頻尿以及削瘦，發病後的惡化速度很快，大多數是因為被發現有意識障礙才送醫診治。 ×××內分泌科

12.癲癇 原因不明，發作時也有各種類型，有些時候是源於腦部某處有了障礙所致，所以必須找專科醫院進行深入的治療。 ×××小兒神經科

13.破傷風 破傷風菌由傷口侵入而增殖，並且以侵犯脊髓為主的病，致死率極高，所以預防接種及消毒等工作是非常重要的。 ×××外科

14.過度換氣症候群 這是肇因於各種的壓力而形成發作性的過度呼吸，症狀為呼吸困難、不安感、手腳麻痺以及痙攣等。 ××小兒科、精神科

15.歇斯底里 在發生不如意之事的時候就以生病為藉口，藉以將周遭親友的關心吸引到自己身上的病症，失神、痙攣及突然無法行走為此病的症狀。 ×精神科

16.顏面、點頭痙攣 顏面痙攣是指肩膀抽動，不停地眨眼的毛病，大多起因於壓力太多的情形，點頭痙攣則是脖子會突然「啪」的一聲而使頭部向前折下的病症。 ×小兒神經科

㉜小孩發燒

●微燒
●高燒

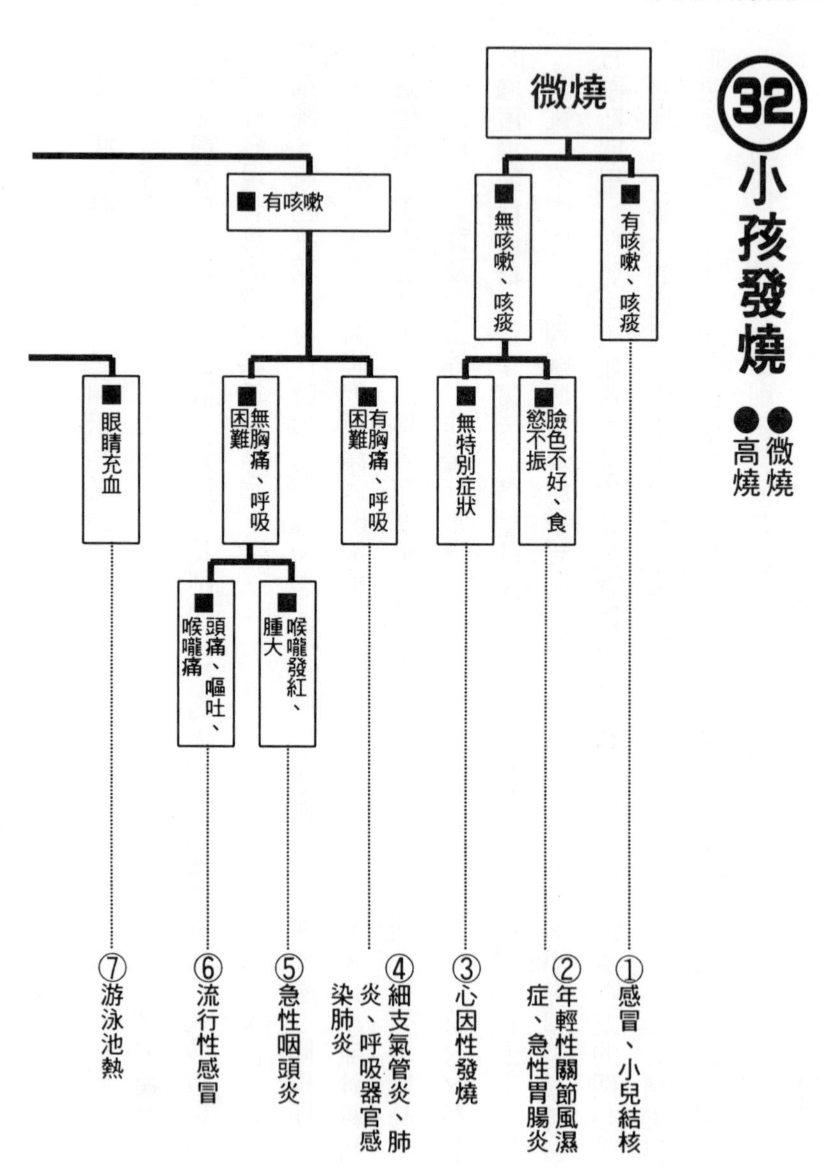
微燒
有咳嗽、咳痰
無咳嗽、咳痰
臉色不好、食慾不振
無特別症狀
有咳嗽
有胸痛、呼吸困難
無胸痛、呼吸困難
喉嚨發紅、腫大
頭痛、嘔吐、喉嚨痛
眼睛充血
①感冒、小兒結核
②年輕性關節風濕症、急性胃腸炎
③心因性發燒
④細支氣管炎、肺炎、呼吸器官感染肺炎
⑤急性咽頭炎
⑥流行性感冒
⑦游泳池熱

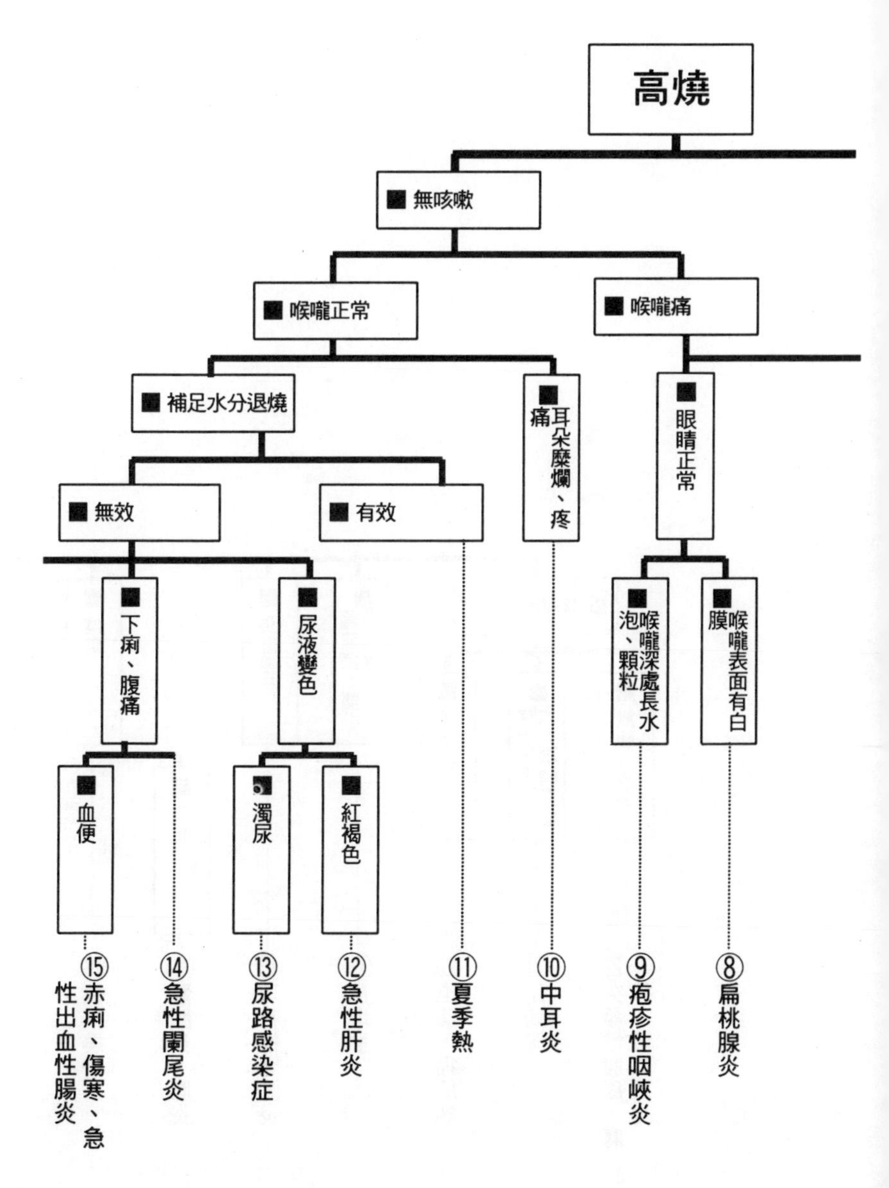
高燒
無咳嗽
喉嚨正常
喉嚨痛
補足水分退燒
耳朵糜爛、疼痛
眼睛正常
無效
有效
下痢、腹痛
尿液變色
喉嚨深處長水泡、顆粒
喉嚨表面有白膜
血便
濁尿
紅褐色
⑮赤痢、傷寒、急性出血性腸炎
⑭急性闌尾炎
⑬尿路感染症
⑫急性肝炎
⑪夏季熱
⑩中耳炎
⑨疱疹性咽峽炎
⑧扁桃腺炎

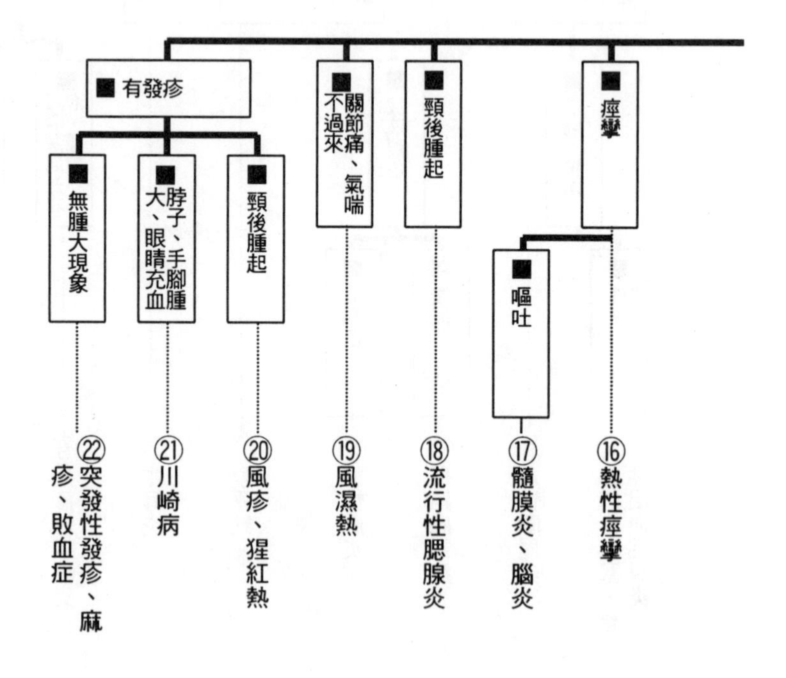

有發疹
無腫大現象
脖子、手腳腫大、眼睛充血
頸後腫起
關節痛、氣喘不過來
頸後腫起
痙攣
嘔吐
㉒突發性發疹、麻疹、敗血症
㉑川崎病
⑳風疹、猩紅熱
⑲風濕熱
⑱流行性腮腺炎
⑰髓膜炎、腦炎
⑯熱性痙攣

因為小孩子無法以言語來表示身體的變化，所以就是發了燒，也可能仍然精神飽滿地遊戲，但是突如其來的無力的確是頗為嚇人的，一般而言，「小孩的病症好得快，也壞得快」。事實上，小孩子一旦發燒，一下子就是四十度的高燒，而且呼吸急促也是不稀奇的症狀，雖然如此，只要燒退了，立刻又恢復元氣。

會造成小孩子發燒的疾病有感冒、支氣管炎、中耳炎、發燒的高低並不是大問題，反而是要格外注意有無併發嘔吐、下痢的脫水症狀。

此外，由於小孩子的感冒及流行性感冒比大人更容易惡化為肺炎、支氣管炎，所以也有留意的必要，尤其是併發的水泡如果拖得太久，可能也有嚴重化的顧慮，因此要有早期治療的認知。

一旦細菌開始擴散到全身，就會形成敗血症，同時還有併發髓膜炎的可能性，也就是說縱然只是感冒，也千萬不能夠掉以輕心。即使不是這些毛病，若是反覆發生扁桃腺炎，最後亦可能演變成慢性扁桃腺炎，在關鍵時刻（遠足、旅行及考試等帶給小孩壓力的情況）會很容易引起高燒，所以平常就要多吃黃綠色蔬菜，用乾布擦身以及做森林浴。

從圖表看出的可疑病症

1. **感冒、小兒結核**　感冒主要用於上呼吸道受病毒感染的問題總稱，而小兒結核的病情惡化速度相當快，同時還有可能變為結核性髓膜炎等的重病。　×小兒科

2. **年輕性關節風濕症、急性胃腸炎**　前者是指發生於十六歲以下的小孩的慢性關節風濕症，症狀有發燒及淋巴節腫脹等，急性胃腸炎則是暴飲暴食及中毒所引發的胃腸粘膜發炎。　××小兒科

3. **心因性發燒**　即使只是精神的問題也會造成小孩發燒，如果就診時沒有其他的異常現象，即有罹患此病的可能性。　×小兒科

4. **細支氣管炎、肺炎、呼吸器官感染肺炎**　這是發生於支氣管粘膜的發炎現象，急性是肇因於病毒的感染，劇烈地咳嗽及咳痰則為其特徵。　×小兒科

5. **急性咽頭炎**　大多會與急性鼻炎成為併發症而發作，大聲喊叫、氣溫突變及室內空氣乾燥也是發病的誘因。　×小兒科

6. **流行性感冒**　這是感染了流行性病毒所引發的病症，特徵是發三十八度以上的高燒及全身關節痛，保持安靜及多睡覺是非常重要的。　×小兒科

7. **游泳池熱**　指咽頭結膜熱的病症，小孩子大多是感染於游泳池中，同時它也是以感冒病毒所帶來的咽頭炎、結膜炎及發燒為症狀的感染症。　**×小兒科**

8. **扁桃腺炎**　這是因為著涼，致使全身抵抗力降低所引起的病症，症狀是扁桃的表面會形成白色的膜，只要保持安靜、施予抗生素及多多漱口即可治好。　**×小兒科、耳鼻喉科**

9. **疱疹性咽峽炎（herpangina）**　這是感染了 Coxsackie virus A群病毒而發生的毛病，症狀是在咽頭粘膜長出小丘疹，然後再從小水泡變成小潰瘍。　**×小兒科、耳鼻喉科**

10. **中耳炎**　這是中耳感染了化膿菌所引起的發炎，有急性、慢性之分，會出現發燒、耳朵痛、耳朵糜爛等症狀。　**×耳鼻喉科**

11. **夏季熱**　因夏天連續高溫，致使體溫升高至將近三十九度，多見於出生三～十個月的人工營養乳兒，會有失眠、心情不好的現象。　**×小兒科**

12. **急性肝炎**　肝臟感染肝炎病毒而發炎的病症，在身體疲累、發燒及下痢的情況發生後再出現黃疸是典型的症狀，剛發作時以保持安靜最為重要。　**××小兒科**

13. **尿路感染症**　這是屬於不特定的尿路感染，發病的原因是源於腎臟內的異物、膀

胱內殘留尿液、尿逆流及全身抵抗力降低等因素。 ××泌尿器官科、小兒科

14.急性闌尾炎、食物中毒 這是闌尾發炎的病症，右下腹部的疼痛是此病的特徵，而且還會發燒、嘔吐及失去食慾，食物中毒則是肇因於食品中的細菌、毒素所引起的中毒。 ××消化器官外科、小兒科

15.赤痢、傷害、急性出血性腸炎 赤痢是赤痢菌以口為傳染途徑而引起的病症，傷寒也是傷寒桿菌從口進入而引發的法定傳染病，急性出血性腸炎則是腸粘膜出血的病症。 ××小兒科、消化器官內科

16.熱性痙攣 因為體溫急速上升所引發的全身性痙攣，多見於六個月～四歲大的兒童，一般都會自然痊癒。 ××小兒科

17.髓膜炎、腦炎 這是髓膜發炎的病症，隨著致病細菌的不同而有各種類形，屬於腦炎代表的是日本腦炎，罹患此病會引起發燒、頭痛、痙攣及意識障礙，而且還有致死的可能。 ×××小兒科

18.流行性腮腺炎 此為病毒性的傳染病，發病的症狀是耳下腺（腮腺）腫大、高燒及疼痛感，小孩子是好發族群，只要罹患一次即可免疫。 ×小兒科

19.風濕熱 多見於五～十五歲的兒童、青少年、在感冒治好的二～四週後會再度突

然發燒，引發關節痛，此病的嚴重性在於它會導致心臟的障礙。 ××小兒科

20.風疹、猩紅熱 這是風疹病毒藉由飛沫傳染而引發的毛病，症狀為發燒、疲倦、會痛的耳後淋巴節炎及發疹。（猩紅熱參考小孩的皮膚異常1） ×小兒科

21.川崎病 這是被川崎富作醫師所發現的病症，所以就以他的名字為病名，會出現持續一～二週的發燒、腳趾尖長出紅斑及浮腫等獨特症狀。 ××小兒科

22.突發性發疹、痲疹、敗血症 痲疹是病毒所引起的小兒急性傳染病，潛伏期為十天左右，然後出現發燒、發疹的症狀。（突發性發疹參考小孩痙攣6） ×小兒科

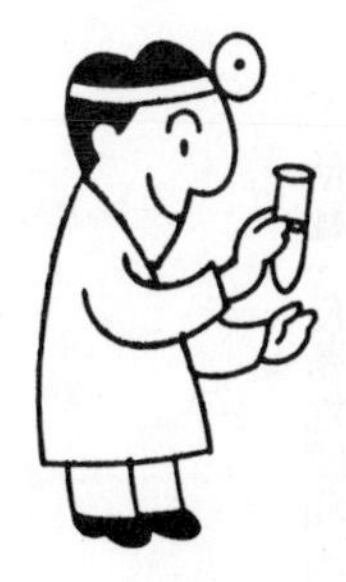

㉝小孩腹痛

●慢性
●急性

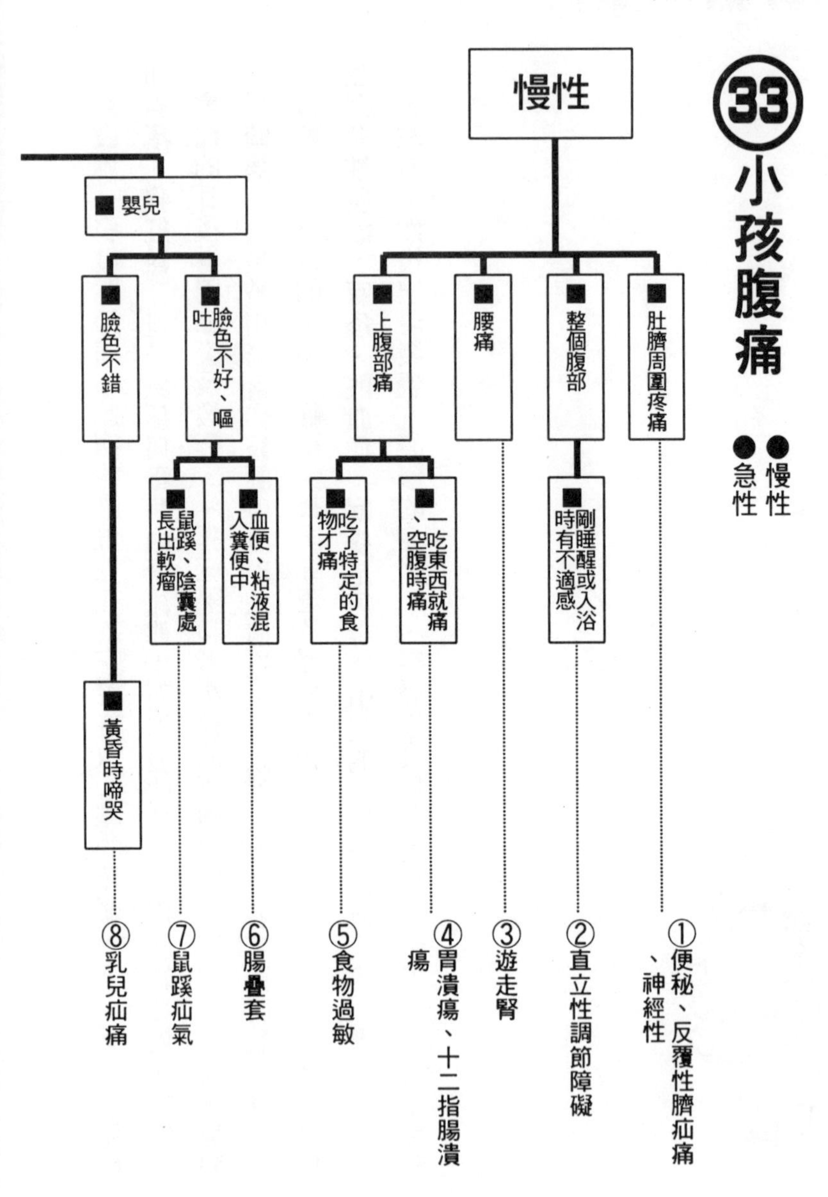
慢性
■肚臍周圍疼痛
■整個腹部
■剛睡醒或入浴時有不適感
■腰痛
■上腹部痛
■一吃東西就痛、空腹時痛
■吃了特定的食物才痛
■嬰兒
■臉色不好、嘔吐
■血便、粘液混入糞便中
■鼠蹊、陰囊處長出軟瘤
■臉色不錯
■黃昏時啼哭
①便秘、反覆性臍疝痛、神經性
②直立性調節障礙
③遊走腎
④胃潰瘍、十二指腸潰瘍
⑤食物過敏
⑥腸疊套
⑦鼠蹊疝氣
⑧乳兒疝痛

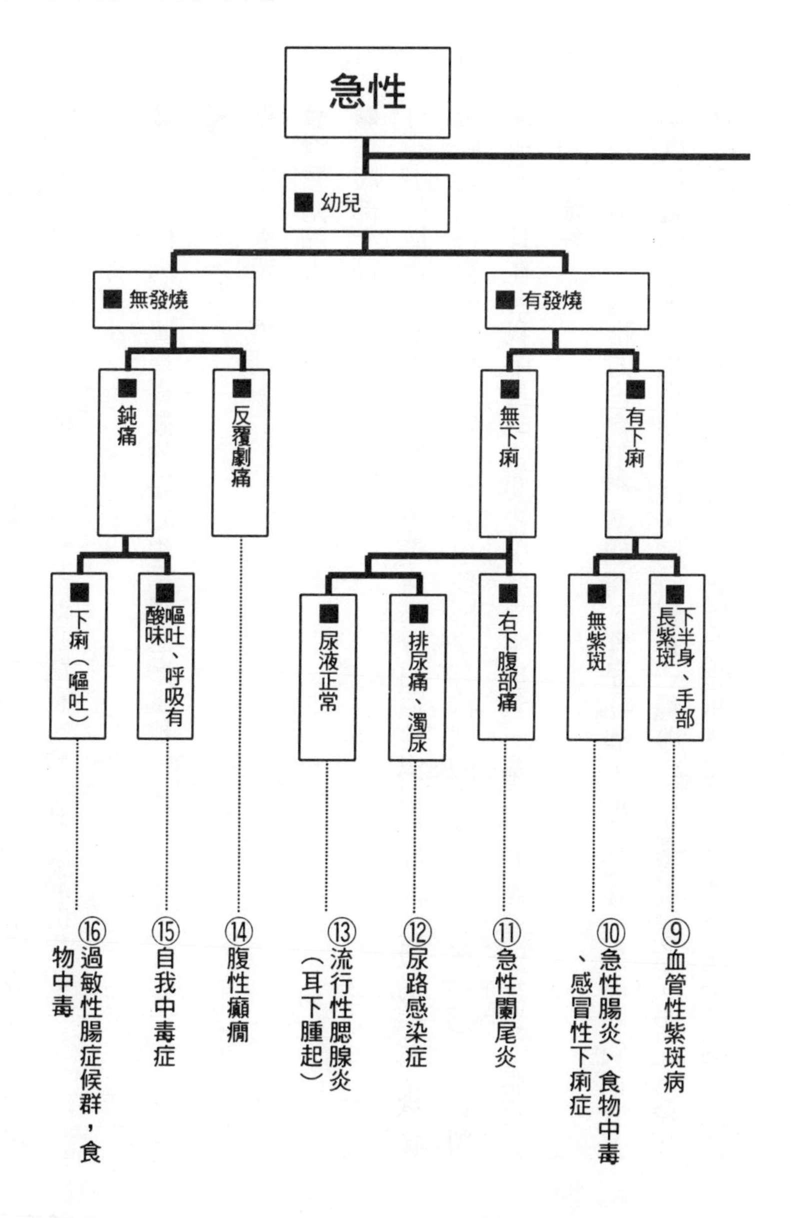
急性
幼兒
無發燒
有發燒
鈍痛
反覆劇痛
無下痢
有下痢
下痢（嘔吐）
嘔吐、呼吸有酸味
尿液正常
排尿痛、濁尿
右下腹部痛
無紫斑
下半身、手部長紫斑
⑯過敏性腸症候群，食物中毒
⑮自我中毒症
⑭腹性癲癇
⑬流行性腮腺炎（耳下腫起）
⑫尿路感染症
⑪急性闌尾炎
⑩急性腸炎、食物中毒、感冒性下痢症
⑨血管性紫斑病

小孩子的腹痛必須到了四、五歲以上，才能夠好好地按住腹部，表達出「這裡痛」的意思，大人在遇到這種情況時也要細心注意，判讀其腹痛的現象。

判讀的項目如下：

●食慾不佳（即使是喜歡的點心也顯得意興闌珊）。
●心情不好。
●比平常愛哭、磨菇。
●彎屈兩腳大哭。
●按腹部有硬、脹感。

有些小孩從食物中毒到急性腸炎等病都會明顯地出現如同大人般的症狀，然後再進展到幼兒特有的惡化現象，有的小孩則會有特別的症狀，例如伴隨感冒而有暫時性便秘，而且在自我中毒時主要會引發異常排氣、嘔吐以及腹痛的症狀，但是只要灌腸即可治好。

此外，精神上的壓力也會引發臍疝痛、乳兒疝痛，這些是多見於神經質而且又受到過度保護的小孩所罹患的病症，同時也是一種雖然內臟沒有異常，但是肚臍周圍卻有疼痛感的身心症，尤其是兩、三個月大的嬰兒到了黃昏時便開始啼哭，如此一來更有乳兒疝痛的可能性，只要對腹部施予按摩，應該有緩和的效果。

羅患過敏性腸症候群的小孩的症狀是反覆地下痢、便秘，晚上也睡不著或者是目眩、頭痛，「雖然不斷地下痢，可是並沒有變瘦」就是此病的特徵。

另外還有一種毛病就是食物過敏，小孩子會有在吃飯時啼哭，或者吃了特定的食品就產生腹痛的現象。

大人在觀察腰痛時千萬不可忽略下列的要點：有無發燒？有無嘔吐或嘔吐感？下痢及便秘的情況為何？有無血便？尿色是否混濁？這些都是提供醫生進行判斷的重要線索。

從圖表看出的可疑病症

1. **便秘、反覆性臍疝痛**　反覆性臍疝痛是屬於自律神經性腹痛，同時也是會因為某種的壓力而反覆發生的腹痛。　×小兒科、消化器官內科

2. **直立性調節障礙**　一旦站立過久，就會產生站不穩、頭暈、目眩及氣喘的現象，發病的原因被認為是自律神經失調，是一種好發於學童的毛病。　×小兒科

3. **遊走腎**　這是腎臟的位置向下垂，無法復原的毛病，有時會引發腰痛及腹痛，最

重要的是改善營養狀況，避免患者繼續削瘦下去。 ×泌尿器官科

4.胃潰瘍、十二指腸潰瘍 這是胃或十二指腸的粘膜，甚至也可能整個內壁都崩壞了的病症，除了藥物療法之外，飲食療法也要一起併用，保持身心的安穩是最重要的。 ××消化器官內科

5.食物過敏 因為食用的物品引發了蕁麻疹的過敏反應，發病的誘因可能是雞蛋、牛奶、肉、魚、大豆及蔬菜等。 ×小兒過敏科

6.腸疊套 這是部分腸子套入另一段腸子中，導致內腔窄化，血管彎折的病症，症狀是劇烈腹痛、嘔吐感及臉色蒼白，務必儘快送醫救治。 ×××小兒外科、消化器官外科

7.鼠蹊疝氣 如果是小孩子，則為天生性的毛病，以男童較為多見，有時會引發鼠蹊部的不適感及輕微疼痛，視疝氣的大小而決定是否需要開刀。 ×小兒外科

8.乳兒疝痛 屬於小腸的毛病，特徵是反覆地出現時有時無的疝痛，有時會在排便時停止出現這些現象。 ×小兒科

9.血管性紫斑病 參考小孩皮膚異常15。

10.急性腸炎、食物中毒、感冒性下痢症 因為感染病毒或是細菌，進而引發嘔吐、

下痢及腹痛的病症稱為急性腸炎，赤痢菌引起的就叫赤痢，肇因於腐敗食物（沙門氏菌、葡萄球菌）的則是食物中毒。

××小兒科

11.急性闌尾炎 因為嬰幼兒的闌尾炎容易破裂，並且會進一步地引起腹膜炎，所以必須由熟練的小兒科醫生進行診斷。

××消化器官外科

12.尿路感染症 參考小孩發燒13。

13.流行性腮腺炎（耳下腫起） 潛伏期為一～五週，是一種藉由飛沫傳染的感染症，只要一張口就會感到疼痛，症狀為腹痛、發燒及食慾不振。

××小兒科

14.腹性癲癇 因為自律神經發作所引起的數十秒至數分鐘的突發性腹痛，而且還會併發嘔吐感，有時在發作結束後會進入昏睡的狀況。

××小兒神經科

15.自我中毒症 看起來很疲倦、沒有精神，在頭痛及腹痛後會開始嘔吐，呼吸也有腐敗蘋果的味道。

×小兒科

16.過敏性腸症候群、食物中毒 大多數的原因來自於心理壓力，消化器官的自律神經失調則為病症主體。食物中毒是肇因於食用的物品所引發的中毒，症狀為嘔吐、腹痛及下痢等。

×小兒科

㉞小孩皮膚異常

●有發燒
●無發燒

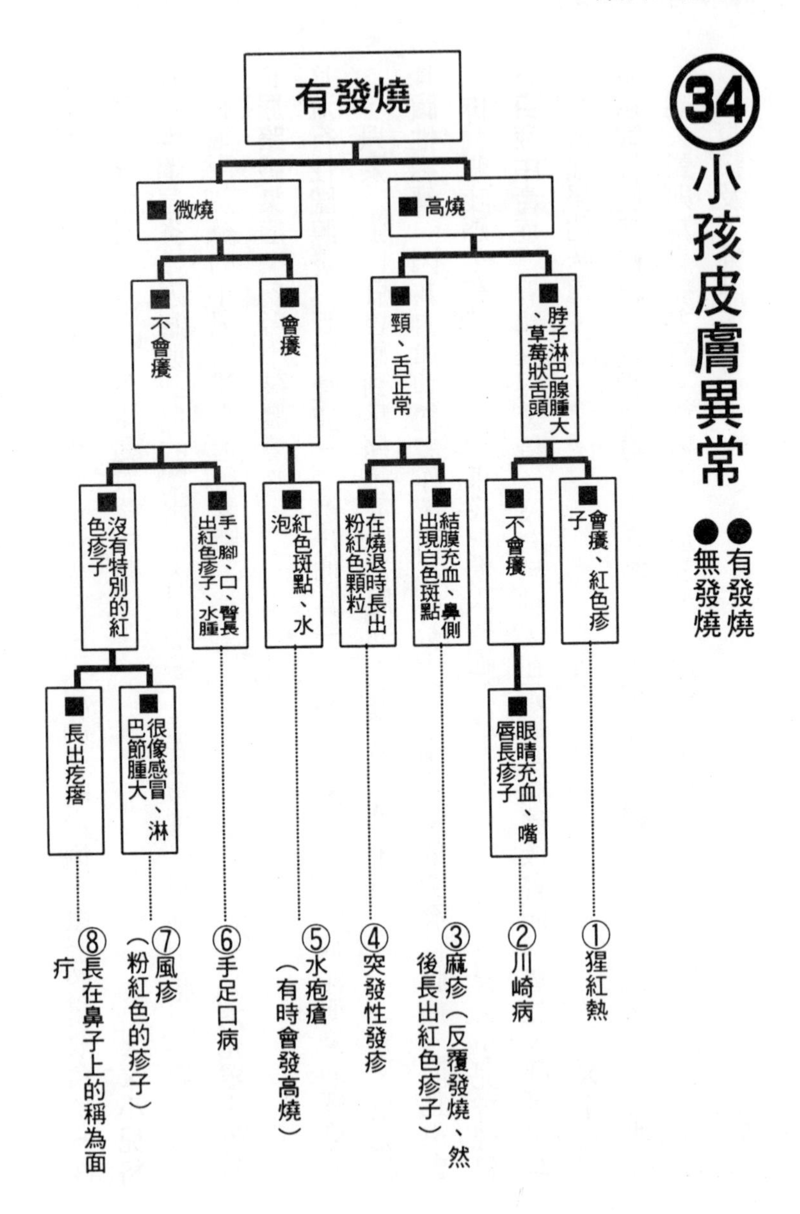

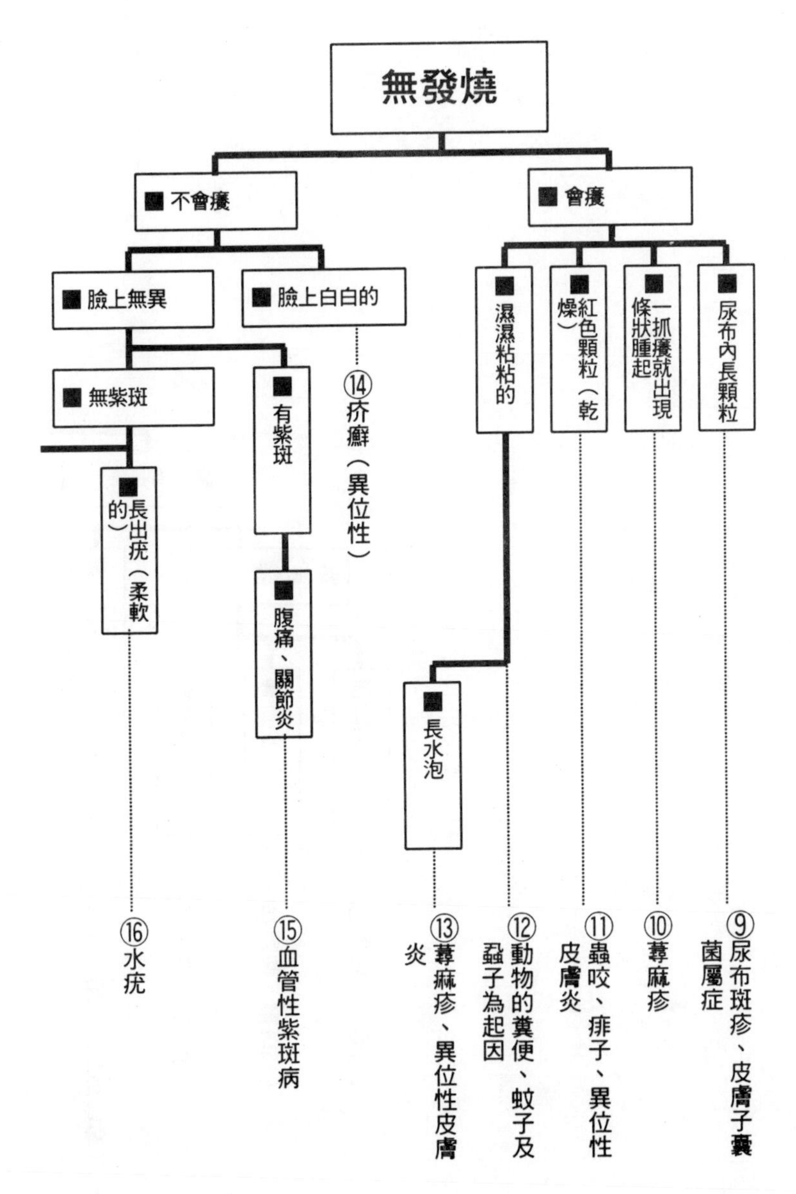
無發燒
不會癢
會癢
臉上無異
臉上白白的
無紫斑
有紫斑
長出疣（柔軟的）
腹痛、關節炎
⑭疥癬（異位性）
濕濕粘粘的
紅色顆粒（乾燥）
一抓癢就出現條狀腫起
尿布內長顆粒
長水泡
⑯水疣
⑮血管性紫斑病
⑬蕁麻疹、異位性皮膚炎
⑫動物的糞便、蚊子及蝨子為起因
⑪蟲咬、痱子、異位性皮膚炎
⑩蕁麻疹
⑨尿布斑疹、皮膚子囊菌屬症

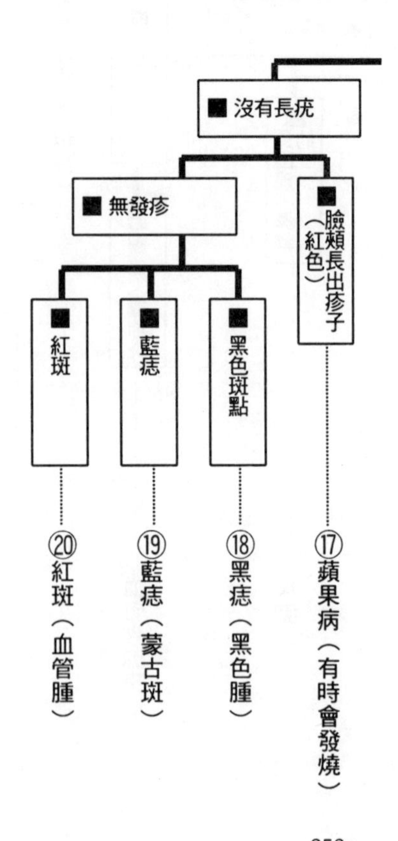
■沒有長疣
■無發疹
■臉頰長出疹子（紅色）
■紅斑
■藍痣
■黑色斑點
⑳紅斑（血管腫）
⑲藍痣（蒙古斑）
⑱黑痣（黑色腫）
⑰蘋果病（有時會發燒）

新生兒及幼兒的皮膚都還很脆弱，即使是一點小傷口，或者是被蟲咬，都可能受到細菌的侵入而糜爛，然後惡化成膿疱病之類的皮膚病。此外，同屬於夏型感冒之一，而且容易在幼稚園中集體發病的手足口病是一種會在手心、腳底及口腔內長水泡的毛病，與水疱瘡不同之處就在於它長水泡的部位並不包括背部、腹部以及頭部等。

在小孩子的皮膚病中，最多見的就是異位性皮膚炎，其他還有肇因於蝨子、灰塵等的生活環境，以及天生就具有會對蛋白、大豆及牛奶之類的食品產生刺激反應的過敏體質而長出紅疹、發癢。不過，大多數的病例都可以隨著年齡的增加而減輕症狀，甚至到了小學時就會完全消失了。

從圖表看出的可疑病症

×小兒科

1.猩紅熱 這是感染了A群溶血性鍊球菌所引發的病症，因為會全身通紅才有這個病名。潛伏期為二～四日，在頭痛、惡寒及發燒等症狀出現不久後就會發疹。

2.川崎病 參考小孩發燒21

3. **風疹**　參考小孩發燒22。

4. **突發性發疹**　參考小孩痙攣6。

5. **小疱瘡**　水痘病毒所引起的毛病，傳染途徑為接觸、飛沫及空氣傳染。潛伏期為十一～二十天，一直到水泡變成疙瘩為止都具有強烈的感染力。　×小兒科

6. **手足口病**　這是感染了 **Coxsackie virus** A16的疾病，因為會在口腔粘膜、手、腳長出紅斑、水泡，所以有此名。　×小兒科

7. **風疹**　參考小孩發燒20。

8. **鼻子上的疙瘩（面疔）**　主要是肇因於葡萄球菌的化膿菌由皮膚侵入毛孔，俗稱為癤子，臉上所長出的惡性腫瘤則稱為面疔。　×皮膚科

9. **尿布斑疹、皮膚子囊菌屬症**　包尿布處會出現紅色潰爛的小膿疱，而且大多會在患部找到名為子囊菌屬的病菌。　×皮膚科

10. **蕁麻疹**　這是一種急性皮膚炎，會長出紅、癢的疹子，並且像條狀般地擴大，數小時後即會消失，大多肇因於食物、藥品的中毒或過敏。　×小兒科

11. **蟲咬、痱子、異位性皮膚炎**　異位性皮膚炎是具有過敏體質的小孩所發生的病症，發病的原因有細菌感染、皮膚的接觸以及石鹼等的刺激。　×皮膚科

12. 動物的糞便、蚊子及蝨子為起因　因為在夜間無意識地搔抓也會引起化膿，所以最好能夠把指甲剪短一點。　×**皮膚科**

13. 蕁麻疹　參考10。異位性皮膚炎參考11。

14. 疥癬　學齡期的小孩常有的臉部皮膚病，症狀是面頰、下巴的皮膚上會長出小指指甲大小的白斑，原因在於維他命的缺乏，如果病情擴大，就有就醫的必要。　×**皮膚科**

15. 血管性紫斑病　因為血管壁異常而長出的紫斑，其形式有二，一種是會出現發燒、風濕狀關節痛的 **Shain line** 型，另一種則是會有腹痛、血便及嘔吐的 **Hnoho** 型。　××**小兒科**

16. 水疣　感染病毒而發生的毛病，大多在八個月後就會消失，不必擔心。若是因為抓破而引起化膿，就要到醫院就診。　×**皮膚科**

17. 蘋果病　因為兩頰會紅得像蘋果一樣，所以才有這個名稱，是一種以學童為主要流行對象的病毒性疾病。　×**小兒科**

18. 黑痣　因為真皮中存有含著黑色素之母斑細菌，所以才看成是黑色的，根本的治療法就是開刀。　×**皮膚科**

19.藍痣 長在嬰兒臀部的蒙古斑的顏色會隨著年齡的增長而淡化，但是在青春期之後才逐漸明顯的大田母斑的特徵，卻會混入褐色的斑點，但是不太會惡化性。

×**皮膚科**

20.紅痣 如果痣的高度與皮膚同高，就是紅酒狀血管腫，如果隆起比皮膚高，就是草莓狀血管腫，兩者都是血管增殖、擴大的狀態，但是會自然痊癒。

×**皮膚科**

大展出版社有限公司 圖書目錄

地址：台北市北投區(石牌)
致遠一路二段12巷1號
電話：(02)28236031
28236033
郵撥：0166955～1
傳真：(02)28272069

・法律專欄連載・電腦編號58

台大法學院 法律學系／策劃
法律服務社／編著

1. 別讓您的權利睡著了 ① 200元
2. 別讓您的權利睡著了 ② 200元

・秘傳占卜系列・電腦編號14

1. 手相術 淺野八郎著 180元
2. 人相術 淺野八郎著 150元
3. 西洋占星術 淺野八郎著 180元
4. 中國神奇占卜 淺野八郎著 150元
5. 夢判斷 淺野八郎著 150元
6. 前世、來世占卜 淺野八郎著 150元
7. 法國式血型學 淺野八郎著 150元
8. 靈感、符咒學 淺野八郎著 150元
9. 紙牌占卜學 淺野八郎著 150元
10. ESP超能力占卜 淺野八郎著 150元
11. 猶太數的秘術 淺野八郎著 150元
12. 新心理測驗 淺野八郎著 160元
13. 塔羅牌預言秘法 淺野八郎著 200元

・趣味心理講座・電腦編號15

1. 性格測驗① 探索男與女 淺野八郎著 140元
2. 性格測驗② 透視人心奧秘 淺野八郎著 140元
3. 性格測驗③ 發現陌生的自己 淺野八郎著 140元
4. 性格測驗④ 發現你的真面目 淺野八郎著 140元
5. 性格測驗⑤ 讓你們吃驚 淺野八郎著 140元
6. 性格測驗⑥ 洞穿心理盲點 淺野八郎著 140元
7. 性格測驗⑦ 探索對方心理 淺野八郎著 140元
8. 性格測驗⑧ 由吃認識自己 淺野八郎著 160元
9. 性格測驗⑨ 戀愛知多少 淺野八郎著 160元
10. 性格測驗⑩ 由裝扮瞭解人心 淺野八郎著 160元

11. 性格測驗⑪ 敲開內心玄機　淺野八郎著　140元
12. 性格測驗⑫ 透視你的未來　淺野八郎著　160元
13. 血型與你的一生　淺野八郎著　160元
14. 趣味推理遊戲　淺野八郎著　160元
15. 行為語言解析　淺野八郎著　160元

·婦 幼 天 地· 電腦編號 16

1. 八萬人減肥成果　黃靜香譯　180元
2. 三分鐘減肥體操　楊鴻儒譯　150元
3. 窈窕淑女美髮秘訣　柯素娥譯　130元
4. 使妳更迷人　成 玉譯　130元
5. 女性的更年期　官舒妍編譯　160元
6. 胎內育兒法　李玉瓊編譯　150元
7. 早產兒袋鼠式護理　唐岱蘭譯　200元
8. 初次懷孕與生產　婦幼天地編譯組　180元
9. 初次育兒12個月　婦幼天地編譯組　180元
10. 斷乳食與幼兒食　婦幼天地編譯組　180元
11. 培養幼兒能力與性向　婦幼天地編譯組　180元
12. 培養幼兒創造力的玩具與遊戲　婦幼天地編譯組　180元
13. 幼兒的症狀與疾病　婦幼天地編譯組　180元
14. 腿部苗條健美法　婦幼天地編譯組　180元
15. 女性腰痛別忽視　婦幼天地編譯組　150元
16. 舒展身心體操術　李玉瓊編譯　130元
17. 三分鐘臉部體操　趙薇妮著　160元
18. 生動的笑容表情術　趙薇妮著　160元
19. 心曠神怡減肥法　川津祐介著　130元
20. 內衣使妳更美麗　陳玄茹譯　130元
21. 瑜伽美姿美容　黃靜香編著　180元
22. 高雅女性裝扮學　陳珮玲譯　180元
23. 蠶糞肌膚美顏法　坂梨秀子著　160元
24. 認識妳的身體　李玉瓊譯　160元
25. 產後恢復苗條體態　居理安·芙萊喬著　200元
26. 正確護髮美容法　山崎伊久江著　180元
27. 安琪拉美姿養生學　安琪拉蘭斯博瑞著　180元
28. 女體性醫學剖析　增田豐著　220元
29. 懷孕與生產剖析　岡部綾子著　180元
30. 斷奶後的健康育兒　東城百合子著　220元
31. 引出孩子幹勁的責罵藝術　多湖輝著　170元
32. 培養孩子獨立的藝術　多湖輝著　170元
33. 子宮肌瘤與卵巢囊腫　陳秀琳編著　180元
34. 下半身減肥法　納他夏·史達賓著　180元
35. 女性自然美容法　吳雅菁編著　180元
36. 再也不發胖　池園悅太郎著　170元

37. 生男生女控制術　中垣勝裕著　220元
38. 使妳的肌膚更亮麗　楊　皓編著　170元
39. 臉部輪廓變美　芝崎義夫著　180元
40. 斑點、皺紋自己治療　高須克彌著　180元
41. 面皰自己治療　伊藤雄康著　180元
42. 隨心所欲瘦身冥想法　原久子著　180元
43. 胎兒革命　鈴木丈織著　180元
44. NS磁氣平衡法塑造窈窕奇蹟　古屋和江著　180元
45. 享瘦從腳開始　山田陽子著　180元
46. 小改變瘦4公斤　宮本裕子著　180元
47. 軟管減肥瘦身　高橋輝男著　180元
48. 海藻精神秘美容法　劉名揚編著　180元
49. 肌膚保養與脫毛　鈴木真理著　180元
50. 10天減肥3公斤　彤雲編輯組　180元
51. 穿出自己的品味　西村玲子著　280元

・青 春 天 地・電腦編號17・

1. A血型與星座　柯素娥編譯　160元
2. B血型與星座　柯素娥編譯　160元
3. O血型與星座　柯素娥編譯　160元
4. AB血型與星座　柯素娥編譯　120元
5. 青春期性教室　呂貴嵐編譯　130元
6. 事半功倍讀書法　王毅希編譯　150元
7. 難解數學破題　宋釗宜編譯　130元
9. 小論文寫作秘訣　林顯茂編譯　120元
11. 中學生野外遊戲　熊谷康編著　120元
12. 恐怖極短篇　柯素娥編譯　130元
13. 恐怖夜話　小毛驢編譯　130元
14. 恐怖幽默短篇　小毛驢編譯　120元
15. 黑色幽默短篇　小毛驢編譯　120元
16. 靈異怪談　小毛驢編譯　130元
17. 錯覺遊戲　小毛驢編著　130元
18. 整人遊戲　小毛驢編著　150元
19. 有趣的超常識　柯素娥編譯　130元
20. 哦！原來如此　林慶旺編譯　130元
21. 趣味競賽100種　劉名揚編譯　120元
22. 數學謎題入門　宋釗宜編譯　150元
23. 數學謎題解析　宋釗宜編譯　150元
24. 透視男女心理　林慶旺編譯　120元
25. 少女情懷的自白　李桂蘭編譯　120元
26. 由兄弟姊妹看命運　李玉瓊編譯　130元
27. 趣味的科學魔術　林慶旺編譯　150元
28. 趣味的心理實驗室　李燕玲編譯　150元

29. 愛與性心理測驗　小毛驢編譯　130 元
30. 刑案推理解謎　小毛驢編譯　130 元
31. 偵探常識推理　小毛驢編譯　130 元
32. 偵探常識解謎　小毛驢編譯　130 元
33. 偵探推理遊戲　小毛驢編譯　130 元
34. 趣味的超魔術　廖玉山編著　150 元
35. 趣味的珍奇發明　柯素娥編著　150 元
36. 登山用具與技巧　陳瑞菊編著　150 元
37. 性的漫談　蘇燕謀編著　180 元
38. 無的漫談　蘇燕謀編著　180 元
39. 黑色漫談　蘇燕謀編著　180 元
40. 白色漫談　蘇燕謀編著　180 元

・健康天地・電腦編號 18

1. 壓力的預防與治療　柯素娥編譯　130 元
2. 超科學氣的魔力　柯素娥編譯　130 元
3. 尿療法治病的神奇　中尾良一著　130 元
4. 鐵證如山的尿療法奇蹟　廖玉山譯　120 元
5. 一日斷食健康法　葉慈容編譯　150 元
6. 胃部強健法　陳炳崑譯　120 元
7. 癌症早期檢查法　廖松濤譯　160 元
8. 老人痴呆症防止法　柯素娥編譯　130 元
9. 松葉汁健康飲料　陳麗芬編譯　130 元
10. 揉肚臍健康法　永井秋夫著　150 元
11. 過勞死、猝死的預防　卓秀貞編譯　130 元
12. 高血壓治療與飲食　藤山順豐著　150 元
13. 老人看護指南　柯素娥編譯　150 元
14. 美容外科淺談　楊啟宏著　150 元
15. 美容外科新境界　楊啟宏著　150 元
16. 鹽是天然的醫生　西英司郎著　140 元
17. 年輕十歲不是夢　梁瑞麟譯　200 元
18. 茶料理治百病　桑野和民著　180 元
19. 綠茶治病寶典　桑野和民著　150 元
20. 杜仲茶養顏減肥法　西田博著　150 元
21. 蜂膠驚人療效　瀨長良三郎著　180 元
22. 蜂膠治百病　瀨長良三郎著　180 元
23. 醫藥與生活(一)　鄭炳全著　180 元
24. 鈣長生寶典　落合敏著　180 元
25. 大蒜長生寶典　木下繁太郎著　160 元
26. 居家自我健康檢查　石川恭三著　160 元
27. 永恆的健康人生　李秀鈴譯　200 元
28. 大豆卵磷脂長生寶典　劉雪卿譯　150 元
29. 芳香療法　梁艾琳譯　160 元

30. 醋長生寶典　柯素娥譯　180 元
31. 從星座透視健康　席拉・吉蒂斯著　180 元
32. 愉悅自在保健學　野本二士夫著　160 元
33. 裸睡健康法　丸山淳士等著　160 元
34. 糖尿病預防與治療　藤田順豐著　180 元
35. 維他命長生寶典　菅原明子著　180 元
36. 維他命 C 新效果　鐘文訓編　150 元
37. 手、腳病理按摩　堤芳朗著　160 元
38. AIDS 瞭解與預防　彼得塔歇爾著　180 元
39. 甲殼質殼聚糖健康法　沈永嘉譯　160 元
40. 神經痛預防與治療　木下真男著　160 元
41. 室內身體鍛鍊法　陳炳崑編著　160 元
42. 吃出健康藥膳　劉大器編著　180 元
43. 自我指壓術　蘇燕謀編著　160 元
44. 紅蘿蔔汁斷食療法　李玉瓊編著　150 元
45. 洗心術健康秘法　竺翠萍編譯　170 元
46. 枇杷葉健康療法　柯素娥編譯　180 元
47. 抗衰血癒　楊啟宏著　180 元
48. 與癌搏鬥記　逸見政孝著　180 元
49. 冬蟲夏草長生寶典　高橋義博著　170 元
50. 痔瘡・大腸疾病先端療法　宮島伸宜著　180 元
51. 膠布治癒頑固慢性病　加瀨建造著　180 元
52. 芝麻神奇健康法　小林貞作著　170 元
53. 香煙能防止癡呆？　高田明和著　180 元
54. 穀菜食治癌療法　佐藤成志著　180 元
55. 貼藥健康法　松原英多著　180 元
56. 克服癌症調和道呼吸法　帶津良一著　180 元
57. B 型肝炎預防與治療　野村喜重郎著　180 元
58. 青春永駐養生導引術　早島正雄著　180 元
59. 改變呼吸法創造健康　原久子著　180 元
60. 荷爾蒙平衡養生秘訣　出村博著　180 元
61. 水美肌健康法　井戶勝富著　170 元
62. 認識食物掌握健康　廖梅珠編著　170 元
63. 痛風劇痛消除法　鈴木吉彥著　180 元
64. 酸莖菌驚人療效　上田明彥著　180 元
65. 大豆卵磷脂治現代病　神津健一著　200 元
66. 時辰療法—危險時刻凌晨 4 時　呂建強等著　180 元
67. 自然治癒力提升法　帶津良一著　180 元
68. 巧妙的氣保健法　藤平墨子著　180 元
69. 治癒 C 型肝炎　熊田博光著　180 元
70. 肝臟病預防與治療　劉名揚編著　180 元
71. 腰痛平衡療法　荒井政信著　180 元
72. 根治多汗症、狐臭　稻葉益巳著　220 元
73. 40 歲以後的骨質疏鬆症　沈永嘉譯　180 元

74. 認識中藥　松下一成著　180 元
75. 認識氣的科學　佐佐木茂美著　180 元
76. 我戰勝了癌症　安田伸著　180 元
77. 斑點是身心的危險信號　中野進著　180 元
78. 艾波拉病毒大震撼　玉川重德著　180 元
79. 重新還我黑髮　桑名隆一郎著　180 元
80. 身體節律與健康　林博史著　180 元
81. 生薑治萬病　石原結實著　180 元
82. 靈芝治百病　陳瑞東著　180 元
83. 木炭驚人的威力　大槻彰著　200 元
84. 認識活性氧　井土貴司著　180 元
85. 深海鮫治百病　廖玉山編著　180 元
86. 神奇的蜂王乳　井上丹治著　180 元
87. 卡拉 OK 健腦法　東潔著　180 元
88. 卡拉 OK 健康法　福田伴男著　180 元
89. 醫藥與生活(二)　鄭炳全著　200 元
90. 洋蔥治百病　宮尾興平著　180 元
91. 年輕 10 歲快步健康法　石塚忠雄著　180 元
92. 石榴的驚人神效　岡本順子著　180 元
93. 飲料健康法　白鳥早奈英著　180 元
94. 健康棒體操　劉名揚編譯　180 元
95. 催眠健康法　蕭京凌編著　180 元

・實用女性學講座・電腦編號 19

1. 解讀女性內心世界　島田一男著　150 元
2. 塑造成熟的女性　島田一男著　150 元
3. 女性整體裝扮學　黃靜香編著　180 元
4. 女性應對禮儀　黃靜香編著　180 元
5. 女性婚前必修　小野十傳著　200 元
6. 徹底瞭解女人　田口二州著　180 元
7. 拆穿女性謊言 88 招　島田一男著　200 元
8. 解讀女人心　島田一男著　200 元
9. 俘獲女性絕招　志賀貢著　200 元
10. 愛情的壓力解套　中村理英子著　200 元
11. 妳是人見人愛的女孩　廖松濤編著　200 元

・校園系列・電腦編號 20

1. 讀書集中術　多湖輝著　150 元
2. 應考的訣竅　多湖輝著　150 元
3. 輕鬆讀書贏得聯考　多湖輝著　150 元
4. 讀書記憶秘訣　多湖輝著　150 元

5. 視力恢復！超速讀術　江錦雲譯　180元
6. 讀書36計　黃柏松編著　180元
7. 驚人的速讀術　鐘文訓編著　170元
8. 學生課業輔導良方　多湖輝著　180元
9. 超速讀超記憶法　廖松濤編著　180元
10. 速算解題技巧　宋釗宜編著　200元
11. 看圖學英文　陳炳崑編著　200元
12. 讓孩子最喜歡數學　沈永嘉譯　180元
13. 催眠記憶術　林碧清譯　180元

・實用心理學講座・電腦編號 21

1. 拆穿欺騙伎倆　多湖輝著　140元
2. 創造好構想　多湖輝著　140元
3. 面對面心理術　多湖輝著　160元
4. 偽裝心理術　多湖輝著　140元
5. 透視人性弱點　多湖輝著　140元
6. 自我表現術　多湖輝著　180元
7. 不可思議的人性心理　多湖輝著　180元
8. 催眠術入門　多湖輝著　150元
9. 責罵部屬的藝術　多湖輝著　150元
10. 精神力　多湖輝著　150元
11. 厚黑說服術　多湖輝著　150元
12. 集中力　多湖輝著　150元
13. 構想力　多湖輝著　150元
14. 深層心理術　多湖輝著　160元
15. 深層語言術　多湖輝著　160元
16. 深層說服術　多湖輝著　180元
17. 掌握潛在心理　多湖輝著　160元
18. 洞悉心理陷阱　多湖輝著　180元
19. 解讀金錢心理　多湖輝著　180元
20. 拆穿語言圈套　多湖輝著　180元
21. 語言的內心玄機　多湖輝著　180元
22. 積極力　多湖輝著　180元

・超現實心理講座・電腦編號 22

1. 超意識覺醒法　詹蔚芬編譯　130元
2. 護摩秘法與人生　劉名揚編譯　130元
3. 秘法！超級仙術入門　陸明譯　150元
4. 給地球人的訊息　柯素娥編著　150元
5. 密教的神通力　劉名揚編著　130元
6. 神秘奇妙的世界　平川陽一著　200元

7. 地球文明的超革命 吳秋嬌譯 200元
8. 力量石的秘密 吳秋嬌譯 180元
9. 超能力的靈異世界 馬小莉譯 200元
10. 逃離地球毀滅的命運 吳秋嬌譯 200元
11. 宇宙與地球終結之謎 南山宏著 200元
12. 驚世奇功揭秘 傅起鳳著 200元
13. 啟發身心潛力心象訓練法 栗田昌裕著 180元
14. 仙道術遁甲法 高藤聰一郎著 220元
15. 神通力的秘密 中岡俊哉著 180元
16. 仙人成仙術 高藤聰一郎著 200元
17. 仙道符咒氣功法 高藤聰一郎著 220元
18. 仙道風水術尋龍法 高藤聰一郎著 200元
19. 仙道奇蹟超幻像 高藤聰一郎著 200元
20. 仙道鍊金術房中法 高藤聰一郎著 200元
21. 奇蹟超醫療治癒難病 深野一幸著 220元
22. 揭開月球的神秘力量 超科學研究會 180元
23. 西藏密教奧義 高藤聰一郎著 250元
24. 改變你的夢術入門 高藤聰一郎著 250元

・養 生 保 健・電腦編號 23

1. 醫療養生氣功 黃孝寬著 250元
2. 中國氣功圖譜 余功保著 230元
3. 少林醫療氣功精粹 井玉蘭著 250元
4. 龍形實用氣功 吳大才等著 220元
5. 魚戲增視強身氣功 宮 嬰著 220元
6. 嚴新氣功 前新培金著 250元
7. 道家玄牝氣功 張 章著 200元
8. 仙家秘傳袪病功 李遠國著 160元
9. 少林十大健身功 秦慶豐著 180元
10. 中國自控氣功 張明武著 250元
11. 醫療防癌氣功 黃孝寬著 250元
12. 醫療強身氣功 黃孝寬著 250元
13. 醫療點穴氣功 黃孝寬著 250元
14. 中國八卦如意功 趙維漢著 180元
15. 正宗馬禮堂養氣功 馬禮堂著 420元
16. 秘傳道家筋經內丹功 王慶餘著 280元
17. 三元開慧功 辛桂林著 250元
18. 防癌治癌新氣功 郭 林著 180元
19. 禪定與佛家氣功修煉 劉天君著 200元
20. 顛倒之術 梅自強著 360元
21. 簡明氣功辭典 吳家駿編 360元
22. 八卦三合功 張全亮著 230元
23. 朱砂掌健身養生功 楊永著 250元

24. 抗老功	陳九鶴著	230 元
25. 意氣按穴排濁自療法	黃啟運編著	250 元
26. 陳式太極拳養生功	陳正雷著	200 元
27. 健身祛病小功法	王培生著	200 元

・社會人智囊・電腦編號 24

1. 糾紛談判術	清水增三著	160 元
2. 創造關鍵術	淺野八郎著	150 元
3. 觀人術	淺野八郎著	180 元
4. 應急詭辯術	廖英迪編著	160 元
5. 天才家學習術	木原武一著	160 元
6. 貓型狗式鑑人術	淺野八郎著	180 元
7. 逆轉運掌握術	淺野八郎著	180 元
8. 人際圓融術	澀谷昌三著	160 元
9. 解讀人心術	淺野八郎著	180 元
10. 與上司水乳交融術	秋元隆司著	180 元
11. 男女心態定律	小田晉著	180 元
12. 幽默說話術	林振輝編著	200 元
13. 人能信賴幾分	淺野八郎著	180 元
14. 我一定能成功	李玉瓊譯	180 元
15. 獻給青年的嘉言	陳蒼杰譯	180 元
16. 知人、知面、知其心	林振輝編著	180 元
17. 塑造堅強的個性	坂上肇著	180 元
18. 為自己而活	佐藤綾子著	180 元
19. 未來十年與愉快生活有約	船井幸雄著	180 元
20. 超級銷售話術	杜秀卿譯	180 元
21. 感性培育術	黃靜香編著	180 元
22. 公司新鮮人的禮儀規範	蔡媛惠譯	180 元
23. 傑出職員鍛鍊術	佐佐木正著	180 元
24. 面談獲勝戰略	李芳黛譯	180 元
25. 金玉良言撼人心	森純大著	180 元
26. 男女幽默趣典	劉華亭編著	180 元
27. 機智說話術	劉華亭編著	180 元
28. 心理諮商室	柯素娥譯	180 元
29. 如何在公司崢嶸頭角	佐佐木正著	180 元
30. 機智應對術	李玉瓊編著	200 元
31. 克服低潮良方	坂野雄二著	180 元
32. 智慧型說話技巧	沈永嘉編著	180 元
33. 記憶力、集中力增進術	廖松濤編著	180 元
34. 女職員培育術	林慶旺編著	180 元
35. 自我介紹與社交禮儀	柯素娥編著	180 元
36. 積極生活創幸福	田中真澄著	180 元
37. 妙點子超構想	多湖輝著	180 元

38. 說NO的技巧　廖玉山編著　180元
39. 一流說服力　李玉瓊編著　180元
40. 般若心經成功哲學　陳鴻蘭編著　180元
41. 訪問推銷術　黃靜香編著　180元
42. 男性成功秘訣　陳蒼杰編著　180元
43. 笑容、人際智商　宮川澄子著　180元
44. 多湖輝的構想工作室　多湖輝著　200元
45. 名人名語啟示錄　喬家楓著　180元

・精選系列・電腦編號25

1. 毛澤東與鄧小平　渡邊利夫等著　280元
2. 中國大崩裂　江戶介雄著　180元
3. 台灣・亞洲奇蹟　上村幸治著　220元
4. 7-ELEVEN高盈收策略　國友隆一著　180元
5. 台灣獨立（新・中國日本戰爭一）　森詠著　200元
6. 迷失中國的末路　江戶雄介著　220元
7. 2000年5月全世界毀滅　紫藤甲子男著　180元
8. 失去鄧小平的中國　小島朋之著　220元
9. 世界史爭議性異人傳　桐生操著　200元
10. 淨化心靈享人生　松濤弘道著　220元
11. 人生心情診斷　賴藤和寬著　220元
12. 中美大決戰　檜山良昭著　220元
13. 黃昏帝國美國　莊雯琳譯　220元
14. 兩岸衝突（新・中國日本戰爭二）　森詠著　220元
15. 封鎖台灣（新・中國日本戰爭三）　森詠著　220元
16. 中國分裂（新・中國日本戰爭四）　森詠著　220元
17. 由女變男的我　虎井正衛著　200元
18. 佛學的安心立命　松濤弘道著　220元
19. 世界喪禮大觀　松濤弘道著　280元

・運動遊戲・電腦編號26

1. 雙人運動　李玉瓊譯　160元
2. 愉快的跳繩運動　廖玉山譯　180元
3. 運動會項目精選　王佑京譯　150元
4. 肋木運動　廖玉山譯　150元
5. 測力運動　王佑宗譯　150元
6. 游泳入門　唐桂萍編著　200元

・休閒娛樂・電腦編號27

1. 海水魚飼養法　田中智浩著　300元

2. 金魚飼養法 曾雪玫譯 250元
3. 熱門海水魚 毛利匡明著 480元
4. 愛犬的教養與訓練 池田好雄著 250元
5. 狗教養與疾病 杉浦哲著 220元
6. 小動物養育技巧 三上昇著 300元
20. 園藝植物管理 船越亮二著 220元

・銀髮族智慧學・電腦編號 28

1. 銀髮六十樂逍遙 多湖輝著 170元
2. 人生六十反年輕 多湖輝著 170元
3. 六十歲的決斷 多湖輝著 170元
4. 銀髮族健身指南 孫瑞台編著 250元

・飲 食 保 健・電腦編號 29

1. 自己製作健康茶 大海淳著 220元
2. 好吃、具藥效茶料理 德永睦子著 220元
3. 改善慢性病健康藥草茶 吳秋嬌譯 200元
4. 藥酒與健康果菜汁 成玉編著 250元
5. 家庭保健養生湯 馬汴梁編著 220元
6. 降低膽固醇的飲食 早川和志著 200元
7. 女性癌症的飲食 女子營養大學 280元
8. 痛風者的飲食 女子營養大學 280元
9. 貧血者的飲食 女子營養大學 280元
10. 高脂血症者的飲食 女子營養大學 280元
11. 男性癌症的飲食 女子營養大學 280元
12. 過敏者的飲食 女子營養大學 280元
13. 心臟病的飲食 女子營養大學 280元
14. 滋陰壯陽的飲食 王增著 220元

・家庭醫學保健・電腦編號 30

1. 女性醫學大全 雨森良彥著 380元
2. 初為人父育兒寶典 小瀧周曹著 220元
3. 性活力強健法 相建華著 220元
4. 30歲以上的懷孕與生產 李芳黛編著 220元
5. 舒適的女性更年期 野末悅子著 200元
6. 夫妻前戲的技巧 笠井寬司著 200元
7. 病理足穴按摩 金慧明著 220元
8. 爸爸的更年期 河野孝旺著 200元
9. 橡皮帶健康法 山田晶著 180元
10. 三十三天健美減肥 相建華等著 180元

11. 男性健美入門	孫玉祿編著	180 元
12. 強化肝臟秘訣	主婦の友社編	200 元
13. 了解藥物副作用	張果馨譯	200 元
14. 女性醫學小百科	松山榮吉著	200 元
15. 左轉健康法	龜田修等著	200 元
16. 實用天然藥物	鄭炳全編著	260 元
17. 神秘無痛平衡療法	林宗駛著	180 元
18. 膝蓋健康法	張果馨譯	180 元
19. 針灸治百病	葛書翰著	250 元
20. 異位性皮膚炎治癒法	吳秋嬌譯	220 元
21. 禿髮白髮預防與治療	陳炳崑編著	180 元
22. 埃及皇宮菜健康法	飯森薰著	200 元
23. 肝臟病安心治療	上野幸久著	220 元
24. 耳穴治百病	陳抗美等著	250 元
25. 高效果指壓法	五十嵐康彥著	200 元
26. 瘦水、胖水	鈴木園子著	200 元
27. 手針新療法	朱振華著	200 元
28. 香港腳預防與治療	劉小惠譯	200 元
29. 智慧飲食吃出健康	柯富陽編著	200 元
30. 牙齒保健法	廖玉山編著	200 元
31. 恢復元氣養生食	張果馨譯	200 元
32. 特效推拿按摩術	李玉田著	200 元
33. 一週一次健康法	若狹真著	200 元
34. 家常科學膳食	大塚滋著	220 元
35. 夫妻們關心的男性不孕	原利夫著	220 元
36. 自我瘦身美容	馬野詠子著	200 元
37. 魔法姿勢益健康	五十嵐康彥著	200 元
38. 眼病錘療法	馬栩周著	200 元
39. 預防骨質疏鬆症	藤田拓男著	200 元
40. 骨質增生效驗方	李吉茂編著	250 元
41. 蕺菜健康法	小林正夫著	200 元
42. 赧於啟齒的男性煩惱	增田豐著	220 元
43. 簡易自我健康檢查	稻葉允著	250 元
44. 實用花草健康法	友田純子著	200 元
45. 神奇的手掌療法	日比野喬著	230 元
46. 家庭式三大穴道療法	刑部忠和著	200 元
47. 子宮癌、卵巢癌	岡島弘幸著	220 元
48. 糖尿病機能性食品	劉雪卿編著	220 元
49. 奇蹟活現經脈美容法	林振輝編譯	200 元
50. Super SEX	秋好憲一著	220 元
51. 了解避孕丸	林玉佩譯	200 元

・超經營新智慧・電腦編號 31

1.	躍動的國家越南	林雅倩譯	250 元
2.	甦醒的小龍菲律賓	林雅倩譯	220 元
3.	中國的危機與商機	中江要介著	250 元
4.	在印度的成功智慧	山內利男著	220 元
5.	7-ELEVEN 大革命	村上豐道著	200 元
6.	業務員成功秘方	呂育清編著	200 元

・心 靈 雅 集・電腦編號 00

1.	禪言佛語看人生	松濤弘道著	180 元
2.	禪密教的奧秘	葉逯謙譯	120 元
3.	觀音大法力	田口日勝著	120 元
4.	觀音法力的大功德	田口日勝著	120 元
5.	達摩禪 106 智慧	劉華亭編譯	220 元
6.	有趣的佛教研究	葉逯謙編譯	170 元
7.	夢的開運法	蕭京凌譯	130 元
8.	禪學智慧	柯素娥編譯	130 元
9.	女性佛教入門	許俐萍譯	110 元
10.	佛像小百科	心靈雅集編譯組	130 元
11.	佛教小百科趣談	心靈雅集編譯組	120 元
12.	佛教小百科漫談	心靈雅集編譯組	150 元
13.	佛教知識小百科	心靈雅集編譯組	150 元
14.	佛學名言智慧	松濤弘道著	220 元
15.	釋迦名言智慧	松濤弘道著	220 元
16.	活人禪	平田精耕著	120 元
17.	坐禪入門	柯素娥編譯	150 元
18.	現代禪悟	柯素娥編譯	130 元
19.	道元禪師語錄	心靈雅集編譯組	130 元
20.	佛學經典指南	心靈雅集編譯組	130 元
21.	何謂「生」阿含經	心靈雅集編譯組	150 元
22.	一切皆空　般若心經	心靈雅集編譯組	180 元
23.	超越迷惘　法句經	心靈雅集編譯組	130 元
24.	開拓宇宙觀　華嚴經	心靈雅集編譯組	180 元
25.	真實之道　法華經	心靈雅集編譯組	130 元
26.	自由自在　涅槃經	心靈雅集編譯組	130 元
27.	沈默的教示　維摩經	心靈雅集編譯組	150 元
28.	開通心眼　佛語佛戒	心靈雅集編譯組	130 元
29.	揭秘寶庫　密教經典	心靈雅集編譯組	180 元
30.	坐禪與養生	廖松濤譯	110 元
31.	釋尊十戒	柯素娥編譯	120 元
32.	佛法與神通	劉欣如編著	120 元

33. 悟（正法眼藏的世界） 柯素娥編譯 120元
34. 只管打坐 劉欣如編著 120元
35. 喬答摩・佛陀傳 劉欣如編著 120元
36. 唐玄奘留學記 劉欣如編著 120元
37. 佛教的人生觀 劉欣如編譯 110元
38. 無門關(上卷) 心靈雅集編譯組 150元
39. 無門關(下卷) 心靈雅集編譯組 150元
40. 業的思想 劉欣如編著 130元
41. 佛法難學嗎 劉欣如著 140元
42. 佛法實用嗎 劉欣如著 140元
43. 佛法殊勝嗎 劉欣如著 140元
44. 因果報應法則 李常傳編 180元
45. 佛教醫學的奧秘 劉欣如編著 150元
46. 紅塵絕唱 海 若著 130元
47. 佛教生活風情 洪丕謨、姜玉珍著 220元
48. 行住坐臥有佛法 劉欣如著 160元
49. 起心動念是佛法 劉欣如著 160元
50. 四字禪語 曹洞宗青年會 200元
51. 妙法蓮華經 劉欣如編著 160元
52. 根本佛教與大乘佛教 葉作森編 180元
53. 大乘佛經 定方晟著 180元
54. 須彌山與極樂世界 定方晟著 180元
55. 阿闍世的悟道 定方晟著 180元
56. 金剛經的生活智慧 劉欣如著 180元
57. 佛教與儒教 劉欣如編譯 180元
58. 佛教史入門 劉欣如編譯 180元
59. 印度佛教思想史 劉欣如編譯 200元
60. 佛教與女姓 劉欣如編譯 180元
61. 禪與人生 洪丕謨主編 260元

・經 營 管 理・電腦編號 01

◎ 創新經營管理六十六大計(精) 蔡弘文編 780元
1. 如何獲取生意情報 蘇燕謀譯 110元
2. 經濟常識問答 蘇燕謀譯 130元
4. 台灣商戰風雲錄 陳中雄著 120元
5. 推銷大王秘錄 原一平著 180元
6. 新創意・賺大錢 王家成譯 90元
7. 工廠管理新手法 琪 輝著 120元
10. 美國實業 24 小時 柯順隆譯 80元
11. 撼動人心的推銷法 原一平著 150元
12. 高竿經營法 蔡弘文編 120元
13. 如何掌握顧客 柯順隆譯 150元
17. 一流的管理 蔡弘文編 150元

18. 外國人看中韓經濟	劉華亭譯	150元
20. 突破商場人際學	林振輝編著	90元
22. 如何使女人打開錢包	林振輝編著	100元
24. 小公司經營策略	王嘉誠著	160元
25. 成功的會議技巧	鐘文訓編譯	100元
26. 新時代老闆學	黃柏松編著	100元
27. 如何創造商場智囊團	林振輝編譯	150元
28. 十分鐘推銷術	林振輝編譯	180元
29. 五分鐘育才	黃柏松編譯	100元
33. 自我經濟學	廖松濤編譯	100元
34. 一流的經營	陶田生編著	120元
35. 女性職員管理術	王昭國編譯	120元
36. ＩＢＭ的人事管理	鐘文訓編譯	150元
37. 現代電腦常識	王昭國編譯	150元
38. 電腦管理的危機	鐘文訓編譯	120元
39. 如何發揮廣告效果	王昭國編譯	150元
40. 最新管理技巧	王昭國編譯	150元
41. 一流推銷術	廖松濤編譯	150元
42. 包裝與促銷技巧	王昭國編譯	130元
43. 企業王國指揮塔	松下幸之助著	120元
44. 企業精銳兵團	松下幸之助著	120元
45. 企業人事管理	松下幸之助著	100元
46. 華僑經商致富術	廖松濤編譯	130元
47. 豐田式銷售技巧	廖松濤編譯	180元
48. 如何掌握銷售技巧	王昭國編著	130元
50. 洞燭機先的經營	鐘文訓編譯	150元
52. 新世紀的服務業	鐘文訓編譯	100元
53. 成功的領導者	廖松濤編譯	120元
54. 女推銷員成功術	李玉瓊編譯	130元
55. ＩＢＭ人才培育術	鐘文訓編譯	100元
56. 企業人自我突破法	黃琪輝編著	150元
58. 財富開發術	蔡弘文編著	130元
59. 成功的店舖設計	鐘文訓編著	150元
61. 企管回春法	蔡弘文編著	130元
62. 小企業經營指南	鐘文訓編譯	100元
63. 商場致勝名言	鐘文訓編譯	150元
64. 迎接商業新時代	廖松濤編譯	100元
66. 新手股票投資入門	何朝乾編著	200元
67. 上揚股與下跌股	何朝乾編譯	180元
68. 股票速成學	何朝乾編譯	200元
69. 理財與股票投資策略	黃俊豪編著	180元
70. 黃金投資策略	黃俊豪編著	180元
71. 厚黑管理學	廖松濤編譯	180元
72. 股市致勝格言	呂梅莎編譯	180元

國家圖書館出版品預行編目資料

簡易自我健康檢查／稻葉允著，沈永嘉譯
－初版－臺北市，大展，民 87
面；21 公分－（家庭醫學保健；43）
譯自：からだの危險信號を讀む
ISBN 957-557-863-5（平裝）
1. 診斷

415.21　　87011066

簡易自我健康檢查

ISBN 957-557-863-5

原 著 者／稻 葉　允
編 譯 者／沈　永　嘉
發 行 人／蔡　森　明
出 版 者／大展出版社有限公司
社　　址／台北市北投區（石牌）致遠一路 2 段 12 巷 1 號
電　　話／(02) 28236031・28236033
傳　　真／(02) 28272069
郵政劃撥／0166955—1
登 記 證／局版臺業字第 2171 號
承 印 者／國順圖書印刷公司
裝　　訂／嶸興裝訂有限公司
排 版 者／千兵企業有限公司
電　　話／(02) 28812643
初版1刷／1998 年（民 87 年） 8 月

定　　價／250 元

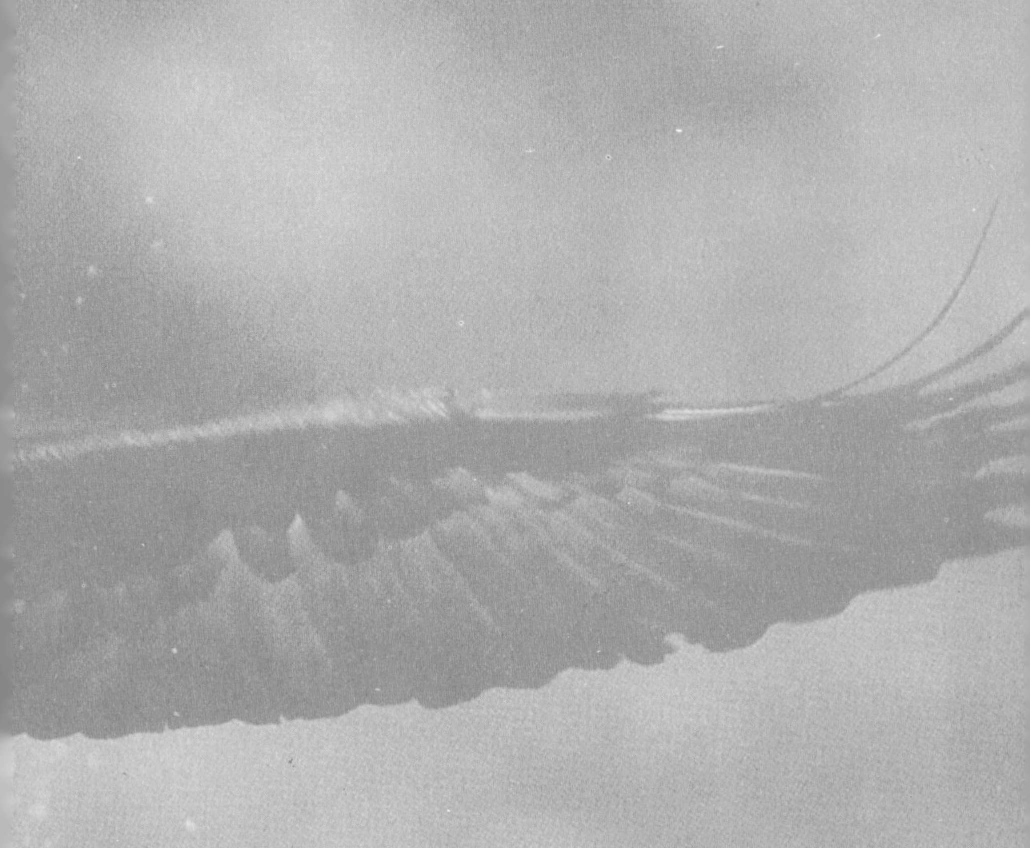

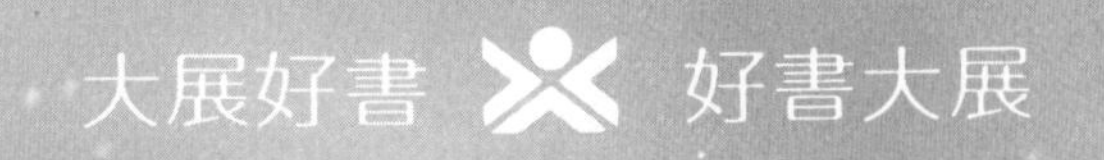
大展好書 好書大展

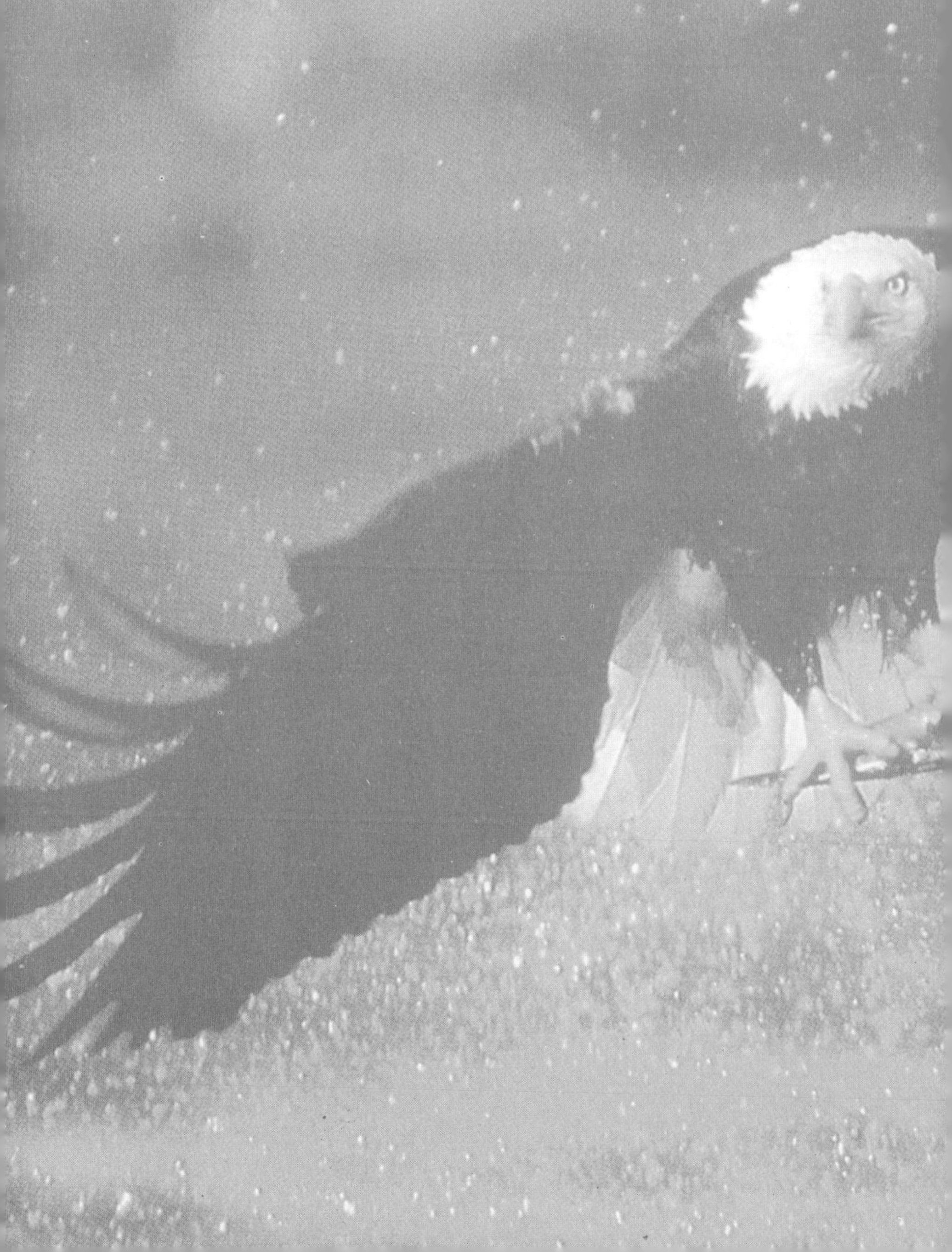